나는 침대에서
내 다리를 주웠다

A Leg to Stand On
Copyright © Oliver Sacks 1984, 1991
All rights reserved

Korean translation Copyright © 2012 ALMA Publishing Co., Ltd
This Korean translation published by arrangement with Oliver Sacks c/o The
Wylie Agency(UK) LTD through Milkwood Agency.

이 책의 한국어판 저작권은 밀크우드에이전시를 통해 The Wylie Agency(UK)와 독점 계약한
(주)알마에 있습니다. 저작권법에 의해 한국 내에서 보호받는 저작물이므로 무단 전재와 무단
복제를 할 수 없습니다.

나는 침대에서
내 다리를 주웠다

올리버 색스 지음 | 김승욱 옮김

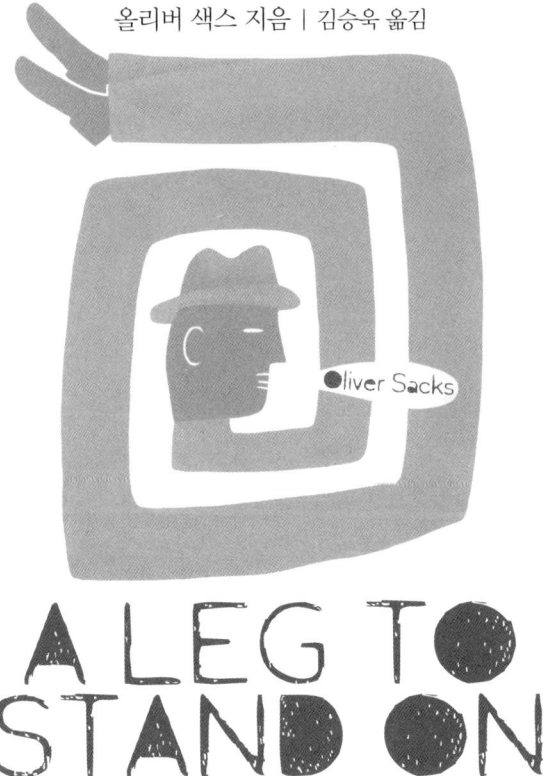

A LEG TO STAND ON

의학은 경험이 자기들의 활동을 시험하는 역할을 한다고 항상 주장한다.

따라서 진정한 의사가 되려면 자신이 치료하고자 하는 모든 질병과

자신이 진단하고자 하는 모든 사고와 상황을 겪어봐야 한다는 플라톤의 말이 옳았다….

그런 사람이라면 믿을 수 있다.

그렇지 않은 사람들은 그냥 탁자에 앉아 철저하게 안전한 상황에서

배 모형을 띄워보며 바다와 바위와 항구를 그리는 사람처럼 우리를 이끌기 때문이다.

그를 진정한 현실 속에 던져 넣는다면 그는 어디서부터 시작해야 할지 알지 못한다.

―몽테뉴, 《수상록》 3.13

머리말

톰 건은 시詩가 발현되는 '계기'에 대해 강렬한 글을 썼다. 과학에도 예술 못지않은 계기가 존재한다. 때로는 케쿨레의 뱀(독일의 화학자 케쿨레는 꿈에 뱀이 제 꼬리를 물고 빙빙 도는 모습을 본 뒤, 거기서 힌트를 얻어 벤젠의 육각형 구조를 밝혀냈다—옮긴이)처럼 꿈속의 은유로 나타나기도 하고, 때로는 뉴턴의 사과처럼 유추를 이끌어내기도 하고, 때로는 아르키메데스가 목욕을 하다가 "유레카!"를 외쳤을 때저럼 눈앞의 현실이 갑자기 상상조차 하지 못했던 의미를 띠며 폭발하듯 변하기도 한다. 이런 계기들은 하나하나가 모두 유레카다.

의학이 발전하는 계기를 제공하는 것은 질병과 부상 그리고 환자다. 이 책의 계기가 된 것은 어느 특별한 부상, 아니 적어도 특별한 효과를 지닌, 노르웨이의 산에서 벌어진 사고로 발생한 부상이었다. 직업이 의사인 나는 그때까지 환자가 되어본 적이 한번도 없었지만, 그 사고 덕분에 의사이자 동시에 환자가 되었다. 나는 나의 부상(한쪽 다리의 근육과 신경이 심하게 손상되기는 했지만 복합적인 증상은 없었다)이 단순하고 일상적인 것이라고 생각했기 때문에 그것이 내게 그토록 심오한 영향을 미쳤다는 사실에 깜짝 놀랐다. 다리가 마비되어 나와 유리되면서 나와는 전혀 관계가 없는 '대상'으로 변해버린 것이다. 기괴할 뿐만 아니라 심지어 무섭기까지 한 심연이 펼쳐진 것 같았다. 나는 이런 결과들을 어떻게 해석해야 할지 전혀 몰랐고, 어쩌면 내가 영영 회복하지 못할 수도 있다는 두려움이 몰려왔다. 내 앞에 펼쳐진 심연은 공포 그 자체였으며, 몸의 회복은 경이였다. 그 뒤로 나는 평소의 건강한 모습과 생활 뒤에 숨어서 어른거리는 두려움과 경이를 더욱 깊이 느끼게 되었다.

이런 독특한 경험(말하자면 주변부의 부상이 중심부에 공명을 일으킨 현상)과 내 주치의가 적절히 나를 안심시켜주지 못한 것에 대해 깊은 불안과 의문을 느낀 나는 모스크바의 저명한 신경심리학자인 A. R. 루리아에게 편지를 썼다. 답장에서 그는 다음과 같이 말했다. "그건 아마도 흔한 증상이지만 그것에 대한 설명은 아주 드물지." 몸이 회복되어 다시 의사로 돌아온 나는 루리아의 말이 정말로 옳다는 사실을 알게 되었다. 몇 년 동안 나는 나와 비슷하게 신경학적인 신체이미지body-image 장애와 신체자아body-ego 장애를 앓은 수백 명의 환자들을 조사했다. 이 책의 마지막 장에 그 연구 과정과 그 연구가 지닌 의미를 개괄적으로 설명해두었는데, 나중에 이 주제에 관해 상세한 논문을 발표할 수 있게 되기를 바란다.

이 책에는 많은 주제들이 서로 얽혀 있다. 내가 부상을 당하고 회복하는 과정에서 발생한 신경심리학적 현상들과 존재론적인 현상들, 환자로서의 경험과 나중에 바깥세상으로 돌아갔을 때의 경험, 의사와 환자 사이에 형성되는 관계의 복잡성과 그들이 특히 둘 다 잘 모르는 문제를 이야기할 때 겪는 대화의 어려움, 내 연구 결과를 더 많은 환자들에게 적용하는 문제, 연구의 의미를 되새겨보는 것, 이 모든 요소들이 궁극적으로는 현재의 신경의학에 대한 비판과 미래의 신경의학을 위한 비전으로 이어진다.

내가 미래의 비전을 얻게 된 것은 연구를 시작하고 나서 몇 년 뒤였다. 그 계기는 보스턴에서 뉴욕까지 한참 기차를 타고 여행할 때였는데, 거기서 나는 헨리 헤드의 역저 《신경학 연구》(1920)를 읽었다. 그 역시 나와 비슷하게 자신의 신경 하나가 절단되면서 자신에게 미친 영향들을 조사하는 것에서부터 출발해 신체이미지와 신체음악body-music이라는 대단히 일반적인 개념에 이르렀다. 나는 이 책의 마지막 장을 코스타리카의 산에서 썼다. 노르웨이의 운명적인 산에서 시작된 오디세이가 그곳에서 끝난 셈이다.

마지막 장을 빼면 나의 논의는 체계적으로 이어지지 않는다. 어쩌면 이 책을 신경학적인 소설로 봐도 될지 모른다. 하지만 이 책은 나의 개인적인 경험과 신경학적으로 밝혀진 사실들에 뿌리를 두고 있다. 《세상이 무너져버린 남자The Man with a Shattered World》를 비롯한 루리아의 여러 '신경학기록neurography'이 그랬던 것처럼 말이다.

루리아는 이번 연구를 하는 동안 내내 내게 커다란 도움과 격려를 주었다. 나는 1973년부터 그가 세상을 떠난 1977년까지 친밀하게 서신을 교환하는 영광을 누렸다. 내게 보낸 편지에서 그는 다음과 같이 썼다. "자네는 완전히 새로운 분야를 발견하는 중이야. … 반드시 자네의 관찰 결과를 발표하게. 그러면 말단부 장애에 '수의학적'으로 접근하는 방식이 조금 바뀔 걸세. 더욱 깊이 있고 더욱 인간적인 의학의 길을 여는 데 공헌하게 될 거야." 더 깊고 새로운 의학의 개척자인 고故 A. R. 루리아에게 감사하며 이 책을 바친다.

런던과 뉴욕에서 O. W. S.

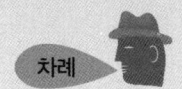 차례

머리말 ··· 007

1장 | 산에서 ··· 013
2장 | 환자가 되다 ··· 041
3장 | 불안 ··· 123
4장 | 소생 ··· 135
5장 | 걸으면 해결된다 ··· 161
6장 | 회복 ··· 179
7장 | 이해하기 ··· 237

1991판 후기 ··· 261
참고문헌 ··· 289
감사의 말 ··· 291

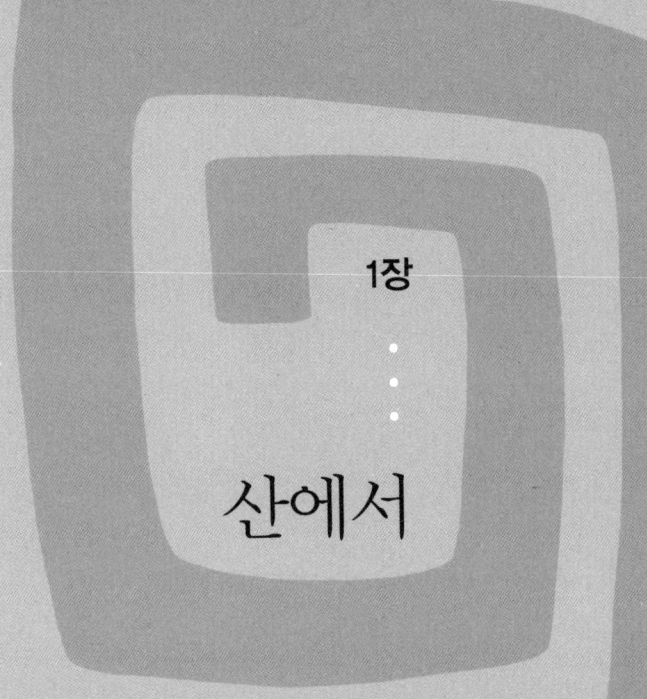

1장

산에서

Oliver Sacks

A LEG TO STAND ON

> 이 한없는 침묵의 세계에 호의적인 것은 하나도 없었다.
> 이 세계는 방문객이 위험해질 수 있다는 것을 알면서도 방문객을 받아들였다.
> 아니, 아예 방문객을 받아들이는 경우가 별로 없었다. 이 세계는 자신의 견고함 속으로
> 뚫고 들어오는 방문객을 전혀 호의적이지 않은 태도로 묵인했다.
> 그래서 방문객은 자연의 위협을 의식하게 되었다.
> 심지어 적대적이라는 말조차 적절하지 않고, 그보다는 무심하고 치명적이라고 해야 할 위협을.
> —토마스 만, 《마법의 산》

 24일 토요일은 흐리고 우중충하게 시작했지만, 낮이 되면 날이 갤 것 같은 기미가 보였다. 나지막하게 깔린 과수원들과 숲을 통과해서 일찌감치 산을 오르기 시작하면, 정오까지는 산 정상에 다다를 수 있을 것 같았다. 그때쯤이면 날도 갤 테니, 정상에서 장관을 바라볼 수 있을 터였다. 내 주위 사방에 하르당게 피오르(빙식곡이 침수해 생긴 좁고 깊은 만—옮긴이)까지 뻗어 있는 낮은 산들은 물론 거대한 피오르 전체가 훤히 보일 테니 말이다. '등산'이라고 하면 밧줄을 매고 바위를 올라야 할 것 같지만, 그 산은 그렇지 않았다. 그저 가파른 산길이 있을 뿐이었다. 그래서 특별히 어렵거나 힘든 문제가 생길 거라고는 생각하지 않았다. 내 몸은 한창때라 황소처럼 튼튼했고 자부심은 생애의 절정에 도달해 있었으며, 나는 확신과 기쁨으로 등산을 고대했다.
 나는 곧 성큼성큼 걷는 리듬에 빠져들었다. 팔을 흔들며 유연하고 신

속하게 앞으로 나아갔다. 동이 트기 전에 출발했으므로, 7시 30분 무렵에는 아마도 해발 600미터 높이까지는 올라갔던 것 같다. 새벽안개가 벌써 걷히기 시작했다. 어두운 소나무 숲이 나타나면서 내 속도는 조금 느려졌다. 길 위로 울퉁불퉁 튀어나온 뿌리들 때문이기도 했고, 내가 숲속에서 안식처를 찾은 자그마한 식물들의 세계에 매료된 나머지 계속 걸음을 멈추고 새로운 양치류나 이끼 등을 살펴봤기 때문이기도 했다. 그래도 나는 9시가 조금 지났을 무렵 숲을 빠져나와 피오르 위로 해발 1,800미터까지 솟아 있는 원뿔 모양의 산 속에 들어와 있었다. 그런데 놀랍게도 그 지점에 울타리와 출입문이 설치되어 있었고, 문에는 더욱 놀라운 문구가 붙어 있었다.

"황소 조심!"

노르웨이어로 적힌 이 경고문을 혹시 읽지 못하는 사람들을 위해, 사람이 내던져지는 모습을 묘사한 다소 익살스러운 그림도 함께 그려져 있었다.

나는 걸음을 멈추고 그림을 자세히 살피면서 머리를 긁적였다. 황소라고? 이 높은 곳에? 황소가 여기에 왜 있는 거지? 나는 저 아래의 풀밭과 농가에서 양 한 마리도 본 적이 없었다. 어쩌면 마을 사람들이 장난으로 이런 문구를 붙여놓은 것이거나, 아니면 괴상한 유머 감각을 지닌 사람이 전에 이 산을 오르다가 붙여놓은 것인지도 모른다는 생각이 들었다. 아니면 정말로 이곳에 황소가 있을 수도 있다. 산의 광대한 풀밭에서 여름을 지내며 성긴 풀과 왜소한 식물들을 뜯어먹고 있을지도…. 뭐, 추측은 이만하면 됐다! 정상으로 계속 가자! 지형이 다시 바뀌었다. 바닥은 돌투성이고 여기저기에 거대한 바위들이 솟아 있었다. 하지만 표토가 얇

게 깔려 있어서 간밤에 내린 비로 곳곳이 진흙으로 변해 있기도 했다. 그래도 풀이 꽤 많고 빈약한 덤불들도 조금 있어서 짐승 한 마리가 이 산을 온통 차지하고 있다면 뜯어먹고 살기에 충분할 것 같았다. 길은 훨씬 더 가파르게 변했고 이정표는 잘 마련되어 있었지만, 이 길을 다니는 사람은 많지 않은 것 같았다. 사실 그 지역의 인구가 그리 많은 편은 아니었다. 나 말고는 외지인이 보이지 않았으며, 마을 사람들은 농사와 물고기 잡이 등 이런저런 일로 워낙 바빠서 한가하게 동네 산들을 오를 수는 없는 형편인 것 같았다. 내게는 차라리 잘된 일이었다. 산을 나 혼자 차지할 수 있으니까! 계속 앞으로, 위로…. 정상이 보이지는 않았지만, 아마도 해발 900미터는 올라왔지 싶었다. 만약 앞으로 뻗어 있는 길이 단순히 가파르기만 하고 장애물이 별로 없다면, 계획대로 정오쯤에는 꼭대기에 다다를 수 있을 것 같았다. 그래서 나는 가파른 경사에도 불구하고 팔팔한 걸음을 유지하면서 계속 앞으로 나아갔다. 내 몸에 기운이 넘치고, 특히 내 다리가 체육관에서 오랫동안 힘든 운동을 한 덕분에 튼튼한 것이 고마웠다. 튼실한 넓적다리 근육, 튼튼한 몸, 좋은 바람, 넘치는 기운…. 나는 내게 이토록 많은 것을 베풀어준 자연에 감사했다. 내가 힘이 많이 드는 일이나 장거리 수영이나 장시간의 등산으로 나 자신을 몰아붙이는 것은 나름대로 자연에 감사를 표하는 행동이며, 자연이 내게 준 훌륭한 신체를 최대한 이용하려는 생각에서였다. 11시경, 안개가 많이 걷힌 덕분에 나는 산꼭대기를 처음으로 언뜻 볼 수 있었다. 정오까지 도달할 예정인 정상은 내 위로 그리 멀리 있지 않았다. 여기저기에 아직 가벼운 안개가 남아 바위들을 감싸고 있었기 때문에 바위가 있는지 알아보기가 힘들 때가 간혹 있었다. 가끔 안개 속에서 흐릿하게 보이는 바위가 마치 몸을 웅크린 거대한 짐승처럼 보이기도 해서, 나는 가까이 다가간 뒤에야 비로소 제 모습을 알아차릴 수 있었다. 나는 종종 판단을 내리지 못하고 걸음을 멈춘 채 안개에 둘러싸인 눈앞의 물체를 열심히 살피곤 했는데…, 하지만 그 일이 벌어졌을 때는 모든 것이 분명했다!

진정한 현실은 정말로 애매하지 않았다. 모호함이나 환상의 흔적은 전혀 없었다. 나는 안개 속에서 막 빠져나와 집채만 한 바위를 돌아서 걸어가던 참이었다. 길이 바위 옆으로 둥글게 휘어 있어서 앞을 볼 수 없었고, 바로 그 때문에 그 '조우遭遇'를 허용하고 말았다. 나는 사실상 내 앞에 있던 그것을 발로 밟은 것이나 마찬가지였다. 길에 앉아 있는 거대한 짐승. 녀석은 길을 온통 점령하고 있었지만, 커다랗고 둥근 바위 때문에 내게는 그 모습이 가려져 있었다. 뿔이 달린 녀석의 머리는 거대했으며, 하얀 몸은 엄청났다. 우유처럼 하얗고 온화한 얼굴도 엄청나게 컸다. 녀석은 내가 나타났는데도 꼼짝도 않고 앉아 있었다. 그 크고 하얀 얼굴을 들어 내 쪽으로 돌린 것을 빼면 지극히 차분한 모습이었다. 그런데 바로 그 순간에 녀석이 변했다. 내 눈앞에서. 크고 당당하던 모습이 완전한 괴물로 변해버린 것이다. 그 크고 하얀 얼굴이 점점 부풀고 또 부푸는 것만 같았고, 통방울만 한 눈은 악의로 번들거렸다. 그동안에도 얼굴은 계속 커져서 나중에는 저러다 온 우주를 뒤덮어버릴지도 모른다는 생각이 들 정도였다. 녀석은 무시무시한 존재가 되었다. 믿을 수 없을 정도였다. 그 힘과 악의와 교활함이 무시무시했다. 이제 녀석의 모습 구석구석에 지옥의 인장이 찍혀 있는 것만 같았다. 처음에는 괴물로 변하더니, 이제는 악마의 모습이 되었다.

나는 잠깐 동안은 침착함을 유지했다. 아니, 침착한 것처럼 보이는 모습을 유지했다. 그러면서 아주 '자연스럽게' 마치 산책이 끝나서 돌아서는 사람처럼 중간에 걸음을 멈추고 180도로 방향을 틀었다. 그리고 능숙하고 조심스럽게 산길을 내려가기 시작했다. 하지만 그때…. 아, 끔찍한 일이! 갑자기 내 머릿속에서 뭔가가 뚝 끊어지면서 공포가 엄습하는 바람에 나는 죽어라 뛰었다. 미친 듯이, 무턱대고, 그 가파르고 미끄러운 진흙길을 뛰었다. 여기저기 남아 있는 안개 때문에 가끔 눈앞에서 사라져버리기도 하는 그 길을. 무턱대고, 미친 듯이, 공포에 질려서 뛰었다! 세상에 그보다 더 험한 일은 없고, 그보다 더 위험한 일도 없다. 나는 그때 정확히 뭐가 어떻게 된 건지 모른다. 그 걷기 힘든 길을 마구 달려서 도망치다가 내가 발을 헛디뎠음이 틀림없다. 헐겁게 빠져 나와 있던 돌멩이를 밟았거나 허공을 밟았을 것이다. 마치 내 기억에서 한 순간이 빠져 있는 것 같다. 사고 '이전'과 '이후'는 있는데 그 중간이 없다. 조금 전만 해도 나는 무거운 숨소리와 쿵쿵거리는 발소리를 의식하며 미친 듯이 뛰고 있었다. 그 숨소리와 발소리가 황소의 것인지 내 것인지도 모른 채. 그런데 정신을 차리고 보니 나는 그다지 높지는 않지만 날카로운 절벽처럼 솟아 있는 바위 아래에 쓰러져 있고, 내 왼쪽 다리가 몸 아래 쪽에서 기괴하게 뒤틀려 있었다. 무릎에서는 한번도 겪어보지 못한 통증이 밀려왔다. 조금 전까지만 해도 힘과 활기가 가득했는데, 눈 깜짝할 사이에 사실상 무기력한 몸이 되어버렸다. 건강 그 자체이던 사람이 순식간에 움직일 수 없는 신세가 된 것이다. 그렇게 갑작스럽게 모든 능력이 사라진 것을 이해하기가 힘들기 때문에 그럴 때 머리는 그 상황을 설명해줄 만한 것을 찾아 헤맨다.

나는 다른 사람들에게 그런 현상이 일어나는 것을 본 적이 있다. 갑자기 충격을 받거나 부상당한 내 환자들에게서. 그런데 이제는 내가 직접 그 현상을 경험할 참이었다. 내 머리에 가장 먼저 든 생각은 사고가 일어나서 '내가 아는 누군가'가 심한 부상을 입었다는 것이었다. 조금 지나자 다친 사람이 나 자신이라는 사실을 조금씩 알아차릴 수 있었다. 하지만 그와 동시에 부상이 그다지 심각하지 않다는 생각이 들었다. 나는 부상이 별것 아님을 증명하기 위해서 일어섰다. 아니, 일어서려고 했다. 하지만 왼쪽 다리가 완전히 힘을 잃고 늘어져서 허우적거리다가 스파게티 가락처럼 무너져버려 다시 쓰러지고 말았다. 내 왼쪽 다리는 무게를 전혀 지탱해주지 못하고 아래쪽에서 구부러져버렸다. 다리가 무릎 언저리에서 뒤쪽으로 구부러지자, 나는 너무 아파서 비명을 질렀다. 하지만 내가 무엇보다도 겁에 질린 것은 그 통증 때문이라기보다는 무릎이 힘없이 툭 꺾어지는데도 내가 그것을 막거나 다리를 통제할 길이 전혀 없다는 점 때문이었다. 다리가 마비된 듯한 느낌도 무서웠다. 그런데 한 순간 그토록 압도적이던 두려움이 나의 '전문가다운 태도' 앞에서 사라져버렸다.

"그래, 의사 양반." 나는 혼잣말을 했다. "다리를 좀 진찰해보겠소?"

지극히 전문가답게, 그리고 냉정하게, 마치 '사례'를 조사하는 외과 의사처럼 전혀 부드럽지 않은 손길로 나는 다리를 잡고 진찰을 시작했다. 손으로 만져도 보고, 이리저리 움직여보기도 하면서 내가 알아낸 사실들을 소리 내어 중얼거렸다. 마치 학생들을 상대로 강의를 하기라도 하는 것처럼.

"무릎이 전혀 움직이지 않아요, 여러분. 엉덩이도 움직이지 않고⋯. 네 갈래근 전체가 무릎뼈에서 찢겨 나간 것을 알 수 있을 겁니다. 하지만 찢어진 근육이 수축하지는 않았어요. 전혀 힘이 들어가지 않는 걸로 봐서 신경도 다쳤을 가능성이 있습니다. 무릎뼈를 붙잡아주는 가장 강한 근육이 떨어져나갔기 때문에 무릎뼈가 멋대로 휙휙 뒤집힐 수 있어요. 그래요! 볼베어링처럼. 이런 상태에서는 무릎뼈가 금방 제자리를 벗어납니다. 붙잡아주는 것이 전혀 없으니까. 그리고 무릎 자체는…." 나는 문제점을 하나씩 지적할 때마다 실제 사례를 보여주었다. "운동성이 비정상이에요. 운동 범위가 상당히 병리적입니다. 무릎을 구부려도 반발하는 힘이 전혀 없어요…." 이 순간 나는 발꿈치가 엉덩이에 닿도록 손으로 다리를 직접 구부렸다. "또한 평소보다 과도하게 늘릴 수도 있는 것으로 봐서, 확실히 제자리를 벗어난 것 같습니다." 이 점을 증명하기 위해 움직인 탓에 나는 비명을 질렀다. "그래요, 여러분." 나는 내가 발견한 사실들을 요약하며 결론을 내렸다. "아주 흥미로운 사례입니다! 네갈래근 힘줄이 완전히 파열되었어요. 근육은 마비가 와서 이완돼 있고, 십중팔구 신경손상도 예상됩니다. 무릎관절이 불안정한 것으로 보아 뒤쪽으로 이탈한 것 같군요. 십자인대가 찢어졌을 가능성이 높습니다. 뼈 손상에 대해서는 확실히 알 수 없지만, 한 군데 이상 골절되었지 싶습니다. 부종이 상당한 것은 조직과 관절액 때문인 듯한데, 혈관이 파열되었을 가능성도 배제할 수 없습니다."

박수갈채를 기다리는 사람처럼, 나는 흡족한 미소를 띠며 보이지 않는 내 청중을 향해 고개를 돌렸다. 그러다 갑자기 '전문가다운' 태도가 깨지면서 나는 이 '흥미로운 사례'가 바로 나라는 사실을 깨달았다. 나는 무서울 정도로 꼼짝할 수 없는 신세였다. 이대로 있다가는 죽을 가능성이 아주 높았다. 다친 다리는 아무 짝에도 쓸모가 없었다. 차라리 부러지느니만 못했다. 나는 완전히 혼자였고 산꼭대기 근처에 있었으며, 이 일대는 애당초 주민이 별로 없어 적막했다. 내가 어디 있는지 아는 사람은 하나도 없었다. 무엇보다도 무서운 게 바로 이것이었다. 내가 이 자리에 쓰러진 채 죽어도 아무도 그 사실을 알지 못하리라는 것.

내 평생 그렇게 외롭고 고독하고 쓸쓸했던 적이 없었다. 그때만큼 남의 도움을 받을 수 없는 상황에 처해본 적도 없었다. 그제야 비로소 나는 내가 혼자라는 사실에 더럭 겁이 났다. 성큼성큼 산을 오를 때는 '혼자'라는 생각이 들지 않았다(혼자 즐거운 시간을 보낼 때는 항상 그렇다). 다친 다리를 조사할 때도 혼자라는 생각이 들지 않았다(내 상상 속의 '학생들'이 내게 얼마나 위안이 되었는지 이제야 알 것 같았다). 하지만 내가 혼자라는 두려운 생각이 느닷없이 밀려들었다. 며칠 전 누군가가 "멍청한 영국인" 이야기를 해준 것이 기억났다. 그가 2년 전 혼자 바로 이 산을 올랐는데, 일주일 뒤에 양다리가 부러진 채 체온 저하로 인해 숨진 시체로 발견됐다는 얘기였다. 나는 높은 곳에 올라와 있었고, 이 지역은 8월이라 해도 밤이면 기온이 영하로 뚝 떨어지는 곳이었다. 밤이 되기 전에 누군가가 나를 발견하지 못한다면, 나는 결코 살아날 가망이 없었다. 무슨 수를 써서라도 아래로 내려가야 했다. 그래야만 최소한 누군가의 눈에 띌 가능성이라도 생기기 때문이었다. 그렇게 이런저런 생각을 하다 보니, 심지어 이 쓸모없는 다리로 나 혼자 산을 완전히 내려갈 수 있을지도 모른다는 희망적인 생각까지 들었다. 이것이 얼마나 위안이 되는 망상이었는지를 깨달은 것은 한참 뒤의 일이었다. 하지만 몸을 추슬러서 최선을 다한다면, 아직 살아날 가능성은 꽤 남아 있었.

갑자기 마음이 아주 차분해졌다. 우선 다리에 조치를 취해야 했다. 무릎을 움직이면 심한 고통이 밀려들고, 문자 그대로 생리적인 쇼크까지 받을 정도지만 다리를 바닥에 내려놓고 힘을 주지 않으면 꽤 편안하다는 사실은 아까 이미 알아차렸다. 하지만 다리를 지탱해줄 뼈도 '내부 조직'도 없었기 때문에, 무릎이 힘없이 흔들리며 저절로 움직이는 것을 막을 도리는 없었다. 땅이 고르지 않은 곳에서는 그런 일이 일어날 수도 있는데. 따라서 외부 조직, 즉 부목이 필요했다.

그때 나의 특이한 버릇이 나를 구원해주었다. 무엇보다도 나는 어떤 상황에서도 우산을 들고 다니는 습관이 있었다. 날씨가 안 좋을 때 산책을 나가면서(해발 1,500미터가 넘는 산을 오를 때도 마찬가지다) 땅딸막하고 믿음직한 우산을 가져가는 건 내게는 아주 자연스럽고 당연한 일이었다. 게다가 우산은 산길을 오를 때 이미 지팡이 역할도 톡톡히 해주었다. 하지만 지금이야말로 우산에게는 최고의 순간이었다. 내 다리의 부목이 되어주었으니까. 부목이 없었다면 나는 거의 움직이지 못했을 것이다. 나는 먼저 우산 손잡이를 뚝 부러뜨린 다음 파카를 두 쪽으로 찢었다. 묵직한 우산대가 내 다리 길이와 거의 같아서 길이도 적당했다. 나는 우산을 내 다리에 휙 갖다 대고 파카를 튼튼한 끈처럼 이용해서 무릎이 힘없이 움직이지 못하게 단단히 묶었다. 하지만 피가 돌지 않을 만큼 난난히 묶지는 않았다. 지금은 내가 다친 뒤로 대략 20분쯤 지난 뒤였다. 어쩌면 시간이 그보다 덜 흘렀을 수도 있었다. 세상에, 이 모든 일이 그렇게 짧은 시간 안에 일어났단 말인가? 나는 내 손목시계가 멎어버린 건 아닌지 확인해보았지만, 초침이 지극히 정확하게 움직이고 있었다. 시계가 가리키고 있는 추상적이고 기계적이고 순차적인 시간은 나의 시간과 아무런 관계가 없었다. 나의 시간은 순전히 나의 개인적인 순간들로 이루어져 있었다. 내 생애의 순간들, 중요한 순간들. 나는 꾸준한 속도로 문자판을 돌고 있는 바늘들의 움직임(하늘에 떠 있는 태양 역시 무자비할 정도로 정확히 움직였다)을 보면서 내가 산을 내려가는 데 걸리는 시간을 가늠해봤다. 감히 서두를 수는 없었다. 그랬다가는 탈진해버릴 테니까. 그렇다고 꾸물거릴 수도 없었다. 그랬다가는 더 험한 꼴을 당할 터였다. 그러니까 적절한 속도를 찾아내서 꾸준히 그 속도를 유지해야 했다.

그러고 보니 이제 나는 내가 갖고 있는 지식과 도구들에 감사하고 있었다. 조금 전에는 오로지 다리를 다쳤다는 생각만 하고 있었는데. 동맥이나 주요 혈관이 찢어지지 않은 것 같아 다행이었다. 무릎 주위가 조금 부어올랐을 뿐, 다리가 차가워지거나 색이 변하지 않은 걸 보니 그런 것 같았다. 네갈래근이 마비된 건 사실이었지만, 나는 신경 쪽은 더이상 조사해보지 않았다. 쓰러지면서 척추나 두개골이 부서지지는 않았으니까. 게다가 아직 양팔과 한 다리가 멀쩡한 것이 얼마나 감사한 일인지! 부상에 맞서 싸울 수 있는 기운과 체력도 있었다. 하느님께 맹세코, 나는 반드시 싸울 것이다! 아무래도 내 필생의 싸움이 될 것 같았다. 목숨을 구하기 위한 싸움이니까.

그렇다고 서두를 수는 없었다. 그저 희망을 놓지 않을 뿐이었다. 하지만 밤이 되기 전에 사람들 눈에 띄지 못하면 내 희망도 꺼져버릴 터였다. 나는 다시 손목시계를 보았다. 그 뒤로 몇 시간 동안 나는 그렇게 불안한 마음으로 거듭 손목시계를 보았다. 위도가 높은 지역이라 밤이 길 테고, 6시경부터 어스름이 내리기 시작해 점차 주위가 어두워지며 기온이 내려갈 것이다. 7시 30분쯤 되면 기온이 상당히 내려갈 것이고 앞을 보기도 힘들 터였다. 따라서 아무리 늦어도 8시 전에는 사람들 눈에 띄어야 했다. 8시 30분이면 사방이 칠흑처럼 깜깜해질 테니 앞을 볼 수도 없고 앞으로 나아갈 수도 없을 것이다. 혹시 내가 열심히 몸을 움직여서 밤을 버텨낸다 해도 내가 살아날 가능성은 확실히, 대단히 희박했다. 순간적으로 톨스토이의 《주인과 하인》이 생각났다. 하지만 내 곁에는 서로 몸을 덥혀줄 일행이 없었다. 일행을 데리고 왔어야 하는 건데! 어렸을 때 이후로 읽지 않은 성경 구절이 갑자기 다시 떠올랐다. 의식적으로 외워둔 구절도 아니고, 일부러 그 구절을 떠올린 것도 아니었다. "혼자서 애를 쓰는 것보다 둘이서 함께 하는 것이 낫다. 그들의 수고가 좋은 보상을 받겠기 때문이다. 넘어지면 일으켜줄 사람이 있어 좋다. 외톨이는 넘어져도 일으켜줄 사람이 없어 보기에도 딱하다."(전도서 4장 9~10절-옮긴이). 그리고 즉시 그 뒤를 이어서 예전에 길에서 본 작은 동물의 모습이 선명하게 떠올랐다. 등이 부러진 녀석은 마비된 두 뒷다리를 질질 끌며 움직이고 있었다. 이제는 내가 그 동물과 똑같은 신세가 되었다. 내가 유한한 수명을 지닌 존재도 동물도 아닌, 그보다 조금 위에 서 있는 인간이라는 자부심도 사라지고, 다시 전도서 구절들이 떠올랐다. "사람의 운명은 짐승의 운명과 다를 바 없어 사람도 짐승도 같은 숨을 쉬다가 같은 죽음을 당하는 것을…"(전도서 3장 19절-옮긴이).

다리에 부목을 대느라고 분주히 움직이면서 나는 나를 기다리는 죽음을 '망각'했다. 하지만 전도서가 그것을 다시 일깨워주고 있었다. 나는 속으로 외쳤다. '하지만 내 안에는 강한 삶의 본능이 있다. 난 살고 싶어. 운이 좋으면 살아날 수 있을지도 모른다. 아직 난 죽을 때가 되지 않았어.' 이번에도 전도서가 답했다. 무심하고 애매하게. "무엇이나 다 정한 때가 있다. 하늘 아래서 벌어지는 무슨 일이나 다 때가 있다. 날 때가 있으면 죽을 때가 있고…"(전도서 3장 1~2절-옮긴이). 기묘하고 심오하며 무심하고 머리가 맑은 상태. 차갑지도 따뜻하지도 않고, 가혹하지도 너그럽지도 않고, 그저 철저히, 아름답고 무서울 정도로 진실만을 바라보는 것. 나는 다른 사람들, 특히 죽음을 앞에 두고 그 사실을 자신에게 감추려 하지 않는 환자들에게서 이런 것을 본 적이 있었다. 비록 제대로 이해할 수는 없었지만, 나는 《하지 무라트》(하지 무라트는 다게스탄과 체첸이 러시아에 병합되던 시기인 1811~1864년에 그 지역에서 저항운동을 이끈 지도자다. 여기서는 러시아 제국에 맞선 그의 투쟁을 그린 톨스토이의 소설 제목을 말한다―옮긴이)의 소박한 마지막 장면에 감탄했었다. 그가 치명적인 총상을 입은 뒤, "감정이 배제된 이미지들"이 그의 머릿속을 흘러가는 장면 말이다. 하지만 이제 내가 생전 처음으로 그것을 직접 경험하고 있었다.

물론 그 이미지나 구절들 그리고 열정이 배제된 감정들이 사람들 얘기처럼 "순식간에" 머릿속을 지나가지는 않았다. 그들은 느긋하게 서두르지 않았다. 적어도 몇 분은 걸렸을 것이다. 꿈이 아니라 현실 속에서 적어도 그런 것들을 떠올리는 데 드는 시간만큼은 되었다. 그것들은 전혀 서두르지 않는 명상 같았으며, 열심히 움직이고 있는 내 정신을 흐트러뜨리지도 않았다. 그때 누가 나를 봤다면, 내가 생각에 잠긴 모습이나 잠시라도 가만히 있는 모습은 보지 못했을 것이다. 오히려 내가 숙련된 기술자처럼 씩씩하게 척척 움직이는 모습이나 다리에 부목을 댄 뒤 모든 것을 재빨리 점검하고 산을 내려가기 시작하는 신속하고 효율적인 움직임에 감탄했을 것이다.

나는 그렇게 앞으로 나아갔다. 그때까지 한번도 써보지 않은 이동 방법을 이용해서. 대략적으로 말하자면 둔부와 세 다리를 이용하는 방법이었다. 즉, 내가 양팔을 마치 노를 젓듯이 움직이면서 엉덩이로 미끄러져

내려갔다는 뜻이다. 다치지 않은 다리는 방향을 잡는 역할을 했고, 브레이크를 잡아야 할 때가 오면 부목을 댄 다리가 내 앞에서 힘없이 허우적거렸다. 한번도 써본 적이 없는 이 괴상하고 부자연스러운 이동 방법을 내가 일부러 고안해낸 것은 아니다. 미처 머리로 생각하기도 전에 몸이 움직이기 시작했고, 나는 여기에 금방 익숙해졌다. 내가 빠르고 강력하게 노를 저으며 산길을 내려오는 모습을 누가 봤다면, "아, 많이 해본 솜씨로군. 이제 제2의 천성이 된 모양이야"라고 말했을 것이다.

따라서 다리를 잃은 사람들에게 굳이 목발 사용법을 가르칠 필요는 없다. 미처 생각해보기도 전에 '자연스럽게' 익히기 때문이다. 마치 그 사람이 평생 남몰래 목발 사용법을 연습했던 것처럼. 생명체의 신경계는 모든 종류의 '요령들'과 '예비품들'의 거대한 저장고다. 완전히 자율적인 전략들이 그곳에 '예비'로 보관되어 있는 것이다. 그 예비품들이 필요한 순간이 와서 전면으로 불려나오기 전에는 어떤 자원들이 잠재되어 있는지 결코 알 수 없다.

내가 겪은 것도 바로 그런 일이었다. 나의 이동 방법은 상당히 효과적이었다. 길이 계속 내리막길이고 노면이 고르고 경사가 지나치게 가파르지만 않다면 말이다. 하지만 노면이 고르지 않은 곳에서는 왼쪽 다리가 온갖 종류의 울퉁불퉁한 것들에 걸리기 일쑤였다. 내 왼쪽 다리는 그런 장애물들을 피하는 재주가 신기할 정도로 형편없었다. 그래서 나는 녀석에게 "멍청하다"거나 "어리석다"고 몇 번이나 욕을 퍼부었다. 그러다가 나중에는 평탄하지 않은 곳에 이를 때마다 아무 힘도 없을 뿐만 아니라 멍청하기까지 한 그 다리를 잘 지켜봐야 한다는 것을 알게 되었다. 무엇보다 아찔한 곳은 바로 길이 지나치게 미끄럽거나 가파른 곳이었다. 그런 곳에서는 아래로 미끄러지는 속도를 조절하기가 거의 불가능해서 결국은 몸이 크게 흔들리거나 뭔가와 부딪혀서 멈추게 되는데, 그로 인해 무릎이 휘어지면서 심한 통증이 밀려오고 내가 임시변통으로 만든 부목의 한계가 여지없이 드러났다.

특히 무시무시해서 속이 뒤집힐 것 같은 충돌을 겪은 뒤, 나는 소리를 질러 도움을 청하자는 생각이 들어서 엄청나게 큰 소리로 죽어라 고함을 질렀다. 그 소리가 산에서 산으로 메아리치며 튕겨 나오는 것 같았다. 침묵 속에 갑자기 울려퍼진 그 소리에 나는 화들짝 놀라서 겁에 질렸다. 게다가 그 소리에 어쩌면 황소도 놀랐을지 모른다는 생각이 들면서 순간적으로 더럭 겁이 났다. 그동안 나는 황소의 존재를 까맣게 잊고 있었다. 녀석이 이제 다시 분기탱천해서 나를 어딘가로 던져버리거나 깔아뭉개려고 돌진해오는 무시무시한 모습이 머릿속에 떠올랐다. 두려움과 통증에 몸이 부들부들 떨리고, 억지로 몸을 움직이느라 힘이 들어서 또 부들부들 떨면서 나는 힘겹게 길을 벗어나 바위 뒤에 숨었다. 그곳에 10분 정도 숨어서 침묵을 깨는 존재가 없음을 확인한 뒤에야 비로소 나는 다시 기어나와 산길을 내려갈 수 있었다. 소리를 지른 것이 황소를 도발하는 멍청한 짓이었는지, 아니면 두려워서 고함을 지르지 못하는 것이 더 어리석은 짓인지 판단을 내릴 수 없었다. 어쨌든 나는 다시는 소리를 지르지 않기로 했다. 그래서 소리를 지르고 싶은 충동이 일어날 때마다 내가 아직 황소의 영역 안에 있음을 떠올리며 참았다. 어쩌면 녀석이 귀를 쫑긋 세우고 제 영역을 감시하고 있는지도 모를 일이었다. 나는 확실히 마음을 다잡기 위해 혼잣말까지 했다. "소리를 왜 질러? 기운을 아껴야지. 수백 제곱킬로미터 안에 사람이라고는 너 혼자뿐이야." 그래서 나는 절대적인 침묵 속에서 산을 내려갔다. 이제는 어디서든 황소가 듣고 있을 것만 같아서 감히 큰소리로 휘파람도 불 수 없었다. 심지어 숨소리까지 죽이려고 애쓸 정도였으니까. 그렇게 시간이 흘러갔다. 침묵 속에서 주르르 산길을 미끄러지며….

1시 30분쯤, 그러니까 내가 산을 내려오기 시작한 지 2시간 뒤에 나는 다시 징검다리가 놓인 개울에 이르렀다. 오전에 튼튼한 두 다리로 산을 오를 때도 개울에 물이 불어 있어서 선뜻 건너지 못하고 망설였던 곳이다. 손으로 '노를 저어서' 이 개울을 건널 수 없음은 분명했다. 따라서 몸을 뒤집어 양팔을 뻣뻣하게 내민 채 팔로 '걸어야' 했다. 내 머리는 간신히 물 밖으로 나와 있었다. 물살은 빠르고 거칠었으며, 물은 얼음처럼 차가웠다. 밑을 받쳐주는 것이 없어서 멋대로 아래로 떨어져버린 내 왼쪽 다리는 개울 바닥의 돌멩이들에 부딪혀 심하게 덜렁거렸다. 가끔은 바람에 휘날리는 깃발처럼 내 몸에서 직각으로 휙 밀려 올라가기도 했다. 엉덩이도 거의 무릎 못지않게 멋대로 덜렁거리는 것 같았지만 아프지는 않았다. 반면 무릎은 내가 개울을 건너는 동안 이리저리 휘어지고 구부러지며 제자리를 벗어나서 죽을 만큼 아팠다. 몇 번이나 의식이 흐려지는 바람에 이대로 기절해서 개울에 빠져 죽는 게 아닌가 하는 생각이 들었다. 나는 강한 어조로 나 자신을 협박해가며 정신 차리라고 다그쳤다.

"버텨야지, 이 멍청아! 죽어라 버티란 말이야! 여기서 가버리면 내 손에 죽을 줄 알아. 명심해!"

마침내 개울을 다 건넜을 때 나는 쓰러지다시피 했다. 추위와 통증과 쇼크 때문에 몸이 부들부들 떨렸다. 나는 기진맥진해서 널브러졌다. 그렇게 멍한 상태로 꼼짝도 못하고 2분쯤 누워 있었다. 그러고 나니 어찌 된 영문인지 탈진한 것 같던 몸이 피로한 상태로 회복되었다. 엄청나게 편안하고 감미롭게 느껴질 정도로 몸이 나른했다.

"여긴 정말 좋구나." 나는 속으로 생각했다. "좀 쉰다고 뭐가 어떻게 되겠어? 낮잠이라도 좀 잘까?"

부드럽고 간사한 이 내면의 목소리가 갑자기 나를 깨웠다. 나는 순식간에 정신을 차리고 경계심을 품었다. 이곳은 쉬면서 낮잠을 자기에 '좋은 곳'이 아니었다. 내가 목숨이 위험할 수도 있는 그런 생각을 했다는 사실에 두려움이 마음을 가득 채웠다. 하지만 부드럽고 유혹적인 그 목소리가 나를 달랬다.

"안 돼." 나는 사납게 말했다. "이건 죽음의 목소리야. 달콤하기 그지없지만 무엇보다 무서운 사이렌의 목소리야. 그 소리를 듣지 마! 절대로 듣지 마! 좋든 싫든 계속 움직여야 해. 여기서 쉬면 안 돼. 어디서도 쉬면 안 돼. 지금 이 몸으로 감당할 수 있는 속도가 어느 정도인지 알아내서 꾸준히 움직여야 해."

이 착한 목소리, '생명'의 목소리가 나를 지탱하고 결의를 다져주었다. 몸의 떨림이 멈추면서 망설임도 사라졌다. 나는 다시 움직이기 시작했고, 다시는 머뭇거리지 않았다.

이제 멜로디와 리듬과 음악이 내 구원병이 되어주었다(칸트는 이것을 '소생'의 예술이라고 불렀다). 개울을 건너기 전에는 근육의 힘으로 움직였다. 튼튼한 양팔이 주력이었다. 지금은, 굳이 말하자면 음악을 따라 움직이고 있었다. 내가 일부러 그렇게 되려고 애쓴 게 아니라 저절로 그렇게 되었다. 행진곡인지 노 젓기 노래인지 하여튼 노래의 인도로 일정한 리듬이 생겨났다. 나는 볼가 강 뱃사공의 노래를 부르기도 하고, 내가 멋대로 지어낸 단조로운 주문 같은 것을 읊조리기도 했다. 거기에 "Ohne Haste, ohne Rast! Ohne Haste, ohne Rast!"(서두르지 않으면 휴식도 없다)라는 말을 가사처럼 얹어 부르면서 Haste와 Rast라는 단어를 말할 때마다 끙 하고 힘을 냈다. 괴테의 말을 이렇게 훌륭하게 써먹을 줄이야! 이제는 속도가 너무 빠르거나 느릴까봐 걱정할 필요가 없었다. 나는 음악의 리듬과 팔을 휘두르는 리듬에 빠져들었고, 그 덕분에 속도가 알맞게 유지되었다. 이 리듬 덕분에 내 몸의 모든 부분이 완벽한 조화를 이루며 움직였다. 어쩌면 '잠재의식적인 조화'라는 말이 더 어울릴지도 모른다. 노래의 박자가 내 안에서 생성되었고, 내 몸의 모든 근육들이 얌전히 그 리듬에 반응했기 때문이다. 다만 왼쪽 다리의 근육들만 침묵을 지키고 있는 것 같았다. 아니, 벙어리가 됐다고 해야 하나? 우리가 음악을 들을 때 "근육으로 듣는다"고 니체가 말하지 않았던가. 나는 대학에서 노젓기 훈련을 하던 시절을 떠올렸다. 한 팀을 이룬 여덟 명이 한 몸이 되어 박자에 맞춰 움직이던 것. 그것은 키잡이가 지휘하는 근육의 오케스트라 같았다.

어쨌든 이 '음악' 덕분에 훨씬 힘이 덜 들고, 덜 불안해졌다. 심지어 원초적인 기쁨까지 느껴졌다. 파블로프가 "근육의 기쁨"이라고 했던 것 말이다. 게다가 구름 뒤에서 태양까지 불쑥 튀어나와 따스한 기운으로 내 몸을 어루만지고 땀을 말려준 덕분에 기쁨이 한층 배가되었다. 아마 그 밖에 다른 요인들도 있었겠지만, 하여튼 이 모든 변화들과 더불어 내 마음속 기상도가 지극히 즐거운 쪽으로 변했다.

묵직하게 울리는 베이스 목소리로 노래를 한동안 읊조린 뒤에야 나는 황소를 까맣게 잊어버렸다는 걸 갑자기 깨달았다. 아니, 정확히 말하자면 황소에 대한 두려움을 잊었다고 해야 할 것이다. 이제는 황소를 두려워할 필요가 없다는 생각이 들기도 했고, 애당초 황소를 두려워한 것이 멍청한 짓이었다는 생각도 들었다. 이제는 그런 두려움을 느낄 여유 공간도 없었다. 다른 두려움도 마찬가지였다. 내 마음속에 음악이 찰랑찰랑 차올라서 남은 공간이 없었기 때문이다. 비록 문자 그대로 귀에 들리는 음악은 아니었지만, 나의 근육 오케스트라가 음악을 연주하고 있었다. 하비(1578~1657, 영국의 의학자이자 생리학자―옮긴이)의 사랑스러운 표현처럼 "몸의 소리 없는 음악"이었다. 이렇게 음악적으로 몸을 움직이면서 나 자신도 음악이 되었다. "음악이 계속되는 한 네가 바로 음악이다." 모두 불가분의 관계를 이룬 채 똑같은 리듬으로 움직이고 있는 근육과 움직임과 음악으로 이루어진 생물. 느슨하게 덜렁거리는 신체의 일부, 부러진 탓에 음악에 합류하지 못하고 벙어리가 되어 꼼짝도 하지 않는 그 다리만 빼고.

어렸을 때 내 바이올린이 사고로 처참히 부서진 적이 있다. 그때 그 망가진 바이올린을 보고 느꼈던 감정이 지금은 내 다리를 향하고 있었다. 다시 생기를 찾은 정신과 행복감 그리고 내면에서 느껴지는 소생의 음악에 한때 내 다리였던 그 부러진 악기로 인한 상실감이 무엇보다 아프고 예리하게 새로이 섞여 들었다. 언제쯤 이 다리가 나을까? 나는 속으로 생각했다. 이 다리가 언제 다시 제 음악을 연주하게 될까? 이 즐거운 몸의 음악에 언제 합류하게 될까? 언제?

2시쯤에는 이미 구름이 많이 걷혀서 발아래에 펼쳐진 피오르의 장관을 볼 수 있었다. 내가 9시간 전에 떠나온 작은 마을도 보였다. 전날 저녁에 모차르트의 위대한 C 단조 미사곡을 들었던 낡은 교회도 보였다. 거리를 돌아다니는 사람들의 모습도 거의 보이는 듯했다. 아니, 정말로 보였다. 공기가 비정상적으로, 소름이 끼칠 만큼 지나치게 맑은 걸까? 아니면 내 감각이 비정상적으로 날카로워진 걸까? 나는 라이프니츠의 꿈을 떠올렸다. 꿈속에서 그는 아주 높은 곳에서 세상을 내려다보고 있었다. 커다란 지역들과 소도시들, 호수, 들판, 마을, 촌락, 이 모든 것들이 그의 아래에 펼쳐져 있었다. 딱 한 사람을 콕 집어서 보고 싶다면, 그러니까 밭을 갈고 있는 농부나 빨래하는 노파를 보고 싶다면, 그쪽으로 눈길을 돌려 시선을 집중하기만 하면 되었다. "나의 주의력만 있으면 망원경 같은 건 필요 없었다." 나도 마찬가지였다. 고통스러운 갈망이 내 눈을 예리하게 만들었다. 나와 같은 인간을 보고 싶다는 격렬한 욕망, 아니 그들 눈에 띄어야 한다는 생각이 그보다 훨씬 더 강했다. 사람이 그때만큼 반가웠던 적도, 그때만큼 멀어 보였던 적도 없다. 마치 강력한 망원경으로 보는 것처럼 그들을 지켜보면서 그들이 너무나도 가깝게 느껴졌지만, 또한 내가 그들 세계의 일부가 아닌 것처럼 완전히 동떨어진 존재로 느껴지기도 했다. 내 손에 깃발만 있어도, 아니면 불꽃을 피워 올릴 도구만 있어도. 소총이든, 통신용 비둘기든, 무전기든 무엇이라도! 내가 정말로 엄청난 소리로 고함을 지를 수만 있다면, 10킬로미터나 떨어진 곳에서도 들릴 만큼 큰 소리를 낼 수만 있다면! 그러지 않고서야 여기 1,500미터 높이에 몸을 다쳐서 제대로 움직일 수 없는 인간이 사투를 벌이고 있다는 사실을 저들이 어떻게 알 수 있겠는가. 나는 나를 구해줄 사람들이 보이는 곳까지 왔는데도, 이대로 목숨을 잃을 것만 같았다. 나 개인은 사라지고 그저 우주 속의 한 존재가 된 것 같은 기분이 들었다. 그때 소리를 질렀더라도 "나 올리버 색스를 구해줘요!"라고 말하지 않고, "이 상처 입은 생물을 구해줘요! 생명을 구해줘요!" 하고 소리쳤을 것이다. 내 환자들에게서 이미 수없이 본 적이 있는, 소리 없는 간청. 강하고 생생하게 살아 있는 생명체라면 심연 앞에서 누구나 외치는 소리.

구름 한 점 없는 찬란한 하늘 아래에서 한 시간이 흐르고, 또 한 시간이 흐르고, 또 한 시간이 흘렀다. 해는 순수한 북극의 빛을 띠고 연한 황금색으로 이글거렸다. 너무나도 찬란한 오후였다. 땅과 공기가 어우러져 고요 속에서 차분하게 빛나는 아름다움을 만들어냈다. 그 파란 하늘과 황금색 태양의 시간이 흐르는 동안 나는 계속 꾸준한 속도로 산길을 내려갔다. 이제는 움직임이 워낙 매끄럽고 힘든 것이 하나도 없어서 내 머리는 현재의 속박에서 벗어나 자유로이 돌아다녔다. 내 기분이 또 변했다. 비록 내가 그것을 알아차린 건 조금 지난 뒤였지만. 오랫동안 잊고 있던 기억들과 행복하기만 한 추억들이 저절로 떠올랐다. 먼저 여름 오후의 추억. 행복이자 축복이기도 한 화창한 햇빛이 빛나던 날들. 햇볕이 따스한 오후에 식구들, 친구들과 함께 지낸 시간들. 그 여름날의 오후들이 점점 뒤로, 뒤로 거슬러 올라가서 아주 어린 시절에 이르렀다. 바위를 하나씩 지나치는 동안 수많은 기억들이 내 머리를 스치고 지나갔다. 모두 풍요롭고 소박하고 완벽했으며, 서둘러 급하게 지나간다는 느낌은 전혀 없었다.

사람들의 얼굴과 목소리가 날듯이 훌쩍훌쩍 지나가는 것도 아니었다. 기억 전체를 다시 겪는 것처럼 생생했고, 그때 나눈 대화들이 고스란히 재생되었다. 가장 어린 시절의 기억들은 모두 우리 집 정원에 관한 것이었다. 런던에 있던 우리 집의 크고 오래된 정원. 그것은 전쟁 전의 풍경이었다. 그 정원을 보고 나는 기쁨의 눈물을 흘렸다. 그 그리운 낡은 철제 울타리가 그 모습 그대로 있는 우리 정원. 잔디밭은 광대하고 매끄러웠다. 방금 잔디를 깎고 롤러도 굴렸기 때문이다(엄청나게 큰 낡은 롤러가 구석에 있었다). 오렌지색 줄무늬의 해먹에는 나보다 더 큰 쿠션들이 있었고, 나는 그 해먹에서 몇 시간 동안이나 몸을 굴리고 그네를 타면서 즐거워했다. 그리고 내가 너무나 사랑하는 거대한 해바라기들. 그 거대한 꽃들이 피어날 때면 나는 한없이 넋을 잃었고, 그 꽃들은 아직 다섯 살이던 내게 이 세상의 피타고라스적 신비를 보여주었다(1938년 여름에 나는 그 나선형 꽃잎들이 소수의 배수임을 알고 세상의 질서와 아름다움을 깨달았다. 그리고 그것이 나중에 경험하게 된 과학적 경이와 기쁨의 바탕이 되었다). 이 모든 생각들과 이미지들, 저절로 불려나와 내 머릿속을 흐르듯이 지나가던 이것들은 기본적으로 행복하고 감사한 내용을 띠고 있었다. 조금 시간이 흐른 뒤에야 나는 비로소 "이런 기분이 왜 드는 거지?" 하고 혼잣말을 하다가 이것이 죽음을 위한 준비임을 깨달았다. "마지막 생각이 모두 감사가 되게 하라"는 오든(1907~1973, 미국의 시인-옮긴이)의 말 그대로였다.

  6시 무렵에 다소 갑작스럽게 나는 그림자가 더 길어졌음을 알아차렸다. 태양은 이제 하늘 높이 떠 있지 않았다. 내 마음 한구석에는 여호수아처럼 태양을 중도에서 붙들어 황금색과 옥색으로 이루어진 오후를 영원히 연장하고 싶은 생각이 있었다. 하지만 벌써 저녁이 되어 대략 1시간쯤 뒤면 해가 질 것이라는 사실을 갑작스레 알게 된 것이다.

  그리고 얼마 되지 않아 나는 가로로 길게 뻗은 능선에 이르렀다. 시야를 막는 것이 없어서 마을과 피오르의 모습이 훤히 내려다보이는 곳이었다. 내가 오전 10시쯤에 지나갔던 이 능선은 내가 넘어져 다친 지점과 출입문 사이의 중간쯤에 있었다. 그러니까 올라갈 때는 1시간 조금 넘게 걸렸던 길을 다친 몸으로 내려오는 데 거의 7시간이 걸린 셈이다. 나는 모든 것을 완전히 잘못 계산해서 상황을 지나치게 낙관했음을 깨달았다. '노를 젓는' 속도와 성큼성큼 걷는 속도가 여섯 배나 차이가 난다는 사실을 미처 알아차리지 못한 것이다. 노를 젓는 속도가 걷는 속도의 절반은 될 거라고 생각하다니. 날씨가 비교적 따뜻해서 사람들이 모여 살고 있는 나지막한 농경지에서 출발해서 대략 4시간 동안 올라간 길을 겨우 두 배밖에 안 되는 시간 안에 내려와 어스름 무렵이면 가장 고지대에 있는 농가에 다다를 수 있을 것이라고 생각하다니. 나는 기분이 들뜨기도 하고 그다지 반갑지 않은 생각을 하기도 하면서 산을 내려오는 그 긴 시간 동안, 저 아래에서 기다리고 있는 농가의 따스하고 반가운 모습을 따뜻한 담요처럼 몸에 두르고 있었다. 네덜란드식 실내장식처럼 부드러운 빛을 내는 농가 안에서 땅딸막하고 푸근한 어머니 같은 아낙이 따뜻한 우유와 사랑으로 내게 다시 생기를 주고, 뚱하고 몸집이 거대한 남편은 사람을 부르러 마을로 달려가는 모습. 영원히 끝나지 않을 것 같은 그 긴 시간 동안 산을 내려오면서 내내 나는 이 모습을 남몰래 되새기며 나 자신을 지탱했다. 하지만 높은 능선 위의 차갑고 맑은 공기 속에서 그 모습이 불꺼진 초처럼 갑자기 사라져버렸다.

아침에 산을 오를 때는 안개 때문에 잘 몰랐지만 마을이 아주 멀리 있다는 것을 이제 알 수 있었다. 도저히 마을에 닿을 수 없을 것 같았다. 하지만 희망이 수명을 다하고 죽어버렸어도 나는 마을의 모습에서 위안을 얻었다. 특히 금박이 입혀진 성당, 아니 지금은 길게 늘어진 석양빛 속에서 진홍색을 띤 성당이 반가웠다. 저녁미사를 위해 삼삼오오 성당으로 가는 사람들이 보였다. 그러다 보니 그 미사가 나를 위한 것이라는, 이상하기 짝이 없는 생각이 들었다. 바로 전날 저녁에 내가 저 성당에 앉아 C단조의 미사곡을 들었다는 생각이 다시 떠올라 나를 압도했다. 그 기억이 어찌나 강렬한지 미사곡이 다시 귓가에 들리는 것 같았다. 곡조가 워낙 생생해서 나는 사람들이 저 아래에서 다시 그 노래를 부르고 있는 건지 한참 동안 생각해보았다. 바람이 기적처럼 마술을 부려 저 노랫소리를 나에게 실어오고 있는 걸까? 깊이 감동해서 눈물을 흘리며 그 노래를 듣다가 나는 지금 듣고 있는 곡이 미사곡이 아님을 갑자기 깨달았다. 그래, 미사곡이 아니라 진혼곡이었다. 나의 무의식이 진혼곡을 미사곡으로 둔갑시킨 것이다. 아니, 그게 아니라 정말로 저 아래에서 사람들이 나를 위한 진혼곡을 부르고 있는 걸까? 내가 미래를 예언하는 오싹한 환청을 듣고 있는 걸까?

7시 직후에 해가 사라졌다. 마치 이 세상의 모든 색깔과 온기를 함께 가져가는 것 같았다. 마지막으로 남은 빛이 미적거리며 부드럽게 해가 지는 것이 아니라, 북극지방답게 간단하고 단호하게 해가 져버렸다. 사방이 갑자기 회색으로 변하고 공기도 차가워졌다. 그 회색과 주위가 내 골수까지 곧장 뚫고 들어오는 것 같았다.

주위는 이미 강렬한 침묵에 휩싸였다. 이제는 어떤 소리도 들리지 않았다. 나 자신의 소리도 들리지 않았다. 모든 것이 침묵에 잠겨 있었다. 내가 죽은 건가 하는 생각이 들면서 잠깐씩 기분이 이상해지기도 했다. 주위의 광대한 고요함이 죽음의 고요가 되었다. 모든 것이 움직임을 멈춰서 이젠 아무런 기척도 없었다. 이건 틀림없이 종말의 시작이었다.

그런데 갑자기 누군가 외치는 소리가 들렸다. 믿을 수 없는 일이었다.

요들송을 부르듯이 길게 외치는 소리가 아주 가까운 곳에서 들려오는 것 같았다. 시선을 돌리자 남자 한 명과 소년 한 명이 나보다 조금 위쪽에 있는 바위에 서 있었다. 길에서 채 10미터도 떨어져 있지 않은 두 사람의 모습은 점점 어두워지는 어스름을 배경으로 실루엣만 보였다. 그들이 나를 보기 전에 나는 그들의 존재를 결코 알아차리지 못했다. 어둠에 잠겨 있던 그 마지막 몇 분 동안 내 눈이 내 앞의 어두운 길에만 고정돼 있었거나 아니면 허공을 멍하니 노려보고 있었던 것 같다. 그날 하루 종일 끊임없이 주위를 살피던 내 눈이 탐색을 멈춰버렸던 것이다. 실제로 그때 나는 주위의 환경을 거의 완벽하게 잊어버리고 있었던 것 같다. 내심 사람들에게 구조를 받아 살아날 수 있을 거라는 생각을 모두 포기해버린 탓이었다. 그래서 정작 나를 구조해줄 사람들이 나타났을 때는 마치 마지막 순간에 느닷없이 하늘에서 뚝 떨어진 기적이자 은총처럼 보였다. 몇 분만 더 지났다면 너무 어두워져서 그들이 나를 보지 못했을 것이다. 요들송을 부르던 남자는 막 총을 아래로 내리는 참이었고, 그 옆의 소년도 비슷하게 무장을 하고 있었다. 그들이 내게 달려왔다. 내가 굳이 상태를 설명할 필요는 없었다. 나는 두 사람을 끌어안고 입을 맞췄다. 내게 생명을 가져다준 사람들. 나는 엉터리 노르웨이어로 산 위에서 겪은 일을 더듬더듬 말했다. 말로 설명할 수 없는 것은 흙바닥에 그림으로 그렸다.

두 사람은 내가 그린 황소를 보고 웃었다. 아주 재미있는 사람들이었다. 나도 따라 웃었다. 그런데 그 웃음과 함께 비극적인 긴장이 갑자기 뻥 하고 터지면서 다시 생생히 살아 있는 느낌이 들었다. 왠지 코믹했다. 산 위에서 온갖 감정을 다 경험한 줄 알았는데, 지금 생각해보니 산을 내려오는 동안 나는 한 번도 웃지 않았다. 나는 웃음을 멈출 수 없었다. 안도의 웃음이자 사랑의 웃음이었다. 존재의 중심에서 솟아나는 깊은 웃음. 그 마지막 몇 분 동안 마치 주문에 걸리기라도 한 것처럼 나를 사로잡았던 죽음의 침묵이 폭발했다.

두 사람은 순록 사냥꾼 부자父子였다. 근처에 캠프를 친 두 사람은 밖에서 무슨 소리가 들려오고 나무들 밑의 덤불에서 뭔가가 움직이는 느낌에 총을 겨눈 채 조심스레 밖으로 나왔다고 했다. 어쩌면 사냥감을 잡을 수 있을지도 모른다는 생각을 하면서. 그런데 바위 너머를 내려다보니, 사냥감이라고 생각했던 것이 곧 나였다.

사냥꾼 아버지가 병에 담긴 아콰비트(스칸디나비아산의 투명한 브랜디-옮긴이)를 내게 조금 주었다. 그 타는 듯한 액체는 정말로 '생명의 물'이었다. "걱정 마세요." 남자가 말했다. "내가 마을로 내려가죠. 두 시간 안에 돌아올 겁니다. 우리 아들이 당신이랑 같이 있을 거예요. 이제 안전합니다. 그리고 황소는 여기까지 안 와요!"

구조된 순간부터 나의 기억들은 덜 생생하고, 덜 강렬하게 변했다. 이제 나를 보살펴줄 사람들이 생겼으므로 내가 행동에 나서거나 뭔가를 느껴야 할 책임이 없었다. 나는 소년에게 거의 말을 걸지 않았지만, 그가 옆에 있다는 사실에 마음이 푹 놓이는 느낌이었다. 가끔 소년은 내게 담뱃불을 붙여주고, 아버지가 두고 간 아콰비트를 주었다. 나는 더할 나위 없이 안심해서 따스한 기분이 들었고, 그래서 잠이 들었다.

두 시간도 되지 않아 땅딸막한 마을 사람들이 들것을 들고 도착했다. 그들은 무척 힘들게 나를 들것에 눕혔다. 아주 오랫동안 눈에 띄지 않게 조용히 있던 왼쪽 다리가 버둥거리며 소란스럽게 반항했지만, 사람들은 리듬에 맞춰 가파른 산길을 걸으며 부드럽게 나를 운반했다. 문에서, 내가 경고문을 무시했던 바로 그 문에서 나는 일종의 산악 트랙터 같은 물건 위로 옮겨졌다. 그 기계는 덜컹거리며 천천히 산길을 내려갔다. 먼저 숲이 나오고, 그다음에는 과수원과 밭들이 나왔다. 그동안 남자들은 자기들끼리 조용히 노래를 부르며 아콰비트를 돌려 마셨다. 그들 중 한 사람이 내게 파이프 담배를 주기도 했다. 이제 사람들의 세상으로 돌아온 것이다. 신을 찬양하라!

2장

환자가
되다

Oliver Sacks

A LEG TO
STAND ON

> 인간이 쪼그라들고 야위어서 한줌 먼지처럼 변해버리면 커다란 덩치가 다 무엇인가 ….
> 병상은 무덤이니 … 여기 머리가 발만큼 낮게 누워 있고, 비참하며
> (비록 모두에게 공통된 일이라 해도) 인간답지 못한 자세로다! …
> 의사가 치료해주기 전에는 침대에서 일어날 수 없다,
> 아니, 의사가 일어나도 된다고 말하기 전에는 내가 일어날 수 있는지조차 모르겠다.
> 나는 아무것도 하지 않고,
> 아무것도 모른다. 나 자신에 대해서.
> —존 던

"나는 그렇게 구조되었고, 그것으로 이야기는 끝났다." 나는 "지상에서 보내는 마지막 날"이 될 거라고 생각했던 일을 이겨냈다. 죽음 앞에서 떠오르는 모든 강렬한 감정들과 생각들도 경험했다. 그리고 지금은 덤으로 바보같이 한쪽 다리가 부러지기는 했지만, 확실히 지상의 삶으로 돌아와 있다는 것이 믿을 수 없을 만큼 놀랍고 기쁘다. 이제부터는 더이상 들려줄 '이야기'가 없다. 그 뒤의 나날들까지 긴장이 이어질 일도 없었다. 그래서 그때의 일을 쓰기가 힘들다. 아니, 생생하게 기억을 떠올리는 것조차 힘들다. 이렇게 되리라는 것은 산에서 이미 느끼고 있었다. 내가 이제 안전해졌다는 확신이 들고 마음이 놓이는 순간, 갑자기 맥이 탁 풀렸다. 어쩌면 감정이 죄다 고갈된 것 같기도 했다. 이제는 열정적이고 깊이 있는 감정이 필요하지 않았다. 평범한 일상으로 돌아온 내게는 그런 감정이 더이상 어울리지 않았다. 산에서 겪은 비극 같고 희극 같고, 시 같았

던 순간들과는 달라도 완전히 달랐다. 평범한 일상, 그래, 시시한 산문체의 세상으로 다시 돌아온 것이다.

하지만 내 이야기를 여기서 끝낼 수는 없다. 이 기묘하고 복잡한 드라마 속에 또 다른 이야기가 있기 때문이다. 그것은 정말이지 너무나 놀랍고 뜻밖이었으며, 나로서는 이해하기도 믿기도 힘든 일이었다. 한동안 나는 이것을 별개의 이야기로 생각했다. 하지만 이 두 이야기가 근본적으로 연결되어 있음을 서서히 깨닫게 되었다. 사고 뒤 나흘 동안 나는 감정적으로 조금 무뎌진 상태였다. 하지만 그동안에 반드시 필요한 대수술을 받았고, 그 수술이 이 두 이야기를 연결시켜주었다. 전체적으로 단조롭기만 하던 그 기간 동안에 내가 기억하는 것은 유난히 두드러져 보이는 순간들, 즉 가장 기분이 고조됐던 순간과 가장 무겁게 가라앉았던 순간이다.

나는 먼저 근처 병원으로 이송되었다. 얼굴이 불그스름하고 그 지역 토박이인 의사는 들쭉날쭉한 산들과 주위의 피오르로 이루어진 수백 제곱킬로미터의 지역을 담당하고 있었는데, 재빠르고 단호하지만 너무 성급하지는 않게 나를 진찰했다.

"네갈래근이 찢어졌군요." 의사가 말했다. "다른 건 잘 모르겠습니다. 큰 병원으로 가셔야겠어요."

의사는 구급차를 수배해주고 가장 가까운 병원, 그러니까 거의 100킬로미터나 떨어진 오다의 병원에 연락을 해주었다.

오다의 병원이라 해도 병상이 10여 개에 불과하고, 동네 사람들에게 흔한 질병을 다스릴 수 있는 간단한 장비만을 갖춘 시골 병원이었다. 내가 그 병원의 아담한 병동에 입원한 직후에 간호사가 들어왔다. 외모는 사랑스러웠지만, 행동은 왠지 딱딱하고 멋이 없었다.

나는 간호사에게 이름을 물었다.

"솔베이 간호사예요." 간호사가 뻣뻣하게 대답했다.

"솔베이?" 나는 큰소리로 외쳤다. "그 이름을 들으니까 〈페르귄트〉가 생각나는데요!"

"솔베이 간호사예요. 제 이름에는 신경 쓰지 마세요. 이제 얌전히 돌아누우시겠어요? 항문 체온계를 넣어야 하니까요."

"솔베이 간호사." 내가 말했다. "입으로 체온을 재면 안 되겠어요? 지금 통증이 아주 심해서 몸을 돌리려고 하면 이 망할 놈의 무릎이 난리를 칠 것 같은데요."

"저도 어쩔 수 없어요." 간호사가 차갑게 대답했다. "저는 지시받은 대로 할 뿐이에요. 이건 병원의 규칙이에요. 환자가 입원하면 항문으로 체온을 재는 것 말이에요."

나는 언쟁을 벌이거나 간청을 하거나 항의를 할까 생각해보았지만 간호사의 표정을 보니 죄다 소용없을 것 같았다. 그래서 비참한 기분으로 몸을 돌려 엎드렸다. 힘을 받지 못하는 왼쪽 다리가 무릎에서부터 엿내로 꺾어지는 바람에 지독하게 아팠다.

솔베이 간호사는 체온계를 꽂아놓고 사라졌다. 20분이 넘도록(내가 시간을 쟀다). 벨을 눌러도 대답이 없어서 결국 나는 소란을 피우기 시작했다.

"부끄럽지도 않아요!" 화가 나서 얼굴이 벌겋게 달아오른 모습으로 다시 나타난 간호사가 말했다.

내 옆의 환자는 심한 석면 침착증 때문에 숨도 제대로 못 쉬는 젊은이였는데, 상당히 유창한 영어로 내게 속삭였다. "저 여자는 끔찍해요. 하지만 다른 간호사들은 괜찮아요."

체온을 잰 뒤 나는 다리 X선 사진을 찍기 위해 침대에 실려 운반되었다.

모든 일이 잘 진행되고 있었는데, X선 기사가 아무 생각 없이 내 발목을 잡고 다리를 들어올렸다. 무릎이 뒤로 꺾이면서 즉시 탈구되었다. 믿고 싶지 않지만, 나도 모르게 울부짖는 소리를 냈던 것 같다. 기사는 사태를 파악하고는 즉시 무릎 아래에 손을 넣어 내 다리를 지탱하면서 아주 부드럽게 탁자 위에 내려놓았다.

"정말 죄송해요." 기사가 말했다. "전혀 몰랐어요."

"괜찮아요." 내가 말했다. "뭐가 잘못된 건 아니니까요. 순전히 실수로 그렇게 된 거잖아요. 솔베이 간호사라면 일부러 그랬겠지만."

나는 의사가 X선 사진을 확인하는 동안 바퀴침대 위에서 기다렸다. 그날 밤 응급실 당직을 맡고 있던 의사는 그 동네의 일반 진료의로 어머니처럼 푸근하고 친절한 여자였는데, 긴 뼈에는 골절이 없다고 했다. 무릎은 직접 진찰해보거나 X선 사진만으로 자세히 상태를 진단하기가 어려운 부위다. 의사는 이런 부상을 본 적이 없다고 말했지만, 단순히 네갈래근이 찢어진 정도에 불과한 것 같다고 했다. 하지만 정확한 것은 수술을 해봐야 알 수 있을 터였다. 의사는 상당히 큰 수술이 될 거라고 말했다. "그래도 복잡한 수술은 아니에요." 나의 겁먹은 표정을 보고 빙긋 웃으며 금방 이렇게 덧붙였다. 그러면서 석 달이나 누워 있게 될지도 모른다고 했다. "아마 그렇게까지 오래 걸리지는 않겠지만, 그래도 미리 각오해두세요." 그녀는 런던에서 수술을 받는 것이 가장 현명하다고 말했다. 적십자사에서 베르겐까지 갈 수 있는 교통편을 수배해줄 것이고(기분이 좋을 때는 풍경이 아주 예쁜 길이다), 베르겐에는 런던행 비행기 편이 아주 많으니까….

나는 런던에서 의사로 일하는 남동생에게 전화를 걸었다. 동생은 걱정스러운 목소리였지만, 나는 걱정할 것 없다고 안심시켰다. 동생은 자기가 다 알아서 준비할 테니까 걱정 말라고 했다.

그렇다고 걱정을 안 할 수는 없지. 오다의 병원에서 병상에 누워 있자니(나는 의사를 만난 뒤 병상으로 돌아왔다) 비참하고 불안했다. 한편에는 숨도 제대로 못 쉬고 기침을 해대는 젊은이가 있고, 반대편에는 팔에 링거를 꽂고 다 죽어가는 가엾은 노인이 있었다. 나는 잠을 자려고 했지만(병원에서 내게 진정제를 놓아주었다), 내 다리에 관한 생각을 머릿속에서 지워버리기가 힘들었다. 무릎을 조금만 움직여도 순간적으로 강렬한 통증이 느껴지기 때문에 더욱 그랬다. 다리 때문에 거의 꼼짝도 않고 누워 있어야 했는데, 그 때문에 잠이 잘 오지 않았다.

꾸벅꾸벅 졸기 시작하면서 몸에 긴장이 풀리면 나도 모르게 몸을 움직이게 되고, 그러면 갑자기 무릎이 심하게 아파서 화들짝 깨어나곤 했다. 푸근한 어머니 같은 의사에게 상의했더니, 의사는 임시로 깁스를 대서 무릎이 움직이지 못하게 하자고 말했다.

깁스를 하고 침대로 돌아온 나는 곧장 곯아떨어졌다. 얼굴에 안경을 쓴 채로 잠이 들었다는 걸 아침에야 알았다. 나는 바이스(기계 공작물을 끼워 고정하는 기구―옮긴이)가 내 다리 전체를 조이는 꿈을 꾸다가 6시에 일어났다. 깨어보니 비록 바이스에 낀 것은 아닐망정, 다리가 정말로 눌리고 있었다. 밤새 다리가 엄청나게 부어올랐는데, 깁스가 다리를 눌러대고 있었기 때문이다. 깁스 밖으로 나와 있는 부위를 보니 서양호박이 생각났다. 발도 엄청나게 부어올랐고 차가웠다.

병원에서는 깁스를 길게 쭉 갈라주었고, 깁스의 압력과 함께 통증이 사라진 덕분에 나는 또 곧장 잠이 들었다. 그렇게 곤히 자다가 놀랍기 그지없는 인물이 병실로 들어오는 바람에 깨어났다. 아직도 꿈을 꾸는 건가 싶어서 내 눈을 다시 비빌 정도였다. 어떻게 된 건지는 잘 모르겠지만 터무니없게도 하얀 가운을 입은 젊은이가 아주 가볍게 춤을 추며 민첩하게 병실로 들어오더니 껑충껑충 뛰듯이 병실 안을 한 바퀴 돌고는 내 앞에서 멈춰 섰다. 그러고는 발레 무용수처럼 양다리를 차례로 최대한 쭉 뻗더니 갑자기 침대 옆 탁자 위로 뛰어 올라가 사람을 놀라게 하고는 장난꾸러기 꼬마요정처럼 방긋 웃었다. 그는 다시 바닥으로 뛰어 내려가 내 양손을 잡고 아무 말 없이 자기 허벅지 앞쪽에 대고는 눌렀는데 그의 허벅지 양편에 깨끗한 흉터가 있었다.

"만져지죠?" 그가 물었다. "저도요. 양편 다. 스키를 타다가… 아시죠!" 그러고는 또 니진스키처럼 훌쩍 뛰어올랐다.

내가 그때까지 본 모든 의사들 그리고 그 뒤로 만난 모든 의사들 중에서도 이 젊은 노르웨이 외과 의사의 모습이 내 마음속에 가장 생생하게 남아 있으며, 가장 정이 간다. 그의 모습 자체가 건강과 용기와 유머의 상징이었기 때문이다. 그는 또한 환자들에게 가장 적극적으로 공감해주는 놀라운 의사였으며, 교과서 같은 말은 하지 않았다. 아니 말은 거의 하지 않고, 몸으로 보여주었다. 그는 펄쩍펄쩍 뛰고 춤을 추더니 내게 자기 흉터를 보여주었다. 자신의 몸이 완벽하게 나았음을 보여준 것이다. 그를 만나고 나니 내 기분이 헤아릴 수 없을 만큼 좋아졌다.

구급차를 타고 베르겐까지 여섯 시간 동안 산길을 달리면서 본 광경은 단순히 아름다운 것 이상이었다. 마치 내가 부활한 것 같았다. 구급차 뒤편의 바퀴침대 위에 높이 앉은 채로 나는 하마터면 잃어버릴 뻔했던 세상을 바라보며 눈을 호강시켰다. 세상이 그때만큼 사랑스럽고 새로워 보인 적은 없었다.

베르겐에서 비행기에 오르는 과정은 피가 마르는 경험이었다. 비행기에 들것을 실을 수 있는 장비가 없었기 때문에 사람들이 내 들것을 끈에 매달아 트랩 위로 감아올린 뒤 1등석 자리 두 개 위에 비스듬히 걸쳐놓아야 했다. 나는 그때 처음으로 짜증이 났다. 도무지 마음이 진정되지 않고 불안해서 짜증을 억누르기가 힘들었다.

옛날 해적처럼 덩치가 크고 무뚝뚝한 기장은 현명하고 친절했다. "안달해봤자 소용없어요." 그가 커다란 손으로 내 어깨를 짚으며 말했다. "환자가 돼서 가장 먼저 배워야 할 건 바로 인내심이죠!"

런던공항에서 다음 날 수술이 예정돼 있는 큰 병원까지 구급차로 이송되는 동안 나의 유머와 분별 있는 머리는 점점 사라지기 시작했고, 대신 끔찍하기 짝이 없는 두려움이 자리를 잡았다. 그것을 죽음에 대한 두려움이라고 보기는 힘들다. 물론 그 두려움이 포함되어 있음은 분명했지만 말이다. 그때 내가 느낀 것은 뭔가 어두운 것, 이름을 붙일 수도 없는 비밀스러운 것에 대한 두려움이었다. 악몽 같은 느낌. 으스스하고 불길했다. 산에서는 그런 기분을 느끼지 않았는데. 그때는 내가 현실을 정면으로 마주하고 있었지만, 지금은 현실이 왜곡되면서 나를 지배하기 시작하는 것이 느껴졌다. 틀림없이 그런 감각이 느껴지는데, 나는 그것에 맞서 싸울 힘이 하나도 없는 것 같았다. 그 두려움은 도무지 사라지려 하지 않앉고, 내가 할 수 있는 것이라고는 가만히 앉아서 나를 안심시켜주고 상식을 일깨워주는 말들을 혼자 중얼거리며 버티는 것뿐이었다. 구급차를 타고 병원으로 향하던 그 길은 어느 모로 보나 나쁜 여행이었다. 내가 느끼던 두려움(내가 그것을 만들어냈으니 극복할 수가 없었다) 뒤에서 망상이 내 마음을 흔들어대는 것이 느껴졌다. 예전에 어렸을 때 내게 너무나 익숙했던 망상. 열이 나거나 편두통에 시달릴 때의 느낌과 같았다. 나와 함께 구급차에 타고 있던 동생이 그런 내 상태를 알아차리고 이렇게 말했다.

"진정해, 형. 그렇게 많이 다친 건 아닐 거야. 그런데 지금 형 얼굴이 아주 하얗게 질려서 진짜 환자 같아. 열이 좀 나는 것 같은데, 독에 중독돼서 쇼크 상태에 빠진 사람처럼 보여. 그냥 좀 편안히 쉬려고 해봐. 마음을 가라앉히고. 겁먹을 필요 없어."

그래, 내가 열이 나는 건 사실이었다. 내 몸이 펄펄 끓는 동시에 차갑게 얼어붙은 것 같았다. 강박적인 두려움이 내 마음을 갉아댔다. 내 감각기관들도 불안정했다. 주위의 사물들이 변해서 현실감을 잃어버리고, 릴케의 시구처럼 "두려움으로 만들어진 것들"이 된 것 같았다. 평범한 빅토리아식 건물인 병원이 순간적으로 런던탑처럼 보였다. 내가 누워 있는 바퀴침대는 사형수를 호송하는 수레 같았고, 내게 주어진 작은 방은 런던탑의 악명 높은 고문실 '리틀이즈Little Ease'를 연상시켰다. 창문은 막혀 있었다(병동의 모든 병실에 환자가 가득 차 있어서 마지막 순간에 임시변통으로 마련한 병실이었다). 나중에는 자궁처럼 아늑한 이 방을 아주 좋아하게 되었지만. 창문이 하나도 없었기 때문에 나는 이 방에 '모나드(단일체 또는 단세포생물을 뜻하는 말-옮긴이)'라는 이름을 지어주었다. 하지만 그 무시무시하고 불길하던 25일 저녁에는 고열과 신경증으로 헛것이 보이고, 남모르는 두려움으로 몸이 떨렸기 때문에 모든 것을 터무니없이 엉뚱하게 인식하면서도 어떻게 해볼 도리가 없었다.

"집행은 내일입니다." 원무과 직원이 말했다.

실제로 그가 한 말은 틀림없이 "수술은 내일입니다"라는 것을 알면서도, 사형 집행을 앞둔 죄수 같은 심정이 그의 말을 압도해버렸다. 내 병실은 '리틀이즈'인 동시에 '사형수 감방'이었다. 생생한 환각에 시달리는 내 마음의 눈에 페이긴(찰스 디킨스의 소설 《올리버 트위스트》의 등장인물. 아이들에게 소매치기나 도둑질을 시키는 나쁜 노인—옮긴이)이 감방에 새긴 그 유명한 글귀가 보이는 듯했다. 나의 블랙유머가 어느 정도 위안이 된 덕분에 나는 조금 정신을 차리고 무섭기 짝이 없는 입원 절차를 마쳤다. (병동으로 올라간 뒤에야 비로소 인간다운 모습으로 되돌아왔다.) 나의 기괴한 망상에 입원 절차라는 현실이 덧붙여졌다. 환자가 되기 위해 거쳐야 하는 체계적인 비인간화 과정. 환자는 자신의 옷을 벗고 자신을 익명의 존재로 만들어버리는 하얀 잠옷 같은 옷을 입어야 하고, 손목에는 숫자가 적힌 식별용 팔찌가 채워진다. 그렇게 해서 병원이라는 기관의 규칙과 규제에 종속된다. 환자는 이제 자유로운 주체가 아니다. 권리도 행사할 수 없다. 세상과도 격리되었다. 이것은 죄수가 되는 과정과 아주 흡사하며, 처음 학교에 간 날의 굴욕적인 기억도 상기시킨다. 환자는 이제 사람이 아니다. 피수용자다. 이것이 환자를 보호하기 위한 조치라는 건 이해하지만, 그래도 상당히 무섭다. 나는 이 두려움에 사로잡혀 압도당했다. 입원 절차를 거치는 동안 내내 자신이 평소보다 못한 존재로 강등되고 있다는 근본적인 감각과 두려움. 그러다 갑자기 놀랍게도 인간다운 모습이 불쑥 나타났다. 누군가가 나를 '입원 환자'나 사물이 아니라 처음으로 나 자신으로 대해준 그 사랑스러운 순간에.

나의 사형수 감방으로 불쑥 들어온 사람은 친절하고 명랑한 간호사였다. 랭커셔 말씨의 그 간호사는 사람이고 여자였으며, 내게 공감해주었다. 그리고 재미있었다. 그녀는 내 배낭을 풀다가 책만 50권이나 있고 옷은 사실상 한 벌도 없는 걸 보고 "배꼽 빠지게 웃었다"고 말했다.

"세상에, 색스 박사님, 정말 너무하세요." 간호사는 이렇게 말하고 나서 유쾌하게 웃음을 터뜨렸다. 나도 따라 웃었다. 그 건강한 웃음 속에서 긴장이 사라지고 악마도 사라졌다.

병실을 정돈하고 자리를 잡자마자 외과 인턴과 레지던트가 나를 찾아왔다. "사고 경위"를 놓고 우리들 사이에 문제가 좀 있었는데, 두 사람은 "확실한 사실"만을 원한 반면 나는 그들에게 시시콜콜 모든 것을 이야기하고 싶었기 때문이다. 게다가 그 상황에서 나는 '확실한 사실'이라는 게 도대체 뭔지 제대로 구분할 수 없었다.

두 사람은 깁스를 한 나를 최선을 다해 진찰했다. 그러고는 단순히 네갈래근 힘줄이 찢어진 정도인 것 같지만, 완전한 진찰은 전신마취를 한 뒤에야 가능할 것이라고 했다.

"왜 전신마취를 하죠?" 내가 물었다. "척수마취로는 안 되나요?"

그때 나는 무슨 일이 벌어지고 있는 건지 깨달았다. 두 사람은 안 된다고, 이런 경우에는 전신마취를 하는 것이 규칙이라고 말했다. 게다가 수술을 하는 동안 내내 내가 이것저것 말을 하거나 질문을 던지는 것도 반갑지 않다고 말했다(두 사람은 빙긋 웃었다).

나는 계속 이 문제를 물고 늘어지고 싶었지만, 두 사람의 말투와 태도를 보니 단념해야 할 것 같았다. 오다에서 솔베이 간호사를 대할 때처럼 묘하게 무기력한 기분이 들었다. 그리고 이런 생각이 들었다. '환자가 된다는 게 이런 건가? 난 15년 동안 의사로 일했어. 그런데 이제는 환자가 어떤 건지 알게 되겠군.'

내가 지나치게 흥분하고 있었다. 차분히 생각을 하기 시작하자마자 금방 깨달을 수 있었다. 인턴과 레지던트는 완고하거나 독단적인 태도로 말한 것이 아니었다. 두 사람 모두 꽤 유쾌했다. 비록 인간적인 느낌은 없었지만. 두 사람은 이 문제를 결정할 권한이 없음이 분명했다. 아침에 내 주치의에게 물어보는 것이 최선일 터였다. 두 사람은 내 수술이 9시 30분으로 예정되어 있다면서 내 주치의, 그러니까 스윈이라는 사람이 그 전에 나를 보러 들를 거라고 말해주었다.

나는 생각했다. '젠장, 전신마취는 싫은데. 의식을 잃고 남한테 몽땅 맡겨야 되잖아.' 그보다 더 중요한 건, 내가 평생 동안 각성과 관찰에 몰두했다는 점이었다. 그런데 이번에는 내가 관찰할 기회를 얻을 수 없다는 건가?

나는 식구들과 친구들에게 전화를 걸어 내가 어떻게 사고를 당했으며, 지금은 일이 어떻게 돌아가고 있는지 알려주었다. 혹시라도 내가 수술대에서 죽는 불행한 일이 일어나거든 내 공책과 그 밖의 미간행 원고에서 적절한 부분들을 발췌해 책으로 출간해달라는 유언도 남기고 싶었다.

통화를 끝내고 나니 내 뜻을 좀더 공식적인 것으로 만들어야겠다는 생각이 들어서 법률적인 냄새가 풍기는 용어들을 동원해서 모든 것을 글로 쓴 뒤 날짜를 적어 넣고, 간호사 두 명에게 내 서명의 증인이 되어달라고 부탁했다. 이제 모든 일, 그러니까 내가 처리할 수 있는 모든 일을 처리

했다는 생각이 들었기 때문에 나는 어렵지 않게 잠에 빠져들었다. 그렇게 곤히 자다가 5시 조금 지나서 깨어났다. 입안이 텁텁하고 건조했으며, 열이 좀 있는 것 같았다. 무릎도 욱신거렸다. 나는 물을 좀 달라고 했지만, "N. P. O"라는 말을 들었다. 수술이 예정된 날에는 입으로 아무것도 섭취할 수 없다는 뜻이다.

나는 스윈이 오기를 열심히 기다렸다. 6시, 7시, 8시… "의사가 안 오는 건가요?" 나는 수간호사에게 물었다. 검푸른색의 엄숙한 옷을 입은, 만만치 않게 보이는 여성이었다(전날 밤 나를 찾아왔던 유쾌한 간호사는 줄무늬 제복 차림이었다).

"스윈 선생님이 오실 때가 되면 오시겠죠." 신랄한 말투였다.

8시 30분에 간호사가 들어와 마취 전에 필요한 약들을 주었다. 나는 척수마취에 관해 담당 의사와 할 이야기가 있다고 말했다. "걱정 마세요. 전신마취나 척수마취나 마취 전에 쓰는 약은 똑같아요." 간호사가 말했다.

나는 미리 약을 투여하면 머리가 멍해져서 정작 스윈을 만났을 때 제대로 생각하지 못할 수도 있다는 말을 하고 싶었다. 간호사는 걱정하지 말라면서, 의사가 금방 올 것이라고 말했다. 약이 효과를 발휘하기 전에 올 거라고. 나는 더이상 따지지 않고 주사를 맞았다.

금방 입안이 마르고 눈 안쪽에 섬광이 나타났다. 마치 꿈속에 있는 것처럼 머리도 몽롱해졌다. 나는 간호사를 부르려고 벨을 눌렀다. 8시 45분이었다. 주사를 맞은 뒤로 나는 시계에서 한시도 눈을 떼지 않았다. 나는 간호사에게 어떤 약을 주사한 거냐고 물어보았다. 간호사는 "평소랑 같아요, 페너간이랑 히오신, '반#마취' 때 쓰는 약이죠"라고 말했다. 나는 속으로 한숨이 나왔다. 이 약들이 내 기를 꺾고 나를 말랑말랑하게 만들 터였다.

스윈은 8시 53분에 나타났다. 나는 내 손목시계를 열심히 쳐다보고 있었다. 순간적으로 그가 수줍음을 아주 많이 타는 사람 같다는 인상을 받았지만, 씩씩하고 기운찬 목소리가 그 인상을 금방 지워버렸다.

"몸은 좀 어때요?" 그가 큰소리로 물었다.

"버티고 있어요." 내 목소리가 몽롱하게 들렸다.

"아무것도 걱정하실 필요 없어요." 스윈이 계속 씩씩하게 말했다. "힘줄이 찢어졌어요. 우리가 다시 이을 겁니다. 연속성을 회복하는 거죠. 그것만 하면 돼요…. 아무것도 아니에요!"

"하지만…." 내가 천천히 말했다. 스윈은 이미 병실을 나간 뒤였다.

약 때문에 기분이 나른하고, 누가 나를 자꾸만 아래로 끌어당기는 듯한 느낌이 들었다. 그래서 나는 아주 힘들게 손을 움직여 간신히 벨을 울린 뒤 수간호사를 불러달라고 말했다.

"무슨 일이에요?" 수간호사가 말했다. "왜 날 불렀어요?"

"스윈 선생." 내가 단어들을 조심스레 발음하며 말했다. "여기 오래 있지 않았어요. 금방 왔다가 금방 갔어요. 엄청나게 서두르는 것 같았어요."

"난 또, 뭐라고." 수간호사가 호통을 쳤다. "스윈 선생은 아주 바쁜 분이에요. 여기 얼굴이라도 내민 걸 다행으로 알아요."

마지막 기억, 그러니까 마취에 들어가기 전의 마지막 기억은… 마취과 의사가 내게 숫자를 큰소리로 세라고 했다. 나는 펜토탈을 정맥주사로 놓는 모습을 지켜보았다. 이상하게 아무런 감정이 느껴지지 않았다. 의사가 내 혈관에 바늘을 찔러넣고 피를 조금 뽑아서 확인하더니 천천히 약을 주입했다. 나는 아무것도 알아차리지 못했다. 아무런 반응도 보이지 않았다. 숫자를 아홉까지 세었을 때, 나는 충동적으로 시계를 흘깃 보았다. 의식이 남아 있는 마지막 순간을 붙들고 싶었다. 정신을 집중하면 의식을 계속 붙들 수 있을까? 시계를 보는 순간 뭔가 이상한 것이 눈에 띄었다.

"초침." 내가 말했다. 확실히 술에 취한 것 같은 목소리가 나왔다. "정말로 멈춘 건가요, 아니면 내가 헛것을 보는 건가요?"

마취과 의사가 힐긋 시계를 보더니 말했다. "네, 멈췄어요. 바늘이 어디 걸린 모양입니다."

이 말을 들으며 나는 의식을 잃었다. 그 뒤로는 아무 기억이 나지 않는 걸 보면.

나의 그다음 기억, 아니 정신을 차린 뒤 첫 번째 기억은 사실 '다음'이라는 말이 그다지 어울리지 않는다. 나는 침대에 누워 있었는데 누가 내 몸을 흔들거나 내 이름을 부르고 있는 듯한 느낌이 들었다. 눈을 떠보니 인턴이 내 쪽으로 몸을 기울이고 있었다.

"기분이 어떠세요?" 그가 말했다.

"기분이 어떠냐고?" 목소리가 어찌나 거칠고 격한지 내 목소리 같지가 않았다. "기분이 어떤지 말해줄까! 젠장 맞게 끔찍해! 도대체 뭐가 어떻게 된 거야? 몇 분 전만 해도 내 무릎은 아무렇지 않았는데, 지금은 어디 지옥에라도 빠진 것 같다고. 젠장!"

"그건 몇 분 전이 아니에요, 색스 박사님." 인턴이 대답했다. "7시간 전이에요. 선생님은 수술을 받으셨어요."

"이런, 세상에!" 나는 놀라서 말문이 막혔다. 내가 수술을 받았을 거라는 생각은 해보지도 않았다. 짐작조차 못했다. 내가 마지막으로 기억하는 순간의 '다음'이라거나 '그 중간'이라는 말은 아무런 의미가 없었다. 그 시간은 그냥 지나가버렸다. 아니, 뭔지는 모르지만 모종의 일이 그냥 '일어나버렸다.'

"좋아, 알았어요." 나는 정신을 차렸다. "수술은 어떻게 됐어요?"

"잘됐어요." 인턴이 덤덤하게 말했다. "아무 문제도 없었어요."

"그럼 무릎은…." 나는 말을 이었다. "철저히 살펴봤어요?"

인턴은 살짝 머뭇거렸다. 아니, 그러는 것처럼 보였다. "걱정 마세요." 마침내 그가 말했다. "무릎은 괜찮을 거예요. 우린 그 안까지 들어가지는 않았어요. 괜찮은 것 같아서요."

나는 이 말을 들어도 완전히 안심할 수 없었다. 인턴의 말투도 좀 그랬다. 내가 다시 심연 속으로 가라앉기 전에 마지막으로 떠오른 생각은 내 무릎이 상당히 심각한 부상을 입었는데 이 사람들이 그걸 놓쳤는지도 모른다, 이 사람들 실력이 그리 믿을 만하지 않을 수도 있다는 것이었다.

인턴과 나눈 대화를 나는 정확히 기억하고 있기 때문에 여기서도 사실상 거의 그대로 옮겨놓았다. 하지만 그 기억을 제외하면, 수술 뒤 48시간 동안 앞뒤가 조리 있게 들어맞는 기억은 거의 없다시피 하다. 나는 열이 상당히 높았고 쇼크 상태였으며, 체내 독성도 높았다. 게다가 무릎이 심하게 아팠다. 나는 세 시간마다 한 번씩 모르핀을 맞았다. 중간중간 헛것을 보고 망상에 시달리기도 했는데, 기억은 전혀 나지 않는다. 속이 무지하게 메스껍고 갈증도 아주 심했다. 하지만 사람들은 내게 가끔 물을 홀짝거리는 것만 허락해주었다. 혼자 소변을 볼 수 없어서 요도에 관을 삽입하고 있어야 했다. 그 이틀은 내게 없는 것이나 마찬가지였다.

나는 수요일 저녁이 되어서야 비로소 제대로 의식이 돌아왔다. 수술 이틀 뒤였다. 조리 있게 앞뒤가 이어지는 의식만을 기준으로 삼는다면, 그 이틀은 내게 사실상 없었던 거나 마찬가지였다. 나는 다소 갑작스럽게 기운을 찾았다. 열이 내리고 망상도 사라졌으며, 통증도 상당히 가라앉아서 더이상 주사를 맞지 않아도 될 정도였다. 그리고 요도에 삽입한 줄, 그 저주스러운 줄도 뺐다. 이제는 자유로이 오줌을 싸는 기쁨을 누릴 수 있었다. 몸과 마음이 놀라울 만큼 산뜻해진 것 같았다. 상당히 큰 수술을 받았고 조직 손상으로 쇼크 상태에 빠졌으며, 덕분에 고열과 망상에 시달리기까지 했던 사람이 그런 소리를 하다니 이상하게 들릴지도 모르지만, 원래 그런 것이다. 사람들이 흔히 하는 말처럼, 사람은 다시 벌떡 일어나서 기운을 차리게 되어 있다. 거의 새 사람이 된 것처럼.

매섭지만 기분 좋은 산들바람이 창문을 통해 들어왔다. 기분 좋은 저녁 바람에 마당에서 지저귀며 저녁예배를 드리는 새들의 소리가 실려 왔다. 나는 기쁨에 들떠서 깊이 숨을 들이쉬고, 이렇게 빨리(그리고 쾌적하게) 회복하게 해주셔서 감사하다고 기도를 중얼거렸다. 그렇게 하느님에게 감사한 뒤에는 나를 치료해준 의사와 수술 스태프에게 감사했고, 나를 구해준 노르웨이의 착한 사람들에게도 모두 감사했다. 96시간 전에 나는 노르웨이의 싸늘하고 어둑어둑한 산속을 헤매고 있었다. 어둠의 땅에서 죽음의 그림자를 느끼며. 그런데 지금은 산 자들의 땅에 돌아와 있으니 얼마나 다행인가!

나는 늘어지게 기지개를 켰다. 그러다 보니 깁스가 당겨져서 그제야 아직 깁스를 하고 있다는 사실이 떠올랐다. 그래, 내 다리가 깁스에 싸여 있었다! 뭐, 다리가 조금 보이기는 했다. 아주 조금. 꼭대기에 가장자리만 남은 허벅지와 저 아래쪽에 좀 붓기는 했지만 분홍색으로 생생해 보이는 발. 힘줄이 다시 이어져서 연속성이 회복되고 모든 것이 정상으로 돌아왔다고 생각하니 감탄이 절로 나왔다. 모든 일이 순조로웠다. 앞으로도 그럴 것이다. 물론 시간은 걸리겠지만. 나는 앞으로 한 달 정도 병원에 있어야 할 것이고, 그 뒤로 두어 달쯤 요양을 해야 할 것이다. 깁스 때문에 근육이 일부 약해질 터이니(침대에만 누워서 다리를 쓰지 않으면 네갈래근이 얼마나 빨리 약해지는지 나는 자주 보았다) 순식간에 다리의 힘이 완전히 돌아와서 예전처럼 쓸 수 있게 될 거라고 기대할 수는 없었다…. 이 모든 걸 나는 이해하고 받아들였다. 기쁜 마음으로. 목숨을 잃든지, 아니면 영원히 지독한 장애가 남을지도 모른다고 생각하던 상황에서 여기까지 왔다면 그 정도 대가는 비싼 것이 아니었다. 중요한 건 따로 있었다. 내가 사고를 당하고도 기적처럼 살아났으며, 뛰어난 외과 의사가 내 상처를 고쳐주었고, 수술을 할 때 세심히 살펴본 결과 힘줄 외에는 달리 손상된 곳이 없었으며, 회복 과정도 복잡하지 않을 것이고, 지금까지 어떤 합병증도 생기지 않았을 뿐더러 앞으로도 생기지 않을 것이라는 점.

네갈래근에 다시 힘을 주면서 나의 힘을 느낄 수 있다면 좋을 것이다. 힘줄이 찢어졌을 때는 그 힘을 잃어버려서 몹시 불안했다. 이제는 힘줄이 이어졌으니 근육을 다시 움직일 수 있을 것이고, 최대한 빨리 근육을 키울 것이다. 나는 근육과 힘을 키우는 법을 잘 알고 있었다. 옛날 역도를 하던 시절에 익히 경험한 일이었으므로. 내가 근육을 회복시키는 능력을 보여주면 다들 깜짝 놀랄 것이다.

기대감에 빙긋 미소를 지으며 나는 네갈래근에 힘을 주었다. 그런데 아무 반응이 없었다. 전혀. 도무지 어찌 된 영문인지 알 수 없었다. 아무것도 느껴지지 않았다. 하지만 내가 자세히 관찰하지 않아서 그럴 것이다. 어쩌면 근육이 아주 조금만 수축했기 때문인지도 모른다. 나는 다시 시도해보았다. 이번에는 세게. 그러면서 깁스 위쪽의 네갈래근을 자세히 관찰했다. 이번에도 무반응이었다. 눈에 띄는 변화가 전혀 없었다. 근육이 수축한 기미가 하나도 나타나지 않았으며, 내 근육은 무생물처럼 꼼짝도 하지 않았다. 내가 의지를 보내도 움직이지 않았다. 나는 벌벌 떨면서 손으로 근육을 만져보았는데, 근육이 엄청나게 약해져 있었다. 수술 뒤에는 아마도 기분 좋게 딱 맞았을 깁스 안으로 주먹 한 개가 통째로 들어갈 정도였다.

사용하지 않은 근육이 어느 정도 줄어드는 건 당연한 일이었다. 하지만 근육이 이렇게 완전히 힘을 잃고 늘어지는 건 예상하지 못했다. 정말이지 이상하고 불안한 일이었다. 부자연스럽게 늘어진 근육이 무서웠다. 단순히 한동안 쓰지 않았다는 이유만으로 이렇게 될 리는 절대 없다. 사실 내 네갈래근은 아예 근육처럼 느껴지지도 않았다. 생명이 없는 부드러운 젤리나 치즈에 더 가까웠다. 정상적인 근육의 탄력과 질감이 전혀 없었다. 게다가 그냥 힘없이 늘어진 수준이 아니라 완전히 이완돼 있었다.

나는 견딜 수 없이 두려워서 몸을 떨었다. 하지만 곧바로 두려움을 억눌렀다. 그리고 즐거운 일들로 서둘러 주의를 돌렸다. 아주 쉬웠다. 이건 열쇠를 구멍에 거꾸로 넣는 것처럼 멍청하기 짝이 없는 실수에 불과한 일이고, 아침이 되면 모든 것이 제대로 돌아가고 있음을 알게 될 것이다.

아버지와 오랜 친구들이 곧 들를 예정이었다. 나는 간호사에게 내가 의식이 돌아와서 '문병객을 맞고 있다'는 말을 퍼뜨려달라고 부탁했다.

내 다리에 힘이 들어가지 않는 이상한 일은… 그래, 그건 그냥 터무니없는 일일 뿐, 아침에 물리치료사가 오면 나도 함께 노력해서 이 망할 놈의 다리를 단계별로 치료하면 된다.

저녁시간은 정말로 즐거웠다. 사실상 축하파티나 다름없었다. 오랜 친구들과 함께 있으니 기분이 아주 좋았다. 내가 산에서 죽어갈 거라고 생각했을 때 '꿈에서 보았던" 친구들이다. (나는 친구들에게 산에서 있었던 일을 이야기했지만, 꿈 이야기는 하지 않았다.) 즐겁고 행복하고 흥청망청한 저녁이었다. 우리가 커다란 병에 든 샴페인을 나눠 마시는 것을 보고 야간 감독관은 화를 내면서도 재미있다는 표정을 지었다. 친구들도 나를 보고 크게 안심한 눈치였다. 내가 일요일 저녁만 해도 친구들이 찾아오겠다는 걸 거절한 채, 대신 전화를 걸어 혹시 무슨 일이 생기거든 내 유언장의 집행을 맡아달라는 무서운 소리를 했으니 말이다. 뭐, 무슨 일은 생기지 않았고, 나는 원기왕성하게 살아 있었다. 나도 생기가 넘치고, 친구들도 생기가 넘쳤다. 우리 모두 생기가 넘쳤다. 비슷한 또래의 친구들이 같은 세상을 살면서 인생이라는 여정의 길동무가 되어주고 있었다. 그날, 28일 저녁에 친구들의 미소와 웃음(그리고 가끔은 눈물도) 속에서 나는 즐거움이 무엇인지 새로이 느꼈다. 그냥 단순히 살아 있는 것이 아닌, 인생을 나누며 함께 살아 있다는 것. 산에서 내가 혼자였던 것이 어떤 의미에서는 죽음보다 더 슬픈 일이었다.

그날 저녁은 정말이지 너무나 즐거운 축제 같아서 우리는 헤어지기 싫었다.

"이 깁스를 얼마나 하고 있어야 돼?"

"뗄 수만 있으면 당장 떼야지. 이걸 떼도 된다고 하면 당장. 그리고 2주만 지나면 막 뛰어다닐 거야."

나는 기분 좋은 우정과 느낌 속에서 친구들을 보내고, 몇 분 만에 스르르 잠이 들었다.

하지만 내 마음 깊은 곳에는 모든 게 순조롭지 않다는 불안감이 있었다. 사실 순간적으로 다리가 걱정스러웠지만, 나는 그것이 '멍청한 생각'이고, 내가 뭔가 '잘못 알았을 것'이라며 불안감을 밀어냈다. 성공적으로 밀어낸 줄 알았다. 확실히 그 유쾌한 저녁에는 그것이 내 기분에 어떤 그림자도 드리우지 않았다. 나는 정말로 그것을 '잊었다'. 완전히 잊어버렸다. 하지만 내 마음 깊은 곳에서는 그것을 잊지 않았다.

그날 밤 그 깊은 곳으로 내려갔을 때(아니 어쩌면 그 깊은 곳이 폭발해서 위로 올라온 것일 수도 있다), 나는 아주 무서운 꿈을 꿨다. 꿈이 아니라 영락없이 생시 같아서 더 무서웠다. 나는 다시 그 산 위에서 다리를 움직여 일어나려고 몸부림쳤지만 소용이 없었다. 하지만 그 상황이 과거인지 현재인지 잘 구분이 되지 않았다(적어도 이것만은 꿈답게 분명하지 않았다). 내가 높은 곳에서 떨어진 건 방금 전인데, 다리에는 수술 자국이 있었다. 자그맣고 깔끔한 실밥이 줄지어 늘어서 있는 것이 보였다. '훌륭해!' 나는 생각했다. '연속성이 회복되었어. 사람들이 헬리콥터를 타고 와서 현장에서 바로 상처를 꿰매줬어! 이제 완전히 다시 이어졌어. 이제 갈 수 있어!' 하지만 어찌 된 영문인지 그렇게 깔끔하게 꿰맨 자국이 있는데도 내 다리는 꼼짝도 하지 않았다. 내가 다리를 이용해서 일어서려고 해도 다리는 움찔거리지도 않았다. 근육 섬유가 하나라도 움직이는 기색이 없었다. 나는 손으로 근육을 만져보았다. 부드러운 펄프 같아서 생기도 없고 탄력도 없었다. "하늘이시여!" 내가 꿈속에서 말했다. "뭔가 문제가 있어. 아주 끔찍한 문제야. 어찌 된 일인지는 몰라도 다리의 신경이 끊어졌어. 힘줄만 다친 게 아니야. 신경전달 반응이 사라졌어!" 아무리 힘을 주고 또 줘도 아무 소용이 없었다. 다리는 죽어버린 것처럼 꼼짝도 하지 않았다.

나는 식은땀을 흘리며 공포에 질려서 깨어났다. 축 늘어진 근육에 정말로 힘을 주려고 열심히 애를 써봤지만(아마 꿈을 꾸는 동안에도 이렇게 하고 있었을 것이다) 아무 소용없었다. 꿈속에서 그랬던 것처럼 나는 혼잣말을 했다. "샴페인 때문이야. 그래서 망상에 빠진 거야, 술에 취해서. 아니면 아직 꿈을 꾸고 있는 건지도 몰라. 꿈이 달라졌을 뿐이야. 다시 잠이 들어야 해, 아주 깊이. 그렇게 푹 자고 아침에 일어나면 아무 문제도 없을 거야."

나는 잠이 들었지만 다시 꿈나라로 들어갔다. 나는 엄청나게 크고 이파리가 무성한 나무들이 높게 자라 있는 강둑에 있었다. 나무들의 그림자가 잔물결이 이는 강물 위에 얼룩무늬를 만들었다. 굉장히 조용했다. 침묵이 거의 손에 만져질 것 같았고, 깊은 침묵이 망토처럼 나를 감쌌다. 나는 쌍안경과 카메라를 가지고 있었다. 굉장한 신종 물고기를 보려고 나선 길이었다. 녀석을 본 사람은 거의 없었지만, 하여튼 놀라운 생물이라고들 했다. 나는 녀석이 '키마이라'라고 불리는 생물임을 알아차렸다. 나는 녀석의 굴 옆에서 한동안 끈기 있게 기다리다가 휘파람을 불고 손뼉을 치고 물속으로 돌을 던져 넣었다. 그 게으른 생물이 혹시 깨어날까 싶어서였다.

갑자기, 아주 갑자기 물속에서 뭔가 움직이는 것이 보였다. 상상조차 할 수 없을 만큼 깊은 곳에서부터 뭔가가 올라오고 있는 것 같았다. 물이 가운데로 빨려 들어가면서 거대한 공간이 생겨났다. 그 거대한 구멍이

들끓었다. 신화에 따르면, 키마이라 단번에 강물 전체를 빨아들여 삼킬 수 있다고 했다. 나의 경이는 두려움으로 바뀌었다. 신화가 문자 그대로 사실임을 깨달았으므로…. 키마이라는 제가 만든 그 거대한 공간 속에서 올라왔다. 위풍당당하고 찬란한 모습으로 깊은 곳에서 솟아올랐다. 온몸이 우유처럼 하얗고, 모비딕처럼 골이 파여 있었다. 다만, 세상에! 녀석의 머리에 뿔이 있었다. 게다가 그 거대한 얼굴은 풀을 뜯어 먹는 짐승의 것이었다.

녀석이 분노에 차서 내게 시선을 돌렸다. 황소의 눈처럼 거대하고 둥근 눈이었다. 하지만 녀석은 황소와 달리 강 하나를 통째로 빨아들일 수 있으며, 비늘이 달린 꼬리는 삼나무만큼이나 컸다.

녀석이 고개를 돌리자 그 거대한 얼굴이 나를 향하고, 그 거대한 눈이 나를 쳐다보았다. 걷잡을 수 없는 끔찍한 공포가 나를 사로잡았다. 나는 뒷걸음질로 정신없이 훌쩍 뛰어오르려고 했다. 내 뒤의 안전한 곳, 강둑 위로. 하지만 뛰어오를 수가 없었다. 동작이 이상하게 꼬여서 나는 뒤로 물러나는 대신 앞으로 휙 쏘듯이 나아갔다. 뭔가 내 위를 덮었는데, 이제 보니 그것은 녀석의 발굽이었다….

그렇게 내 몸이 갑작스레 움직이는 바람에 나는 화들짝 놀라서 깨어났다. 꿈을 꾸면서 내가 햄스트링(허벅지 뒤쪽 부분의 근육과 힘줄-옮긴이)을 아주 격렬하게, 한계까지 수축시킨 모양이었다. 오른쪽 발꿈치가 사실상 내 엉덩이를 차다시피 했고, 왼쪽 발꿈치는 깁스 가장자리에 박혀 있었다. 아침 해가 밝게 빛났다. 그건 확실했다. 빛이 방 안으로 들어왔으니까. 바람이며 소리며 냄새도 들어왔다(창문에서 겨우 30센티미터쯤 떨어진 곳에 솟아 있는 비계는 시야만 가리고 있을 뿐이었다). 화창한 목요일 아침,

복도에서 차를 실은 수레 소리가 들리고 버터를 바른 토스트 냄새가 났다! 갑자기 기분이 근사해졌다. 아침이란 모름지기 이런 것이다. 나는 상쾌한 공기를 들이마시며 기분 나쁜 꿈을 잊어버렸다.

"차와 커피 중에 뭘 드릴까요, 색스 박사님?" 몸집이 자그마한 자바 출신의 간호사가 물었다. (그 무서운 수술 날 아침에 나는 이 간호사를 잠깐 보고 호감을 느꼈다.)

"차로 줘요." 내가 대답했다. "한 주전자 몽땅! 포리지도, 수란도, 버터와 마멀레이드를 바른 토스트도!"

간호사가 눈을 아몬드 모양으로 크게 뜨고 나를 바라보았다. 다정한 눈에 놀란 기색이 어렸다. "어머, 몸이 많이 나으셨나봐요!" 간호사가 말했다. "지난 이틀 동안은 물만 조금 드셨는데. 몸이 좋아지셨다니 정말 기뻐요."

그래, 나도 기뻤다. 기분이 아주 좋았다. 힘이 돌아오는 것이 느껴져서 몸을 움직이며 운동을 하고 싶은 욕구가 솟구쳤다. 나는 항상 활발하게 움직이는 사람이었다. 움직이는 것이 반드시 필요했다. 나는 모든 움직임을 사랑했다. 몸이 민첩하게 움직이는 것. 침대에 누워 빈둥거리는 건 정말 싫었다.

침대에 철봉처럼 막대기가 매달려 있는 것이 보였다. 나는 손을 뻗어 그것을 단단히 붙들고 턱걸이를 스무 번 했다. 내 움직임이 사랑스럽고, 근육이 사랑스러웠다. 움직임이 내게 기쁨을 주었다. 나는 잠시 쉰 뒤에 또 턱걸이를 했다. 이번에는 서른 번. 그러고는 다시 누워서 좋은 기분을 곱씹었다.

그래, 내 몸은 부상을 당해서 조직이 손상되고 수술을 받았는데도 여전히 좋은 상태를 유지하고 있었다. 겨우 15시간 전만 해도 내가 쇼크 상태에 빠져서 헛것을 보았다는 사실을 생각하면, 턱걸이 50번은 끝내주게 좋은 상태였다. 나는 기분이 좋아졌을 뿐만 아니라 자신감도 생겼다. 나의 튼튼한 몸, 내 몸이 지닌 힘과 회복력, 회복의 의지에 대한 자신감이었다.

아침식사를 마친 뒤 물리치료사가 올 것이라고 했다. 다들 그녀를 보고 확실한 1급 물리치료사라고 했다. 우리는 함께 힘을 합쳐 다리의 근육을 강화하고 정돈해서 잘 움직이게 만들 것이다. 이런 생각을 하다 보니 내 몸이 배가 된 것 같았다. 살아 있는 배, 생명의 배. 내가 내 몸이라는 배를 타고 인생을 항해하고 있는 기분이었다. 배는 튼튼한 목재로 만들어졌고, 잠시도 긴장을 늦추지 않는 선원들은 선장인 나의 지시와 조정에 따라서 서로 조화롭게 협력했다.

9시 조금 지나서 물리치료사가 들어왔다. 하키 선수처럼 아주 힘이 셀 것 같은 여성으로 랭커셔 말씨를 썼다. 조수인지 제자인지 알 수 없는 여자가 그녀와 함께 들어왔는데, 한국 여성인 그녀는 얌전하게 눈을 내리깔고 있었다.

"색스 박사님?" 물리치료사가 우렁우렁 울리는 소리로 말했다. 하키경기장 저편까지 다 들릴 것 같은 목소리였다.

"안녕하세요!" 나는 고개를 살짝 기울이며 조용히 말했다.

"만나서 반가워요." 물리치료사가 한 손을 내밀며 말했다. 왠지 목소리가 조금 작아진 것 같았다.

"나도 반가워요." 나도 손을 내밀며 말했다. 처음보다는 조금 크게.

"다리는 좀 어때요? 엄청 아프죠?"

"아뇨, 별로 안 아파요. 그냥 가끔 순간적으로 아플 뿐이에요. 하지만 조금 이상하긴 해요. 제대로 움직이질 않으니까."

"음!" 물리치료사는 헛기침을 하고는 잠시 생각에 잠겼다. "뭐, 한번 살펴보고 나서 작업을 시작하죠."

물리치료사가 이불을 걷자 다리가 드러났다. 그 순간 그녀의 얼굴에 화들짝 놀라는 표정이 나타났다. 하지만 그 표정은 순식간에 사라지고 금방 전문가답게 진지한 표정으로 바뀌었다. 치료사가 갑자기 조금 전보다 덜 쾌활하고, 더 가라앉은 사람으로 변해서 체계적으로 내 다리를 살피는 것 같았다. 그녀는 줄자를 꺼내서 허벅지 둘레를 재더니, 비교를 위해 다치지 않은 다리의 허벅지 둘레도 쟀다. 그런데 측정 결과가 믿기지 않는지 두 다리의 허벅지 둘레를 다시 쟀다. 중간에 말없는 한국 여성을 잠깐 흘깃 바라보기도 했다.

"네, 색스 박사님." 마침내 물리치료사가 말했다. "근육이 상당히 줄어들었네요. 네갈래근이 7인치가 줄었어요."

"그거 엄청난 소리 같은데요." 내가 말했다. "하지만 원래 근육을 안 쓰면 아주 빨리 줄어들죠?"

물리치료사는 '근육을 안 쓴다'는 말에 안도하는 표정을 지었다. "네, 안 쓰면 그렇죠." 그녀가 중얼거렸다. 내게 하는 말이라기보다는 자신에게 하는 말 같았다. "틀림없이 안 써서 이럴 거예요."

물리치료사는 다시 손을 뻗어서 근육을 만져보았다. 이번에도 화들짝 놀란 표정과 불편한 표정을 본 것 같았다. 심지어 혐오감을 굳이 감추려 하지 않는 듯한 느낌도 들었다. 사람이 뜻밖에 너무 말랑말랑하고 꿈틀거리는 걸 만졌을 때 나오는 표정 말이다. 그 표정도 순식간에 사라지고 전문가다운 무표정이 대신 자리를 잡았지만, 일단 그 표정을 보고 나니 그동안 억눌러둔 모든 두려움이 두 배가 되어 다시 돌아왔다.

"자." 물리치료사가 말했다. 목소리가 다시 하키경기장을 울릴 만큼 커져 있었다. "자. 이만하면 충분히 봤습니다. 촉진도 하고 측정도 하고 이야기도 나눴으니까요. 이제 행동에 나서야죠."

"무슨 행동이죠?" 나는 부드럽게 물었다.

"근육을 수축시키는 겁니다. 어때요? 네갈래근에 힘을 주세요. 이쪽 편으로. 제가 방법을 가르쳐드릴 필요는 없겠죠? 그냥 근육에 힘을 주시면 됩니다. 단단하게. 지금요. 제가 손을 대고 있는 부분을 단단하게 만드세요. 어서요. 제대로 안 하시네요. 그럼 이쪽으로 해보시죠."

나는 즉시 강한 힘으로 네갈래근에 힘을 주었다. 오른쪽 다리의 네갈래근에. 하지만 왼쪽 다리는 아무리 애를 써도 근육이 수축해서 단단해지는 기미가 없었다. 나는 다시, 또 다시, 또 다시 시도해보았지만 아무 소용이 없었다.

"내 실력이 별로인 것 같네요." 나는 작은 목소리로 말했다.

"낙담하지 마세요." 물리치료사의 목소리가 우렁차게 울렸다. "방법은 아주 많으니까요. 근육에 힘을 주는 것, 그러니까 정적 수축(다른 부위를 움직이지 않고 근육만 움직이는 것-옮긴이)을 어려워하는 사람이 많아요. 요령은 근육을 생각하는 게 아니라 움직임을 생각하는 겁니다. 어차피 사람들은 그냥 움직일 뿐이지 일부러 근육에 힘을 주지는 않잖아요. 여기가 무릎뼈예요. 깁스 안쪽에 있죠." 물리치료사는 튼튼한 손가락으로 깁스를 톡톡 두드렸다. 그러자 깁스에서 묘하게 분필과 비슷한, 무생물 같은 소리가 났다. "자, 이걸 그냥 선생님 쪽으로 끌어당기세요. 무릎뼈를 바로 끌어당기는 겁니다. 힘줄을 다시 이어놨으니까 전혀 어렵지 않을 거예요."

나는 무릎을 당겼다. 하지만 아무 변화도 일어나지 않았다. 나는 무릎을 당기고 또 당겼다. 나중에는 힘이 들어서 신음소리가 나오고 숨을 헐떡일 정도였다. 그래도 아무 변화가 없었다. 아무것도. 하다못해 살짝 부르르 떨리는 기미도 없었다. 근육은 바람 빠진 풍선처럼 꼼짝도 하지 않았다.

물리치료사가 당황하면서 초조해하기 시작했다. 그러면서 내게 여자 체육교사 같은 목소리로 엄하게 말했다. "전혀 노력을 하시지 않잖아요, 색스 박사님! 제대로 노력을 안 하고 있어요!"

"미안합니다." 나는 이마의 땀을 닦으며 힘없이 말했다. "나는 지금 애를 쓴다고 쓰고 있는데요."

"네, 뭐." 물리치료사가 마지못해 대답했다. "힘들어 보이긴 하네요. 그래도 아무런 변화가 없잖아요! 뭐, 걱정하지 마세요. 다른 방법들이 있으니까요! 무릎뼈를 끌어올리는 것도 어떤 의미에서는 정적 수축이죠. 게다가 박사님이 지금 무릎뼈를 볼 수 없는 처지니까 더 힘들지도 몰라요." 물리치료사가 이번에는 손마디로 불투명한 깁스를 두드렸다. 마치 들어가도 되느냐고 노크를 하는 것 같았다.

"깁스를 투명하게 만들면 좋을 텐데요." 내가 말했다.

물리치료사도 열심히 고개를 끄덕였다. "아예 깁스를 사용하지 않는다면 더 좋겠죠. 깁스는 정말 불편한 물건이에요. 온갖 문제를 일으킨다니까요. 관절을 고정시키는 데는 브레이스가 훨씬 더 나은데. 하지만 정형외과 의사한테 그런 말을 하면 큰일 나죠. 자기들이 물리치료에 대해 뭘 안다고!" 물리치료사는 갑자기 당황한 표정으로 말을 멈췄다. "이런 말을 할 생각은 아니었어요." 이번에는 체육교사와는 한참 거리가 먼 목소리였다. "그냥 말이 튀어나왔어요! 하지만…." 물리치료사는 머뭇거리다가 내 얼굴에서 이해와 격려의 표정을 보고는 말을 이었다. "정형외과 의사들이 어떻다는 게 아니에요. 정말 훌륭한 일들을 해내니까요. 하지만 몸의 움직임이나 자세에 대해서는 도무지 생각하지 않는 것 같아요. 일단 몸이 바로잡힌 뒤에 어떻게 움직일 건가 하는 문제 말이에요."

나는 수술 직전에 번개처럼 훌쩍 왔다 간 스원을 생각했다. 그가 한 말도 떠올랐다. "우리가 다시 이을 겁니다. 연속성을 회복하는 거죠. 그것만 하면 돼요." 나도 모르게 이 착한 물리치료사에게 마음이 끌렸다.

"프레스턴 씨." 나는 그녀의 이름표를 흘깃 보며 말했다(이때까지 나는 그녀를 '물리치료사'로만 생각했다). "지금 하시는 말씀에 상당히 일리가 있는 것 같아요. 프레스턴 씨처럼 생각하는 의사들이 더 많으면 좋을 텐데요. 의사들은 대개 머리가 깁스를 한 것처럼 굳어 있죠." 이제는 내가 원통형 분필 같은 깁스를 두드리며 내 말을 강조할 차례였다. "하지만 이제 내 문제로 돌아와서, 이번에는 내가 뭘 해볼까요?"

"죄송해요." 프레스턴이 말했다. "제가 너무 흥분해서…. 한 번 더 해보죠. 일단 근육이 움직이기만 하면 그다음부터는 쉬워요. 한 번만 수축하면 되는데, 그거면 돼요. 일단 한 번 움찔하기만 하면, 거기서부터 출발하는 거예요. 그거 아세요?" 프레스턴의 목소리에 연민과 다정함이 섞여들었다. "오늘 저는 원래 선생님하고 정적 수축만 하게 돼 있었어요. 하지만 선생님이 성공하시는 게 아주 중요해요. 계속 애를 쓰는 데도 실패만 하는 게 얼마나 속상한 일인지 저도 알거든요. 자기가 실패했다는 비참한 기분만 남는 건 정말 안 좋아요. 그러니까 이번에는 동적 수축을 해 봐요. 선생님이 직접 볼 수 있는 걸로. 의사들은 아직 선생님이 다리를 들어 올리는 걸 바라지 않지만, 제가 무게를 지탱해드릴게요. 제가 다리를 부드럽게 들어 올릴 테니까 선생님은 저랑 힘을 합해서 저를 도와주시기만 하면 돼요…. 그러려면 조금 앉는 자세가 돼야 할 것 같은데요." 프레스턴이 젊은 한국인 제자에게 고개를 끄덕하자, 그녀가 베개를 허리에 받쳐서 내가 앉을 수 있게 해주었다. "좋아요. 그러면 엉덩이 굴근이 잘 움직일 수 있을 거예요. 준비됐어요?"

나는 고개를 끄덕였다. 그래, 이 여자는 날 이해하고 있어, 내 다리가 움직이게 해줄 사람이 있다면 이 여자가 바로 그 사람이야, 하는 느낌이 들어서 나는 있는 힘껏 근육에 힘을 줄 준비를 했다.

"그렇게까지 긴장하실 필요는 없어요." 프레스턴이 웃었다. "지금 역도 신기록을 세우려는 게 아니니까요. 저랑 같이 다리를 드시기만 하면 돼요…. 위로, 위로…. 저랑 같이 해요…. 조금만 더요…. 네, 이제 움직여요…."

아니, 움직이지 않았다. 다리는 움직이지 않았다. 아무것도 움식이시 않았다. 내 다리의 모습만이 아니라 프레스턴의 얼굴을 봐도 상황을 알 수 있었다. 내 다리는 프레스턴의 손에 납덩이처럼 얹혀 있었다. 생기도 없고 움직일 기미도 없었다. 깁스 안에 젤리나 푸딩이 들어 있는 것 같았다. 프레스턴의 얼굴에 나와 똑같은 걱정과 낙담의 표정이 숨김없이 크게 드러났다. 이제 프레스턴은 전문가다운 냉정함이라는 가면을 잃어버리고 누구나 속을 알 수 있을 만큼 생생하고 진실된 표정을 짓고 있었다.

"죄송해요." 프레스턴이 말했다(프레스턴이 미안해한다는 건 나도 알고 있었다). "어쩌면 뭔가가 잘 안 맞아서 그랬는지도 몰라요. 다시 해보죠."

우리는 계속 노력했다. 노력하고, 노력하고, 또 노력했다. 그렇게 한 번씩 실패할 때마다 나는 점점 부질없다는 생각이 들었다. 성공할 가능성이 점점 더 줄어드는 것 같았고, 무기력감과 낙담이 점점 강해졌다.

"박사님이 얼마나 애쓰고 계시는지 저도 알아요." 프레스턴이 말했다. "그런데도 박사님이 아무것도 안 하고 가만히 계시는 것 같아요. 박사님은 안간힘을 쓰고 계시는데도… 아무 변화가 없어요."

나도 대략 비슷한 느낌이었다. 내가 기울이는 힘이, 말하자면 한곳으로 집중되지 못한 채 쓸모없이 흩어져버리는 것 같았다. 힘의 기준점이나 적용점이 없는 것 같았다. 내가 기울이는 노력은 '노력'이 아니고, 나의 의지는 '의지'가 아닌 것 같았다. '의지'라는 것은 뭔가를 일으키려는 힘인데, 아무 일도 일어나지 않고 있었기 때문이다. 프레스턴은 처음 치료를 시작할 때 "네갈래근에 힘을 주세요. 방법을 일러드릴 필요는 없겠죠"라고 말했다. 하지만 바로 그 '방법'을 찾을 길이 없었다. 나는 이제 네갈래근을 어떻게 수축시켜야 할지 짐작조차 할 수 없었다. 무릎뼈를 어떻게 잡아당기고, 엉덩이를 어떻게 구부려야 하는지 생각이 나지 않았다. 따라서 나의 '생각하는' 능력에 뭔가 문제가 생긴 것 같았다. 비록 그 문제는 네갈래근이라는 근육 하나에만 적용되는 것이었지만. 내가 뭔가를 '잊어버렸다'는 느낌, 너무 뻔해서 모르는 편이 오히려 어처구니가 없는 그 뭔가가 어떻게 된 영문인지 내 머리에서 슬그머니 빠져나가버렸다는 느낌을 안은 채 나는 오른쪽 다리를 움직여보았다. 전혀 힘들지 않았다. 사실 일부러 '노력'하거나 '생각'할 필요도 없었다. 의지를 기울이거나 생각을 떠올려서 애를 쓸 필요도 없었다. 다리는 모든 것을 자연스럽고 쉽게 해냈다. 나는 프레스턴의 마지막 제안에 따라(프레스턴은 그것을 '촉진'이라고 표현했다) 두 다리를 동시에 들어 올리려고도 해보았다. 건강한 다리에서 뭔가가 '흘러 넘치'거나 '이전'될지도 모른다는 생각에서였다. 하지만 이럴 수가! 그런 기미는 전혀 없었다. '촉진'은 전혀 이루어지지 않았다!

40분 동안 애를 쓴 프레스턴과 나는 모두 낙담한 채 기진맥진해서 애쓰는 걸 그만두고 네갈래근을 그냥 내버려두었다. 프레스턴이 내 다리의 다른 근육들로 옮겨가서 발과 발가락을 움직여보라고 했을 때는 우리 둘 다 안도감을 느꼈다. 프레스턴은 엉덩이도 아까와는 다르게 움직여보라고 했다. 외전(外轉, 팔다리를 바깥쪽으로 내뻗는 동작—옮긴이), 내전, 쭉 펴세요, 등등. 이 모든 움직임은 자연스럽게, 순식간에 완벽하게 이루어졌다. 네갈래근과는 반대였다. 네갈래근은 여전히 전혀 움직이지 않았다.

프레스턴과의 치료가 끝난 뒤 나는 슬프고 우울해졌다. 나의 이상한 증상, 어제 애써 잊어버렸지만 꿈속에서 다시 돌아왔던 불안한 예감이 전력을 다해 나를 후려쳤기 때문에 더이상 그것을 부정할 수 없었다. 프레스턴이 사용했던 '게으르다'는 단어가 터무니없게 들렸다. 이 단어는 알맹이도 없고, 명확한 의미도 없는 표어 같았다. 뭔가가 심각하게 잘못되어 있었다. 내가 지금까지 한 번도 경험해보지 못한 일이 벌어지고 있었다. 내 근육은 '마비'되었다. 그런데 왜 그걸 '게으르다'고 탓하는가. 내 근육은 아무런 반응이 없었다. 보통은 자동으로 근육의 생기와 반응을 유지해주는 자극의 흐름이 완전히 정지된 것 같았다. 말하자면 신경망 위의 차들이 완전히 멈춰 섰고, 시내의 거리들이 인적이 끊긴 채 침묵에 잠긴 것과 같았다. 내 신경의 생명이 잠시 가사상태에 빠진 것이다. 어쩌면 '가사상태'라는 말조차 지나치게 낙천적인 표현인지 모른다. 근육은 자는 동안에, 특히 깊은 수면 상태에서 이완된다. 그리고 신경망의 교통량도 줄어든다. 하지만 완전히 멈추는 법은 없다. 근육은 밤이나 낮이나 몸을 따라 박동하듯 순환하는 미세한 자극을 따라 계속 움직인다. 그리고 언제든 완전한 활동성을 회복할 수 있다.

혼수상태에서도 근육은 활동성을 어느 정도 유지한다. 아주 느린 속도로 움직임을 계속하는 것이다. 근육은 심장과 마찬가지로 생명이 유지되는 한 결코 멈추지 않는다. 하지만 나의 네갈래근은 멈춰버렸다. 적어도 내가 판단하기에는 그랬다. 나의 네갈래근은 어떤 자극에도 반응하지 않고 완전히 마비되었다. 마치 죽어버린 것 같았다. 그냥 '잠든' 것이 아니라 '죽어'버렸기 때문에 '다시 깨울' 수 없었다. 나의 네갈래근을 회복시키려면… 어떤 단어로 표현해야 할까… '소생'이 필요할 것 같았다.

근육이 죽어버린 것 때문에 마음이 몹시 무거웠다. 죽음이란 절대적이다. 피로나 질병과는 다르다. 전날 저녁에도 나는 이 죽음을 느꼈지만 그 느낌을 억눌러버렸다. 근육이 죽었다는 느낌, 불안감을 억눌러버린 것이다. 내가 그런 느낌을 받은 것은 근육이 침묵했기 때문이다. 절대적인 침묵, 죽음의 침묵이었다. 내가 근육을 소리쳐 불러도 대답하는 목소리가 들리지 않았다. 내 근육은 귀가 멀었는지 나의 외침을 듣지 못했다. 아니, 그것뿐인 걸까? 그것만으로 내가 '침묵'을 느꼈을까? 사람이 큰소리로 외치면 자신의 귀에도 그 소리가 들린다. 상대가 그 소리에 주의를 기울이지 않아도, 반응을 보이지 않아도. 어쩌면… 나는 새로 떠오른 생각에 몸을 부르르 떨었다. 내가 완전히 다른 영역, 무한히 심각하다 못해 으스스하기까지 한 영역으로 들어선 것 같았다. 내가 방금 말한 '침묵'을 느낀 것, 아무런 반응도 느끼지 못한 것은 혹시 내가 상대를 소리쳐 부르지 않았기 때문일까(아니면 내가 소리를 질렀지만 내 목소리를 들을 수 없게 된 건가)? 불길한 전조 같은 이 생각은 프레스턴과 치료를 하는 중에도 틀림없이 내 마음속 어딘가에 박혀 있었다. 아무리 애를 써도 사실은 애를 쓰지 않는 것처럼 되어버린 것, 아무리 의지의 힘을 보내도 사실은 의지의 힘이 전혀 작동하지 않는 것, 아무리 생각을 떠올리려고 해도 사실은 아무 생각도 할 수 없게 된 것, 아무리 근육을 기억해내려고 해도 사실은 기억하려고 애쓰지 않는 것처럼 되어버린 것….

내가 어떻게 된 거지? 나는 노력도 할 수 없고, 의지를 보낼 수도 없고, 생각도 할 수 없고, 기억해낼 수도 없었다. 특정한 동작을 해내는 법을 생각해내거나 떠올릴 수도 없고, 내가 그렇게 하려고 '노력'을 기울이는 것은 우스꽝스러운 망상에 불과했다. 내가 내 몸의 일부를 불러내는 능력을 잃어버렸기 때문에…. 이제 혼자 남아서 곰곰이 생각해보니 상황이 점점 더 암울해졌다. 이 모든 일이 내가 상상도 할 수 없을 만큼 심각하고 이상한 것 같았다. 내 발밑에서 심연이 입을 벌리는 느낌이….

근육이 마비되었다는 것, 근육이 '귀머거리'가 되어버렸다는 것, 근육의 '심장'이라고 할 수 있는 자극의 흐름이 끊겼다는 것, 그러니까 간단히 말해서 근육이 '죽어'버렸다는 것…. 이 모든 사실들이 그 자체만으로도 불안했지만, 이런 것과는 비교도 할 수 없을 만큼 심각하고 무시무시한 일이 새로이 머리에 떠올랐다. 지금까지 알게 된 사실들이 무섭기는 해도 전적으로 국지적이고 지엽적인 현상이라서 나라는 존재의 본질에는 영향을 미칠 수 없었다. 나무에서 이파리가 몇 개 떨어지거나 가지가 몇 개 부러져도 나무 속 깊숙이 들어 있는 생명과 수액의 흐름과 뿌리에는 영향을 미치지 못하는 것과 마찬가지다. 하지만 내 몸에 일어난 일이 무엇인지는 몰라도, 그것이 그냥 사지의 일부에만 국지적으로 작용하는 피상적인 증상이 아니라는 사실이 무서울 정도로 명확해지고 있었다. 근육이 무섭게 침묵하는 것, 움직이는 법을 잊어버린 것, 내가 근육을 불러낼 수 없는 것…. 이것들은 몸의 중심부에서 급격하고 근본적인 일들이 벌어지고 있음을 뜻했다. 처음에는 국지적인 문제처럼 보이던 것이 이제는 완전히 다르게 보였다. 기억의 붕괴, 사고 능력의 붕괴, 의지의 붕괴로. 단순히 근육이 잘못된 것이 아니라 나 자신이 잘못된 것이다. 아침에는 내가 살아 있는 배와 같다는 생각(배를 지은 목재는 튼튼하고, 선원들은 훌륭하고, 그들을 지휘하는 선장은 나였다)이 그토록 생생하게 머릿속에 떠올랐는데, 지금은 그 배가 끔찍한 모습으로 변해 있었다. 단순히 튼튼한 목재 몇 개가 썩어서 망가지고, 훌륭한 선원들이 귀머거리가 되거나 지시에 따르지 않거나 실종된 정도가 아니었다. 선장인 내가 더이상 선장 노릇을 하지 못하고 있었다. 선장인 내가 아무리 봐도 뇌손상을 입은 것 같았다. 그래서 기억력과 사고 능력도 심하게 손상되었다. 나는 갑자기 거의 기절하다시피 잠에 빠져들었다. 어쩌면 내게는 자비로운 일인 것 같기도 했다.

곤하게 자고 있던 나를 자그마한 자바인 간호사가 갑자기 무례하게 깨웠다. 평소에는 아주 조용하던 그녀가 갑자기 내 입원실로 쳐들어와서 나를 흔들어 깨우는 바람에 당혹스러울 정도였다. 그녀는 내게 점심을 가져다주려다가 투명한 문을 통해 나를 보고는 깜짝 놀라서 쟁반을 팽개치고 안으로 들어왔다고 했다.

"색스 박사님, 색스 박사님." 그녀가 잔뜩 긴장해서 비명처럼 외쳤다.

"다리가 어디 있는지 좀 보세요. 이러다 완전히 바닥으로 내려가겠어요!"

"말도 안 돼요!" 나는 나른하게 말했다. 아직도 잠에 취한 상태였다. "내 다리는 바로 여기 있어요. 내 앞에. 당연히 있어야 할 곳에 있다고요."

"아니에요!" 간호사가 말했다. "침대에서 반쯤 내려갔어요. 틀림없이 자다가 움직이신 모양이에요. 박사님이 직접 보세요!"

"그만 해요!" 나는 귀찮아서 내 몸을 살피려 하지 않고 빙긋 웃었다. "농담은 그만해요."

"색스 박사님, 농담이 아니에요! 제발 일어나서 아래를 좀 보세요."

나는 여전히 간호사가 나를 놀리고 있다고 생각하며(병동 간호사들은 환자를 잘 놀리기로 악명이 높다) 몸을 일으켰다. 나는 원래 침대 위에 반듯이 누워 있었는데, 몸을 일으켜서 아무리 보고 또 봐도 다리가 보이지 않았다! 믿을 수도 없고, 있을 수도 없는 일이지만 다리가 없었다!

다리가 어디로 갔지? 내 왼편으로 한참 떨어진 곳에 원통형 분필 같은 것이 내 몸에서 이상한 각도로 뻗어 있는 것이 보였다. 간호사의 말대로 다리가 절반 이상 침대에서 빠져나가 있었다. 내가 자다가 나도 모르게 멀쩡한 다리로 그 다리를 찬 모양이었다. 갑자기 지독한 혼란이 나를 덮쳤다. 나는 다리가 내 앞에 있다고 느끼고 있는데… 아니, 적어도 그럴 거라고 생각했는데(조금 전에는 분명히 다리가 그 자리에 있었고, 나는 상황이 바뀌었다는 정보를 받지 못했다), 지금 보니 다리는 그 자리가 아니라 다른 곳에서 거의 90도나 돌아가 있었다. 갑자기 뭔가가 심하게 어긋난 느낌이 들었다. 내가 느낀다고 생각하는 것과 내 눈에 실제로 보이는 모습, 내가 '생각'했던 것과 내가 알게 된 것이 일치하지 않았다. 나의 감각들이 나를 속이고 내게 환상을 심어주었다는 생각에 순간적으로 현기증이 났다. 환상이라니, 환상이라니! 이런 건 겪어본 적이 없다.

"간호사." 내 목소리가 떨리고 있었다. "미안하지만 내 다리 좀 제자리로 돌려주겠어요? 내가 하기에는 쉽지가 않아서 그래요. 이렇게 누운 자세라서."

"물론이죠, 색스 박사님. 그 말씀을 이제야 하시다니요! 다리가 거의 떨어지게 생겼는데, 박사님은 계속 얘기만 하셨잖아요."

나는 간호사가 다리를 옮겨주기를 기다렸지만, 놀랍게도 간호사는 아무 행동도 하지 않았다. 침대 위로 허리를 숙였다가 다시 몸을 일으키더니 그냥 문으로 향했다.

"술루 간호사!" 내가 고함을 질렀다. 이번에는 간호사가 깜짝 놀랐다. "어떻게 된 거예요? 내 다리 좀 옮겨달라고 했는데!"

간호사가 돌아섰다. 아몬드 모양의 눈이 깜짝 놀라서 휘둥그레졌다.

"설마, 농담이시죠, 색스 박사님! 다리를 옮겨드렸는데요."

이번에는 내가 말문이 완전히 막혀버렸다. 나는 침대 옆의 철봉을 붙잡고 몸을 일으켜 앉았다. 간호사는 장난을 치는 게 아니었다. 정말로 다리를 옮겨준 것이다. 그런데 나는 그것을 느끼지 못했다. 도대체 뭐가 어떻게 된 거지?

"술루 간호사." 나는 아주 진지하고 가라앉은 목소리로 말했다. "화를 내서 미안해요. 부탁 좀 하나 해도 되겠소? 이제 내가 일어나 앉아서 내 눈으로 볼 수 있으니, 미안하지만 내 깁스의 발목 부분을 붙잡고 움직여 줘요. 방향은 어느 쪽이든 상관없으니까 그냥 움직이기만 하면 됩니다."

나는 간호사를 주의 깊게, 면밀하게 지켜보았다. 간호사는 내 다리를 들었다가 다시 내려서 양편으로 움직였다. 그 모든 움직임이 눈에 보였지만, 느낌은 전혀 없었다. 나는 내 다리를 잡아서 움직이는 간호사의 모습을 열심히 지켜봤다. 간호사는 다리를 조금 들었다가 다시 내려서 양편으로 조금씩 움직였다.

"이제는 크게 움직여주겠어요, 술루 간호사?"

다리가 납덩이처럼 무거운 데다가 축 늘어져서 쉽게 움직이지 않았으므로, 간호사는 크게 힘을 주며 다리를 90도 각도로 곧장 구부렸다가 다시 옆으로 90도가 되게 움직였다. 그 모든 움직임이 눈에 보였지만, 역시 느낌은 전혀 없었다.

"마지막으로 한 번만 더 간단한 테스트를 해줘요, 술루 간호사. 괜찮다면." 내 목소리는 심연이 입을 벌린 것 같은 두려움을 감춘 채, 조용하고 사무적이고 '과학적'인 색조를 띠었다(나는 마치 멀리서 관찰하듯이 이런 것들을 관찰했다).

나는 눈을 감고 간호사에게 한 번 더 다리를 움직여달라고 부탁했다. 처음에는 조금씩, 그러다가 내가 아무 말이 없으면 조금 전처럼 크게. 그래, 어떻게 되는지 한번 보자! 당사자가 보고 있는 가운데 남이 팔을 움직여주면, 그는 팔의 느낌과 눈에 보이는 광경을 쉽게 구분하지 못할 수도 있다. 두 가지 감각이 아주 자연스럽게 연결되어 있기 때문에 사람들은 그 두 가지를 구분하는 데 익숙하지 않다. 하지만 그 사람이 눈을 감는다면, 남이 자신의 팔을 손가락 같은 것으로 1밀리미터도 안 되게 조금만 움직여도 어렵지 않게 그 감각을 잡아낼 수 있다. 셰링턴이 연구 끝에 '자기수용감각proprioception'이라고 명명한 이 현상은 그 전에는 '근육 감각'이라고 불렸다. 근육, 관절, 힘줄에서 나오는 신호에 의존하는 이 감각은 보통 무의식의 영역에 속하기 때문에 간과되기 일쑤지만, 몸은 이 필수적인 '육감'을 통해 자신을 파악하고, 자유자재로 움직일 수 있는 모든 부위의 위치와 움직임, 그들의 상대적 관계, 공간적인 배치 등을 자동적으로 완벽하고 정확하게 판단한다. 이런 현상을 가리키는 단어가 또 하나 있었다. 지금도 자주 쓰이는 '근감각kinaesthesia'으로, 움직임에 대한 감각이라는 뜻이다. 하지만 듣기에는 그다지 매끄럽지 않은 '자기수용감각'이 훨씬 더 나은 표현 같다. 몸이 스스로를 확실히 장악하고 파악한다는 뜻이 내포되어 있기 때문이다. 사람은 자기 몸의 '소유주'라고 할 수 있다. 적어도 사지를 비롯해서 자유자재로 움직일 수 있는 부분에 관한 한 평생 동안 근육, 관절, 힘줄에서 끊임없이 정보가 흘러들어 온다는 점에서 그렇다. 사람은 자신의 소유주이자 곧 자기 자신이다. 몸이 육감을 통해 언제나 자신을 파악하고 확인하기 때문이다. 나는 '자기수용감각'을 제대로 이해하기만 했다면 데카르트 이후로 어리석은 철학적 이원론을 얼마나 피할 수 있었을지 궁금했다. 어쩌면 라이프니츠의 위대한 정신은 육감의 존재를 알게 모르게 인지하고 있었는지도 모른다. 몸과 영혼 사이를 중재하는 "미세 인식"을 이야기했으니 말이다. 하지만….

"색스 박사님!" 술루 간호사의 목소리가 느닷없이 쳐들어왔다. 짜증이 났는지 날카롭게 날이 서 있었다. "잠이 드신 줄 알았어요. 팔이 아파 죽겠는데 박사님은 아무 소리도 내지 않으시니…. 이 무거운 깁스로 오늘 운동 한번 잘했네요. 이 다리를 움직일 수 있는 데까지 사방으로 최대한 움직였어요. 설마 그것도 느끼지 못하신 건 아니죠!"

"술루 간호사." 내가 엄숙하게 말했다. "난 아무것도 못 느꼈어요. 사실 난 술루 간호사가 언제 시작할 건지 기다리고 있었소."

술루 간호사는 고개를 절레절레 저었다. 이미 많은 어려움을 무릅쓰고 나를 도와주었으므로 그녀는 밖으로 나갔다. 도저히 이해할 수 없다는 듯이 당혹스러운 표정으로 고개를 저으면서. '오늘 아침에는 아주 친절하고 정상적인 분 같았는데, 지금 보니까 하는 짓이 이상해!' 자바인답게 매끄러운 이마 속의 뇌가 이런 생각을 하고 있을 것 같았다. 만약 유리문 밖에서 내 행동을 관찰하는 입장이었다면 술루 간호사는 훨씬 더 당혹스러웠을 것이다. 또한 내가 무엇을 생각하고 경험하고 느끼고 있는지 조금이라도 알아차렸다면, 역시 훨씬 더 당혹스러웠을 것이다. 그랬다면 '이상하다'는 말로도 내 행동을 표현하기에 한참 모자라다고 생각했을 것이다. 아니, 자신의 언어로든 나의 언어로든 세상 그 어떤 언어로도 내가 경험하고 있던 그 상상조차 할 수 없는 일을 표현할 수 없었을 것이다.

술루 간호사가 나가자마자(나는 그녀에게 식욕이 없어서 점심을 먹지 않겠다고 말했다), 나는 날카롭고 예리하다 못해 거의 사납게 보일 정도로 열심히 내 다리에 주의를 집중했다. 그런데 그 순간 더이상 내 다리를 알 수 없게 되었다. 그 순간, 바로 그 최초의 만남에서 나는 내 다리를 모르게 되었다. 내 다리는 내 것이 아니라 철저히 낯선 존재였다. 나는 다리를 지그시 응시했지만 아무것도 알 수 없었다. 예전에도 이렇게 어떤 사물이 생전 처음 보는 것처럼 갑자기 생소하게 느껴지는 이상한 순간들을 겪은 적이 있기는 하다(누구나 그런 경험을 한다). 조금 으스스한 경험이기는 해도 그런 느낌은 금방 사라지고 우리는 친숙한 세상으로 이내 되돌아온다. 하지만 그때의 그 느낌은 사라지지 않고 오히려 더 깊고 강해지기만 했다.

원통형 분필 같은 깁스를 바라보면 볼수록 내 다리가 더욱 더 낯설고 이해할 수 없는 존재로 보였다. 나는 더이상 그것이 '내 것'이라고, 나의 일부라고 느낄 수 없었다. 나와는 아무런 상관이 없는 물건처럼 보였다. 그것은 절대로 내가 아니었다. 그런데도 말도 안 되게, 그것이 내게 붙어 있었다. 그리고 그보다 더 말도 안 되게, 그것이 나와 '연속적으로' 연결되어 있었다.

"틀림없이 깁스 때문일 거야." 나는 혼잣말을 했다. 저렇게 커다란 물건이 달려 있으면 누구나 당황하겠지. 하지만 그 물건이 이제야 나를 이토록 혼란스럽게 만든다는 사실이 이상하기는 했다. 토요일에 오다에서도 이미 깁스를 하지 않았던가. 그런데 왜 이제 와서 목요일인 지금, 이것이 이렇게 이상하게 느껴지는 걸까. 나와는 아무런 상관이 없는 웃기는 '물건'이 되어버렸을까. 오다에서 깁스를 했을 때는 이렇지 않았다. 그때는 깁스가 나를 편안하게 보호해주는 물건으로 여겨졌을 뿐만 아니라, 왠지 다정하고 따스하게 느껴지기까지 했던 것을 나는 또렷이 기억하고 있었다. 내 가엾은 다리가 나을 때까지 잘 보듬어줄 아늑한 집 같았다. 하지만 지금은 다정하게 보이지도, 따스하게 보이지도 않았다. 게다가 전에 내가 왜 그렇게 느꼈는지도 이해할 수 없었다. 그렇다고 깁스가 고약하거나 적대적으로 보이지는 않았다. 그냥 아무런 느낌이 없었다. 그것은 아무런 특징이 없는 존재였다.

이제는 더이상 '집'으로 보이지도 않았다. 나는 그것이 내 몸의 일부는 고사하고, 무엇이든 '보듬어준다'는 것을 상상조차 할 수 없었다. 그것은 그저 속까지 완전히 딱딱하거나 텅 빈 물체로 느껴질 뿐이었다. 어느 편이든 그 안에는 아무것도 들어 있지 않았다. 나는 깁스 위로 힘없이 나와 있는 살을 바라보다가 깁스 안으로 한 손을 쑥 집어넣었다. 정말로 깁스가 아주 헐렁헐렁하게 남아돌아서 양손이 다 들어갈 정도였다. 상상도 할 수 없을 만큼 충격적이고 으스스했다. 그 전날 그 안으로 손을 넣어서 네갈래근을 만져봤을 때, 나는 '끔찍하다'는 느낌을 받았다. 근육이 힘없이 축 늘어져서 생명이 없이 말랑거리기만 하는 젤리나 치즈 같았기 때문이다. 하지만 지금의 느낌에 비하면 그때의 끔찍함은 아무것도 아니었다. 전날 네갈래근을 만졌을 때는 적어도 뭔가를 만진다는 생각이 있었다. 비록 그렇게 생기가 없고 부자연스러운 느낌을 받을 줄은 몰랐지만, 그래도 뭔가를 만지기는 했다. 그런데 오늘은 뭔가를 만진다는 느낌이 전혀 없었다. 내 손가락 밑의 살은 이제 살이 아니었다. 실체가 있는 물질 같지도 않았다. 이제는 이 물건이 무엇과 비슷하다는 생각도 할 수 없었다. 그것을 바라보고 손으로 만져볼수록, 그것의 '존재감'이 약해지고 그것은 점점 '무無'로, 허공으로 변했다. 살아 있지 않고 실체가 없는 그것은 나의 일부가 아니었다. 내 몸의 일부도 아니고, 다른 무엇도 아니었다. 그것은 이 세상에 존재할 수 없는 것이었다.

몸이 아닌 것은 우주의 일부가 아니다…
우주가 모든 것이므로, 몸이 아닌 것은 아무것도 아니고…
있을 곳이 없다.
-홉스

나는 뭔가를 잃어버렸다. 그건 분명했다. '내 다리'를 잃어버린 것 같았다. 하지만 그건 터무니없는 소리였다. 내 다리는 깁스 안에 안전하게 들어 있었으니까. 그것이 사실이었다. 그 사실을 어떻게 의심할 수 있을까?

그런데도 의심스러웠다. 다리를 '갖고 있다'거나 '소유하고 있다'는 부분에 대해서 나는 깊이 의심하면서 근본적으로 불신할 수밖에 없었다.

눈을 감으면 다리가 어디에 놓여 있는지 전혀 느껴지지 않았다. 다리가 '저곳'이 아닌 '이곳'에 있다는 느낌이 없었다. 아니, 다리가 어딘가에 있다는 느낌 자체가 전혀 없었다. '존재하지 않는' 것에 대해 무엇을 느끼고, 무엇을 가정할 수 있을까? 자기수용감각이 심각하게 흐트러진 것 같았다. 요행으로 발견되어 술루 간호사와 내가 주의 깊게 조사해본 현상, 이것이 최후의 타격 같았다. 심각한 문제들과 의문들이 이미 제기되었다. 특히 부상 때문에 수술한 근육과 관련해서 근육이 지나치게 줄어든 것, 자극에 전혀 반응이 없는 것, 아무래도 마비된 듯 보이는 것이 문제였다. 그리고 내가 잠들기 직전에 그보다 '더 고차원'의 문제들이 드러났다. '생각'과의 연결이 끊어져서 내가 그 근육에 관련된 움직임을 더이상 '생각'하거나 '떠올릴' 수 없게 되었다는 것이다. 이 시점에서 이미 뭔가 이상한 일이 진행되고 있었다. 하지만 그보다 더 절대적이고 완전한 '실존적' 단절이 즉시 그 뒤를 따랐다. 감각의 단절을 발견한 것이 또다른 단절을 촉진한 것 같았다. 그제야 비로소 다리가 갑자기 으스스한 존재로 변했기 때문이다. 아니, 덜 도발적이고 더 정확한 표현을 쓴다면 존재감을 모두 잃어버렸다고 해야 할 것이다. 내 다리는 낯설고 상상할 수 없는 '물건'이 되었으며, 나는 그것을 바라보고 손으로 만져봐도 그것을 인지하거나 그것과의 관계를 느낄 수 없었다. 그제야 비로소 나는 그것을 바라보면서 '난 너를 모른다, 너는 나의 일부가 아니다'라는 느낌을 받았다. 그리고 거기서 한 걸음 더 나아가 '나는 이 "물건"을 모른다, 이것은 그 어느 것의 일부도 아니다'라는 생각이 들었다. '나는 내 다리를 잃었다.' 내 생각이 자꾸만 이 문장으로 되돌아갔다. 다른 사람에게는 아무리 터무니없게 들릴지라도 내게는 이 문장이 핵심적인 진실을 담고 있었다. 어떤 의미에서는 내가 실제로 내 다리를 잃어버렸으니까. 내 다리는 사라져버렸다. 다리가 통째로 잘려나갔다. 이제 나는 다리가 잘린 사람이었다. 하지만 다리가 잘린 다른 평범한 환자들과는 달랐다. 객관적으로나 외형적으로는 다리가 아직도 존재하고 있었으니까. 다리가 사라진 것은 내 내면에서 주관적으로 벌어진 일이었다. 따라서 말하자면, 나는 '내면적으로' 다리가 잘린 사람이었다. 신경학적으로나 신경심리학적으로 이것은 분명한 사실이었다. 나는 나의 내면에 있던 다리의 이미지, 다리의 표상을 잃었다. 뇌에 존재하던 다리의 표상이 흐트러지고 지워졌다. 신경학자들이 '신체상身體像'이라고 말하는 것, 즉 나를 찍은 '내면의 사진' 중 일부가 사라졌다. 자아심리학의 용어들을 일부 사용해서 이것을 표현할 수도 있었다. 자아심리학은 단순히 우연의 일치라고 보기는 어려울 만큼 신경학과 일치하는 부분이 많다. 그러니까 '내적인 대상'으로서, 상징적이고 정서적인 '심상'으로서 다리를 잃어버렸다고 말할 수 있다. 사실 내게는 이 두 가지 용어가 모두 필요한 것 같았다. 내 내면의 상실은 '사진'의 상실이자 '존재론적' 상실이었으니까. 따라서 한편에서는 심각한 감각적 결함으로 내가 내 다리의 느낌을 모두 잃어버렸고, 다른 한편에서는 '공감' 능력의 결함으로 내 다리에 '대해' 느끼던 감정을 대부분 잃어버렸다. 이 두 가지 현상이 모두 내가 사용한 용어들에 내포되어 있었다. 내가 사랑하며 생생하게 경험하던 나의 개인적인 현실이 생명이 없고, 무생물적이고, 낯설게 해체되어버린 느낌.

이처럼 심각하고 재앙 같은 변화를 일으킨 원인이 무엇일까? 내 다리의 느낌과 다리에 대한 감정이 모두 붕괴되고, 신경학적인 이미지와 '심상'이 완전히 붕괴된 이유가 무엇일까? 오래전에 잊어버린 기억 하나가 다시 떠올랐다. 내가 신경학 병동에서 학생인지 '사무원'인지 분간하기 어려운 존재로 살아가던 시절의 기억이었다. 간호사가 내게 전화를 걸어 몹시 당황한 목소리로 아주 특이한 이야기를 해주었다. 젊은 청년이 바로 그날 아침에 새로 입원했는데, 하루 종일 아주 친절하고 '정상적인' 사람으로 보였다고 했다. 그런데 몇 분 전에 졸다가 깨어나서는 잔뜩 흥분해서 이상한 행동을 하는데 전혀 '그답지 않은' 모습이라는 것이다. 졸다가 침대에서 떨어졌는지 지금은 바닥에 앉아 고래고래 고함을 질러대면서 좀처럼 침대로 올라가려 하지 않는다는 것이었다. "선생님이 오셔서 한번 봐주실래요?"

내가 가보니 환자는 침대 옆 바닥에 누워 한쪽 다리를 물끄러미 바라보고 있었다. 그의 표정에는 분노, 놀라움, 당혹감, 뭔가 재미있어 하는 느낌이 섞여 있었다. 특히 당혹감이 가장 컸고, 거기에 소스라치게 놀란 기운이 살짝 배어 있었다. 나는 그에게 다시 침대로 올라가겠는지, 혹시 부축이 필요한지 물었다. 하지만 그는 내 말을 듣고 화가 난 듯한 표정을 지으며 고개를 저었다. 나는 그가 누워 있는 바닥 옆에 쪼그리고 앉아서 그의 이야기를 들었다. 그는 오전에 몇 가지 검사를 받으려고 병원에 왔다고 말했다. 별로 불편한 곳은 없었지만, 신경과 담당의가 환자의 왼쪽 다리가 '나른하다'(정말로 의사가 그 단어를 썼다)면서 병원에 와서 진찰을 받아보라고 했기 때문이다. 환자는 하루 종일 기분이 좋았으며, 저녁 무렵에 잠이 들었다. 그리고 깨어났을 때도 기분이 좋았는데, 침대 안에서 몸을 움직이면서 얘기가 달라졌다. 그의 표현대로라면 "누군가 다른 사람의 다리"가 침대 안에 있다는 것을 알게 되었다는 것이다. 인간의 잘린 다리가 있다니, 끔찍했다! 환자는 처음에 놀라움과 혐오감으로 말문이 막혔다. 이런 터무니없는 일은 겪은 적도 없고, 상상한 적도 없었다. 그는 그 다리를 조심스레 만져보았다. 모양은 완벽한 것 같지만 '특이'하고 차가웠다. 이때 어떤 생각이 퍼뜩 떠올랐다. 뭐가 어떻게 된 건지 모두 "깨달았다"는 것이다. '그래, 이건 전부 장난이야! 조금 끔찍하고 온당치 못한 장난이기는 해도, 진짜 독창적이기는 하네!' 그날은 한 해의 마지막 날이었으므로 다들 축제 분위기였다. 병원 의료진과 직원들의 절반은 취해 있었고, 재치 있는 농담들이 사방에서 난무했다. 사육제 같았다. 그래서 틀림없이 간호사들 중 한 명이 섬뜩한 유머 감각을 발휘해서 해부실에 몰래 들어가 다리 한 짝을 가져다가 그가 곤히 자는 동안 장난으로 이불 속에 슬쩍 넣어두었을 것이다. 환자는 이렇게 상황을 이해한 뒤 커다란 안도감을 느꼈다. 하지만 아무리 농담이라도 조금 지나친 감이 있었으므로, 그는 이 망할 놈의 물건을 침대 밖으로 던져버렸다. 그런데… 이 순간부터 그의 편안한 말솜씨가 사라지고 그는 갑자기 몸을 떨면서 얼굴이 잿빛이 되었다. 그가 다리를 던져버리자 어찌 된 영문인지 그의 몸이 그 뒤를 따라갔고, 이제는 그 다리가 그의 몸에 붙어버렸다는 것이었다.

"보세요!" 환자가 혐오스럽기 짝이 없다는 표정으로 외쳤다. "이렇게 으스스하고 무시무시한 물건을 본 적 있습니까? 해부용 시체는 그냥 죽은 시체라고만 생각했는데, 이건 엄청 기분이 나빠요! 그리고 어찌 된 건지는 몰라도… 끔찍하게… 이게 내 몸에 붙어 있단 말입니다!" 그는 그 다리를 양손으로 부여잡고 엄청나게 격렬한 동작으로 자기 몸에서 떼어내려고 했지만 뜻대로 되지 않자 화를 못 이겨 다리를 후려쳤다.

"진정하세요!" 내가 말했다. "진정해요! 화를 가라앉히세요! 다리를 그렇게 후려치시면 안 돼요."

"왜요?" 환자가 화를 내며 싸움을 걸듯이 물었다.

"이건 환자 분의 다리니까요." 내가 대답했다. "본인 다리도 몰라보시는 거예요?"

환자는 망연자실, 불신, 공포, 뭔가 재미있어 하는 느낌이 뒤섞인 표정으로 나를 물끄러미 바라보았다. 이 친구가 농담을 하는 건가, 하고 미심쩍어 하는 표정도 없다고는 할 수 없었다. "아, 선생!" 환자가 말했다. "선생이 날 놀리고 있군요! 그 간호사랑 한 패예요. 환자를 이렇게 놀리면 안 되죠!"

"놀리는 게 아닙니다." 내가 말했다. "이건 환자 분의 다리예요."

그는 내 표정을 보고 내가 진심이라는 것을 알아차렸다. 그러자 한없는 두려움이 그의 얼굴을 뒤덮었다. "이게 내 다리라고요? 사람이 어떻게 자기 다리를 몰라볼 수 있어요?"

"제 말이 그 말이에요." 내가 대답했다. "당연히 자기 다리를 알아봐야죠. 자기 다리도 몰라보는 사람은 상상이 안 가요. 혹시 처음부터 장난을 친 건 환자 분 아닌가요?"

"하느님께 맹세코, 성호를 그으며 말하건대, 장난친 적 없어요. 사람이 어떻게 자기 몸을 몰라봐요? 뭐가 자기 것이고, 뭐가 자기 것이 아닌지 알아야죠. 하지만 이 다리는, 이 물건은…" 그는 또 혐오스럽다는 듯 몸을 부르르 떨었다. "느낌이 이상해요. 진짜 같지가 않다고요. 내 몸의 일부처럼 보이지도 않아요."

"그럼 어떻게 보이는데요?" 나는 당혹스러웠다. 이제는 환자만큼 나도 당황하고 있었다.

"이게 어떻게 보이느냐고요?" 환자는 내 질문을 천천히 되풀이했다. "이게 어떻게 보이는지 말할까요? 지상의 그 어떤 것과도 닮은 것 같지 않아요. 어떻게 이런 물건이 내 것일 수 있어요? 이런 물건은 도대체 어디에 속하는 건지 모르겠어요." 그의 목소리가 서서히 잦아들었다. 두려움과 충격에 휩싸인 표정이었다.

"잘 들으세요." 내가 말했다. "아무래도 환자 분은 편찮으신 것 같아요. 저희가 침대에 다시 눕혀드릴게요. 하지만 마지막으로 하나만 여쭤봐도 될까요? 만약 이, 이 물건이 환자 분의 왼쪽 다리가 아니라면…" (환자는 나와 이야기하던 도중에 그 다리를 '모조품'이라고 부르며, 누가 이런 '모조품'을 일부러 '제조'하느라 애를 썼다는 사실이 놀랍다고 말했다) "그럼 환자 분의 왼쪽 다리는 어디 있죠?"

그의 안색이 또 창백하게 질렸다. 어찌나 창백한지 금방 기절할 것처럼 보였다. "나도 몰라요." 그가 말했다. "전혀 모르겠어요. 내 다리는 사라졌어요. 없어져버렸어요. 어디서도 찾을 수가 없어…."

나는 이 모든 일이 혼란스럽기만 했다. 지금 생각해보면, 너무 혼란스러운 나머지 15년이 넘도록 잊어버리고 지낼 정도였다. 명색이 신경과 의사라면서 나는 그 환자를 내 의식 밖으로 밀어낸 채 철저히 잊어버리고 있었다. 내가 그 환자와 똑같은 처지가 돼서, 그때 그가 겪었던 일을 내 몸으로 겪게 될 때까지(이건 거의 의심할 수 없는 사실이었다). 나는 지금 그 환자와 똑같이 겁에 질렸고, 내 존재의 뿌리까지 몽땅 혼란에 빠져 있었다. 어떤 의미에서 내 증상이 그 젊은 환자와 동일하다는 건 분명했다. 그러니까 나와 그의 증상을 합하면 동일한 '증후군'이 될 터였다.

이런 증후군을 가장 먼저 찾아낸 사람은 지난 세기의 안톤이었다. 그래서 이 증상은 가끔 '안톤 증후군'이라고 불린다. 안톤은 이 증후군의 특징 중 몇 가지만 가려냈을 뿐인데도 말이다. 더 자세한 설명을 내놓은 사람은 프랑스의 위대한 신경학자인 바빈스키로, 그는 이런 환자들에게 특징적으로 나타나는 독특한 무인지無認知 상태를 나타내는 '병적결손증anosagnosia'이라는 말을 만들어냈다. 바빈스키는 기괴하다 못해 거의 코믹하게 느껴지는 몇몇 사례들을 훌륭하게 묘사했다. 환자들에게 이 발작이 일어났다는 첫 번째 징후는 몸의 반신을 인지하지 못하고, 그것이 다른 사람의 몸이거나 모형이거나 아니면 누가 장난을 치는 것이라고 생각하는 것이다. 따라서 그들은 예를 들어 기차를 타고 가다가 옆자리 승객에게 자기 손을 가리키며 이렇게 말한다. "죄송합니다만 선생님, 댁의 손이 내 무릎에 놓여 있습니다!" 또는 아침식사를 치우는 간호사에게 "아, 그런데 저기 있는 저 팔 말인데 그것도 쟁반이랑 같이 치워주세요!" 하고 말한 사람도 있다. 나도 직접 맞부딪혔던 특이한 사례들이 생각났다. 예를 들어, 마운트 카멜에서 담당했던 환자는 오래전에 잃어버린 남자 형제가 자기 침대 안에 들어와 있는 것을 '발견'했다. "녀석이 아직도 내 몸에 붙어 있어요." 그는 분노에 차서 말했다. "건방진 녀석 같으니! 여기 그 녀석의 팔이 있다고요!" 그는 오른손으로 자신의 왼팔을 들어올렸다. 바빈스키는 이런 환자들 중 많은 사람들이 미친 것으로 간주되었다고 지적했다. 사실 그런 환자들만을 위해 특별히 고안된 정신병 범주가 따로 있었다. 크레펠린(독일의 정신병 학자—옮긴이)이 정리한 용어로 '환각성 신체정신장애somatophrenia phantastica'이다. 하지만 이 '정신병'의 특징들은 유난히도 구체적이고 지속적이다. 이 정신병은 전에 광기의 흔적조차 내 비친 적이 없는, 잘 균형 잡힌 사람들에게 대개는 갑작스레 나타날 뿐만 아니라 뇌의 특정한 병변, 특히 좌반신의 전반적인 인지를 담당하는 우뇌의 뒷부분에 나타나는 병변과 관련되어 있다고 간주되었다. 비엔나의 푀츨은 이런 환자들의 증상을 더욱 자세히 설명했으며, 이 병의 본질에 대해 프로이트와 이야기를 나눴을 가능성이 있다. 두 사람은 이 병의 증상들을 신체적 망상과 비교하고 대조해보았는지도 모른다. 젊었을 때 신경학자였던, 그것도 아주 위대한 신경학자였던 프로이트(사실 그는 1891년에 '실인증'이라는 단어를 만들어냈다)는 마지막까지 신경학에 흥미를 갖고 있었으므로, 푀츨의 증후군(시각-운동감각 이상 optic-kinaesthetic allaesthesia)에 대한 자세한 설명에 상당한 관심을 보였을 것이다. 이는 자아심리학에 관한 젊은 시절의 연구로 이미 명성을 얻은 그의 딸 안나도 마찬가지다. 프로이트 부녀는 이것이 우뇌 뒷부분의 손상과 관련된 특정한 병리생리학적 증후군의 사례라는 점에서 홀린 듯 빠져들었을 것이다. 문제의 우뇌 뒷부분은 몸의 정체감을 구체적이고 특이하게 변화시켜서 환자가 자신의 사지 중 하나를 낯선 것으로 인식하거나 그것을 자신과 연관시키지 못하고 (합리화와 자기방어라는 방법을 통해) 일시적으로나마 다른 사람의 것으로 간주하게 만들 수 있다. 푀츨은 또한 환자의 정서에도 특이한 변화가 일어난다는 점을 밝혀냈다. 앞에서 예를 든 것처럼, 환자들이 자신의 사지 중 하나를 흔들면서 간호사에게 아침식사 쟁반과 함께 치워달라고 부탁하는 터무니없는(코믹하기도 하다) 사례들에서 이 점을 분명히 알 수 있다. 이런 환자들은 다른 면에서는 모두 지극히 정상적인 반응과 정서를 보여주지만, 문제의 사지를 대할 때는 기이한 무관심을 보인다. 바빈스키가 지적했듯이 많은 환자들이 히스테리, 정신분열증 등

'해리성' 질병을 앓고 있다고 진단받은 이유 중 하나가 바로 이것이다. 실제로 환자들에게는 무엇보다도 충격적인 '해리' 증상이 나타난다. 신경학적인 측면만이 아니라, 정서와 '존재론적'인 측면에서도 마찬가지다. 하지만 이것은 생각과 정서의 '억압' 때문에 일어나는 현상이 아니라, 신경 단절의 결과다.

프로이트는 아주 젊었을 때 샤르코(프랑스의 신경병 학자-옮긴이)의 제안으로 유기적 마비와 히스테리성 마비를 구분하는 법에 대한 고전적인 논문을 썼다. 그리고 말년(쾨츨의 증후군을 다룬 글이 나온 것은 1937년이다)에 이르러 손쉽게 '히스테리'로 간주될 수 있는 몇몇 특징들(특징적인 해리 증세와 덤덤한 태도 또는 농담으로 무관심을 드러내는 것)이 이 경우에는 전적으로 유기적이라는 것, 아니 좀더 정확히 말하자면 '나'와 '내가 아닌 것'의 경계를 규정하는 자아 구조가 대규모의 신체 실인증과 맞닥뜨렸을 때 보이는 반응이라는 점에 커다란 흥미를 느꼈을 것이다. 생리학과 생물학에 뿌리를 둔 프로이트 자신이 "자아는 무엇보다도 먼저 신체자아"라고 항상 말하지 않았던가.

그래, 이제 어쩐다? 내 증세가 쾨츨 증후군인가? 내 사례가 쾨츨 증후군과 잘 구분되지 않는 것은 확실하다! 강의실에서 나를 이 희귀하고 독특한 '신경-존재론적' 병리의 사례로 이용할 수도 있을 것이다. 순간적으로 나는 안톤-바빈스키-쾨츨-색스 교수가 나를 바탕으로 이 증후군의 매혹적인 사례를 제시하는 상상을 했다! 그러다가 산에서 그랬던 것처럼, 갑자기 이 '매혹적인 사례'가 바로 나 자신임을 깨달았다. 그런데 나는 안톤-바빈스키-쾨츨-색스 박사가 글에서 사례로 들어 설명할 수 있는 단순한 '사례'가 아니다. 다리를 다쳐서 수술을 받았을 뿐만 아니라 그

다리가 이제 나의 '내적 이미지'에 속하지 않기 때문에 쓸모없는 존재가 되는 이중의 장애를 입게 되는 바람에 엄청나게 겁에 질린 환자다. 그 다리는 지극히 심각하고 정체를 알 수 없는 모종의 병리적 작용으로 내 신체이미지와 나의 자아에서 지워져버렸다.

새해 전날에 내가 만났던 기억에 남을 만한 그 가엾은 환자는 응급 신경수술 중에 뇌의 오른쪽 두정엽을 뒤덮고 있는 커다란 혈관종이 발견되었다. 그가 자는 동안 종양에서 출혈이 시작되어 그가 깨어났을 때는 뇌에서 다리의 위치와 존재를 인지하는 부분이 사실상 지워진 거나 마찬가지인 상태가 되었던 것이다. 그래서 그는 자신의 다리를 정상적으로 인식할 수 없었다. 즉, 그 다리가 '존재'한다는 느낌도, '자신의 일부'라는 느낌도 불가능한 것이 되었다는 뜻이다. 그는 자신의 다리를 누가 자기 침대에 넣어둔 낯선 물체로 인식했다. '누군가 다른 사람의 다리' '시체의 다리' 그리고 나중에는 으스스하고 실체가 없는 '모조' 다리로 인식한 것이다.

그럼 나는? 나도 퇴즐 증후군에 걸렸음이 분명했다. 왼쪽 다리가 사라진 것으로 봐서 나 역시 그 환자처럼 오른쪽 두정엽에 커다란 병변이 생겼음이 틀림없었다. 우리는 생리학, 해부학, 병인학을 배운다. 그래서 많은 경험을 쌓은 내 머리도 그 길을 재빨리 따라갔다. 생리적인 관점에서 보면, 나의 우뇌가 기능장애를 일으키고 있었다. 해부학적으로 보면, 그 부위에 커다란 '병변'이 있었다. 그리고 병인학, 그러니까 원인은 뭐지? 나는 한순간도 의심하지 않았다. 마취 상태에서 색전이 생기거나 혈압이 뚝 떨어져서 뇌경색이 일어나 내 우뇌 뒷부분이 대규모로 뇌졸중을 일으킨 것이다. "마취 합병증" 의사들은 메모에 이렇게 쓸 것이다.

일이 결국 이렇게 되다니. 산에서 죽거나 장애인이 될 상황에서 기적처럼 탈출한 뒤 숱한 고생 끝에 세계 최고의 정형외과가 있는 병원으로 이송되었는데, 결국 수술 후 뇌졸중에 굴복하다니! 앞으로 고생스럽기 짝이 없게 변할 나의 생활이 그 무엇보다 세세하게 파노라마처럼 순식간에 휙 지나갔다. 대규모 뇌졸중으로 인해 반주검처럼 변해서 비참하게 살아가는 모습. 휠체어에서 꼼짝도 못하고 남의 손에 굴욕적으로 의존해서 살아가며, 한쪽 다리는 아무 짝에도 쓸모없는 '낯선' 물건이 되어 내적으로는 사실상 잘린 거나 마찬가지이기 때문에 외적으로도 그냥 잘라버리는 편이 가장 간단한 최선의 방법일 것이다. 그러면 적어도 아무 짝에도 쓸모없고 움직이지도 않을뿐더러 사실상 '죽어버린' 다리를 끌고 다녀야 하는 짐만은 덜 수 있을 테니 말이다. 조직이 괴사한 다리를 자르듯이 그 다리도 잘라버려야 할 것이다. 사실상 그 다리도 괴사한 것이나 마찬가지이기 때문이다. 그 다리는 신경도 기능도 존재조차도 모두 죽어버렸다.

나는 얼음처럼 차갑고 숙명론적인 절망에 빠져, 터무니없이 오랫동안 이런 상상에 파묻혀 있었다. 신음하고, 자살을 생각하고, 발가락을 만지작거리면서. 발가락이라니! 까맣게 잊고 있었다. 내 발가락은 멀쩡하다는걸! 내 발가락은 분홍색으로 생생하게 살아 있었다. 나의 어리석은 생각을 재미있어 하는 것처럼 내가 만지작거리는 대로 자유로이 움직였다! 내가 비록 우울하게 터무니없는 상상에 빠져 있기는 했어도, 기초적인 신경해부학에 무지하지는 않았다. 다리 전체의 감각이 사라져버릴 만큼 대규모 뇌졸중이라면 틀림없이 발의 감각도 사라졌을 것이다. 이 생각을 떠올리자마자, 나는 신이 나서 마음껏 웃음을 터뜨렸다. 내 뇌에는 아무 이상이 없었다. 나는 뇌졸중을 일으킨 것이 아니었다. 내 증세가 무엇인지는 모르겠지만, 뇌졸중은 아니었다.

벨을 누르자 술루 간호사가 다시 나타났다. 젊고 침착한 얼굴에 걱정이라는 글자가 크게 써 있는 것 같았다.

"무슨 일이에요, 색스 박사님? 괜찮으세요?"

"괜찮아요." 내가 말했다. "아주 좋아요. 이렇게 좋을 수가 없어요! 이제 다시 식욕이 생겼어요. 혹시 샌드위치 같은 거라도 좀 갖다줄 수 있겠어요?"

"어머나, 세상에!" 간호사가 말했다. "완전히 다른 사람이 되셨네요! 아까 제가 나갈 때는 엄청난 모습이셨는데…, 창백한 얼굴로 벌벌 떨면서 무서운 표정을 지으셨어요. 그런데 지금은 정말로 괜찮아 보이세요! 아까 아침식사 때처럼요."

"뭐, 그동안 생각을 좀 했어요. 내가 공연히 흥분하는 바람에…, 샌드위치가 힘들면 그냥 차 한잔이랑 비스킷도 괜찮아요."

"어머, 색스 박사님, 점심을 제대로 드셔야죠. 아직 점심시간이 안 끝났어요."

"그래요? 아까 술루 간호사가 나랑 다리를 시험해본 뒤로 얼마나 지났죠?"

간호사는 손목시계를 흘깃 보았다. "10분도 안 됐어요. 그보다 더 지난 줄 아셨어요?"

10분도 안 됐다고! 내 귀를 믿을 수 없었다. 그 10분 동안 나는 평생 할 경험을 다한 것 같았다. 생각만으로 우주를 한 바퀴 돌고 온 것 같았다. 내가 그렇게 멀리까지 갔다 왔는데, 아직도 점심시간이 안 끝났다니!

술루 간호사가 내게 쟁반에 담긴 점심을 가져다주었다. 나는 게걸스럽게 달려들고 싶을 만큼 배가 고팠다. 당연한 일이었다. 오전에 몸과 머리를 그렇게 많이 썼으니까. 배도 고프고 감각에도 굶주려서 세상의 좋은 것들을 갈망하고 있었다.

식사를 하는 동안 내 머리는 뇌종양 때문에 왼쪽 다리를 잃어버렸던 젊은이의 말을 다시 토해냈다. 다행히도 그의 종양은 양성이었으므로, 즉시 수술을 한 결과 뇌기능이 완벽하게 회복되었다. 어쩌면 그는 지금도 살아서 이 책을 읽고 있을지도 모른다! 그가 수술을 받은 지 몇 주 뒤에 나는 회복 중이던 그를 찾아갔다. 잘 지내고 있는지, 새해 전날의 일에 대해 기억이나 느낌이 조금이라도 남아 있는지 궁금해서였다.

그는 그날의 경험이 평생 가장 으스스하고 무서운 것이었다면서, 자기가 직접 경험하지 않았다면 그런 일이 가능하다고 믿지 못했을 거라고 했다. 그는 말도 안 된다는 말을 자꾸 되풀이했다. 그가 가장 두려워한 것 중 하나는 자신이 완전히 미쳐버렸는지도 모른다는 것이었다. 그는 의료진에게 자신의 상태를 말하려고 시도하면서 두려움이 더 커졌다. 의료진이 계속 그에게 이건 "아무것도 아니"라면서 "바보 같은 생각"은 하지 말라고 했기 때문이다. 그러다 마침내 자신의 말을 들어주는 나를 만나서 무척 기쁘고, 고마웠다고 말했다. 내가 그의 이야기를 들어준 것은 아직 학생이라서 '아무것도 모르는' 처지라 어떻게든 그의 말을 이해하려고 애썼기 때문이었다. 그는 신경외과 의사들이(내가 의사들을 불러왔다) 그의 증세가 "진짜"이며 그가 "상상"한 것이 아니라고 말했을 때 한편으로는 기뻤다고 했다. 수술이 필요한 뇌종양이 있다는 말에 크게 겁을 집어먹은 상태였는데도 말이다. 하지만 다리가 '사라져버린' 그 현상에 대한 설명을 듣고, 뇌 안의 압력이 사라지면 다리가 '되돌아올' 가능성이 있다는 말을 듣고 나서도 그 말을 믿을 수 없었다고 했다. 그건 평범하게 뭔가를 잃어버린 것과는 달랐다고 애써 설명하려 했다. 그러니까 물건을 엉뚱한 곳에 잘못 두어서 잃어버린 것과는 달랐다는 것이다. 그때의 경험이 끔찍했던 것은 다리가 '잘못 놓인' 것이 아니라 있어야 할 자리를 잃어버렸다는 점 때문이었다. 따라서 다리가 되돌아올 자리가 더이상 존재하지 않았기 때문에, 다리가 되돌아올 수 있다는 의사들의 말을 이해할 수 없었던 것이다. 그러므로 누가 무슨 말을 해도 그는 안심할 수 없었다. 의사들이 다리가 '돌아올 것'이라고 말할 때도 그는 그저 고개를 끄덕이며 빙긋 웃기만 했다.

지금 내가 바로 그랬다. 그것이 정확히 내 처지였다. 다리가 사라지면서 다리가 있어야 할 '자리'도 가져가버렸다. 따라서 다리를 되찾을 가능성은 전혀 없어 보였다. 이건 애당초 다리가 사라진 병리적인 이유와는 상관이 없었다. 미래를 예상하는 걸로 안 된다면, 혹시 과거의 기억을 떠올리는 건 도움이 될까? 아니다! 다리가 사라지면서 다리의 '과거'도 함께 가져가버렸! 나는 내게 그 다리가 있었다는 사실을 기억할 수 없었다. 내가 어떻게 걷고 산을 탔는지 기억할 수 없었다. 겨우 닷새 전에 걷고 달리고 산을 타던 사람과 완전히 단절돼버린 것 같았다. 그 사람과 나 사이에는 '명목상의' 연속성만이 존재했다. 그때와 지금 사이에는 절대적인 틈이 있었다. 그 틈, 그 허공 속으로 예전의 '나'가 사라져버렸다. 굳이 생각하지 않아도 자연스럽게 일어서고 달리고 걸을 수 있었던 '나', 굳이 생각하지 않아도 자신의 몸에 대해 확고한 확신을 갖고 있던 '나', 자기 몸에 대해 의심하는 날이 올 거라고는 상상조차 하지 못했던 '나'…. 그 틈, 그 허공, 시공을 벗어난 그 공간 속으로 내게 다리가 있었던 현실과 모든 가능성이 사라져버렸다. 나는 '아득히 사라졌다'는 표현이 이상하면서 동시에 신비스러울 정도로 의미심장하다는 생각을 자주 했다. 나의 그런 생각을 반박이라도 하듯이, 내 다리가 '아득히' 사라져버렸다. 그리고 뇌종양 때문에 머릿속으로 피를 흘리던 그 젊은 환자처럼 나도 다리가 '정상적'으로 돌아올 거라고는 상상도 할 수 없었다. 그 다리가 시공을 벗어나 사라지면서 자신의 시공까지 가져가버렸기 때문이다. 만약 그 다리가 그 틈, 그 허공, 그 '아득한 곳'으로 들어간 거라면 그 틈, 그 허공, 그 '아득한 곳'에서 다시 나와야 할 것이다. 애당초 다리가 그 안으로 들어간 것이 으스스하고 놀라운 수수께끼인만큼, 거기에 맞먹는 수수께끼가 있다면 다리가 거기서 다시 나오는 것밖에는 없을 것이다. 다리는 존재의 영역에서 사라져버렸다('존재'라는 말이 도대체 무슨 뜻인지는 잘 모르겠지만). 그리고 같은 맥락에서, 다시 존재의 영역으로 어떻게든 돌아와야 할 터였다. 이렇게 다리가 해체되었다가 다시 창조되는 생각을 하다 보니 머리가 어지러웠다. 점점 깊은 물속으로 빠져드는 것 같았다. 이러다가는 물에 완전히 잠길 것 같아서 나는 감히 생각에 깊이 빠져들 수가 없었다.

이 형이상학적인 안개를 흩어버리기라도 하려는 듯이, 내 머릿속에 존슨 박사(Samuel Johnson, 1709~1784, 영국의 문인이자 사전 편찬자―옮긴이)의 건강하고 떠들썩한 모습이 갑자기 떠올랐다. 나의 무의식이 버클리식의 악몽(영국의 철학자 조지 버클리는 물질의 실재를 부인하는 유심론자였다―옮긴이)에서 나를 깨우려고 그를 불러낸 것이다. 그의 모습이 지극히 또렷하게 보였다. 그를 보자마자 그와 상식을 철석같이 믿는 그의 성격이 사랑스러워졌다. 물질의 실재가 존재하지 않는다는 '버클리 학설'을 어떻게 생각하느냐는 질문에 존슨 박사는 돌을 거창하게 걷어차면서

"흥! 내가 이렇게 논박해주지!" 하고 말했다(존슨 박사는 버클리의 주장처럼 돌이 실재가 없는 '생각'의 집합체라면 돌을 차는 자신의 발이 아무런 저항 없이 돌을 그냥 통과해야 마땅하다고 생각했다-옮긴이). 나는 예전부터 이 대답이 이론적으로도 실질적으로도 극적으로도 희극적으로도 꽤나 완벽하다고 생각했다. 이것은 뻔한 대답이자 유일한 대답이었다. 하지만 그 대답을 내놓으려면 존슨 식의 천재성이 필요했다. 그런 질문에는 행동으로 답을 내놓는 법이니까.

존슨이 돌을 차는 모습이 머릿속에 생생하게 떠올랐다. 어찌나 생생하고 우스운지 나는 계속 혼자 웃었다. 존슨의 이 '테스트'를 어떻게 나 자신에게 적용할 수 있을까? 나도 돌을 거창하게 걷어차면서 발차기를 하는 내 다리와 돌의 실재를 보여주고 싶은 마음이 간절했다. 하지만 상상조차 할 수 없고 '실재가 없는' 다리로 어떻게 발차기를 할 수 있겠는가. 나는 돌과 접촉할 방법이 없었다. 그래서 존슨 식의 '테스트'는 오히려 내게 총구를 돌리는 꼴이 되었고, 그 테스트를 시도조차 할 수 없다는 사실은 내 다리의 비실재성을 확인하는 역할을 해서 나를 버클리 식의 악순환 속으로 더욱 깊이 밀어넣었을 뿐이다. 용감하게 나를 지켜주던 땅딸막한 존슨의 모습이 희미해졌다. 아무리 훌륭한 새뮤얼 존슨이라도 나와 같은 처지가 된다면 뭐라고 반박할 수 없을 것이다.

나의 무대에서 존슨이 차지하고 있던 자리는 이제 비트겐슈타인의 것이 되었다. 겉으로는 아주 달라 보이는 이 두 사람이 어쩌면 꽤 사이좋게 지낼 수 있을지도 모른다는 생각이 들었다(나는 계속 두 사람의 만남과 대화를 상상하고 있다). 비트겐슈타인이 자신의 마지막 저작인 《확실성에 관하여On Certainty》의 첫머리를 읽는 소리가 들렸다. "만약 당신이 '여기 다리 하나가 있다'고 말할 수 있다면, 우리는 당신에게 나머지 것들을 모두 허락하겠다…. 문제는 그것을 의심하는 일이 말이 될 수 있는가 하는 점이다." (내 기억이 잘못된 건지 아니면 내가 멋대로 상상한 것인지 원문에는 '손'으로 되어 있는 것을 내가 '다리'로 바꿨다는 사실을 나중에야 알아차렸다.) 비트겐슈타인에게 '확실성'은 몸의 확실성에 근거를 둔 것이었다. 그러나 몸의 확실성은 행동에 근거를 둔다. 사람이 자신의 손을 확신할 수 있느냐는 비트겐슈타인의 질문에 대한 답은 손을 들어올리거나, 누군가의 얼굴에 한 방 먹여주는 것이다. 새뮤얼 존슨이 돌을 차는 것으로 대답을 대신했던 것처럼.

존슨과 비트겐슈타인은 서로 완전히 동의했다. 사람은 행동을 통해서만 존재할 수 있고, 존재를 증명할 수 있다. 돌을 들어 올리거나 발로 찰 수 있어야만 한다. 갑자기 이런 생각이 들었다. 환상에 빠진 사람, 그러니까 환상 속에만 존재하는 다리를 지닌 사람은 돌을 찰 수 없다.

나는 갑자기 버림받은 사람처럼 쓸쓸해져서 환자들 특유의 본질적인 고독을 느꼈다. 병원에 입원한 뒤로 처음 그런 감정을 느끼는 것 같았다. 산에서도 그런 고독은 느껴본 적이 없었다. 반드시 누군가와 이야기를 나누며 어떻게든 안심이 되는 말을 듣고 싶었다. 힘들고 당혹스러운 상황에서도 자신이 어떤 일을 겪고 있는지 말을 꺼낸 그 젊은 환자와 같았다. 나는 그 누구보다도 내 주치의와 이야기를 나누고 싶었다. 내 몸이 어떻게 된 건지 그에게 털어놓고 그에게서 "그럼요, 물론, 저는 이해하죠"라는 말을 듣고 싶었다.

그러다가 잠이 들었는데 내가 아주 좋아하는 이모님이 오시는 바람에 깨어났다. 이모님이 와주시기를 바라는 마음이 있기는 했지만, 그날은 이모님의 생신이었으므로 실제로 와주실 거라고는 생각하지 않았다. 여든두 살의 나이에도 끄떡없이 친구들과 아침과 점심을 드셨다는 이모님은(저녁 약속도 있다고 하셨다) 당신의 생일을 기념해서 나와 차를 마시려고 런던 시내를 가로질러 오셨다. 보통은 내가 이모님께 차를 대접해드리지만, 이번에는 그럴 수 없었으니까. 아침식사 시간에 오늘이 이모님의 생신이라는 걸 갑자기 기억해낸 나는 아침식사를 가져온 술루 간호사에게 생일선물로 드릴 책을 구해달라고 졸랐고, 조금 망설인 끝에 《처녀 이모에 관한 사실과 허구》를 골랐다. 나는 조금은 주저하는 마음으로 이모님에게 이 책을 드리면서, 나도 아직 읽어보지 않았기 때문에 어쩌면 형편없는 책일 수도 있고(하지만 평은 훌륭했다), 이모님이 '처녀 이모'라는 말을 싫어할지도 모른다고 말했다.

"아냐, 아주 마음에 들어!" 이모님은 책을 받아들며 외쳤다. "난 처녀 이모인 게 좋아. 다른 건 되고 싶지 않아. 특히 조카가 여든일곱 명이나 되고, 조카손주는 230명이나 되는 처녀 이모라는 게 마음에 들어. 게다가 내가 가르친 아이들은 또 몇 명이고. 60년 동안! 전부 내 아이들이야. 그러니까 이 책이 우리 같은 사람들을 황량하고 고독하게 묘사하지만 않았으면 돼!"

"만약 그런 내용이면 제가 저자한테 책을 돌려보낼게요!" 내가 말했다.

이모님은 가방을 뒤져 꾸러미를 하나 꺼냈다. "나도 너한테 생일선물로 책을 가져왔어. 네 생일에 네가 저기 북극에 가 있었잖니. 너 콘래드 좋아하지? 이거 읽은 적 있니?"

포장을 풀어 보니 《방랑자》였다. "아뇨, 안 읽었어요. 하지만 제목이 마음에 드네요."

"그렇지." 이모님이 말했다. "너한테 딱 맞아. 넌 옛날부터 방랑자였잖니. 세상에는 떠돌아다니는 사람도 있고 정착해 사는 사람도 있지. 그런데 넌 확실히 방랑자야. 이상한 모험들을 끊이지 않고 하는 것 같으니, 원. 네가 언제쯤 최종 목적지를 찾아내기나 할지 모르겠다."

차분하고 사랑스러운 분위기에서 우리는 차를 마셨다. 평소에는 말을 걸기 힘든 수간호사를 이모님이 설득해서 샌드위치와 커다란 주전자로 한가득 차를 가져오게 하신 덕분이었다. 애정과 진심이 어린 이모님의 시선을 받으며, 나는 그날 내가 알아낸 사실들을 일부 털어놓았다.

이모님은 한마디 말도 없이 열심히 내 말을 들었다. "이런, 애야." 내 얘기가 끝나자 이모님이 말했다. "네가 지금까지도 힘든 일을 몇 번 겪었지만 이번이 가장 힘든 것 같구나." 이모님의 얼굴에 그림자가 지나가는 것 같았다. "정말 힘들겠어." 반쯤은 혼잣말로 중얼거리는 듯한 목소리였다. "아주 깊고 낯선, 어두운 물속에 빠진 것 같아. 혹시⋯." 하지만 나는 이모님이 무슨 말을 하려던 건지 결코 듣지 못했다. 이모님은 상념에서 벗어나 말을 끊고 나를 똑바로 바라보며 말했다. "난 도저히 이해할 수 없는 일이겠지만, 틀림없이 이 일을 이해할 방법이 있을 거다. 이리저리 떠돌아다니다 보면 네가 이 일을 이해할 수 있게 될 거야. 이제부터 아주 명석하고 강하고 대담해져야 한다. 그리고 겸손하게 고개를 숙이고, 세상에는 우리의 이해력을 뛰어넘는 일들이 많다는 걸 인정해야 해. 절대 교만해지면 안 된다. 비굴해져서도 안 되고. 의사한테서 너무 많은 걸 기대해도 안 돼. 네 주치의는 틀림없이 좋은 사람이고, 일급 외과 의사겠지만 이건 수술의 영역을 한참 벗어나는 일이다. 그러니까 의사가 제대로 이해하지 못하더라도 화를 내면 안 돼. 의사한테 불가능한 일을 기대해도 안 되고. 당연히 한계가 있을 거라고 짐작하고, 그 한계를 존중해야 한다. 의사한테도 갖가지 한계가 있을 거야. 누구나 그러니까. 직업적인 한계, 정신적인 한계, 감정적인 한계, 특히⋯." 이모님은 어떤 기억이나 생각이 갑자기 떠오른 것처럼 말을 멈췄다. "외과 의사라는 입장은 아주 특이하지." 마침내 이모님이 말했다. "외과 의사들은 특별한 갈등과 대면해야 해. 네 어머니도⋯." 이모님은 머뭇거리며 내 얼굴을 훑어보았다. "네 어머니는 헌신적인 외과 의사였고, 정말 부드럽고 섬세한 사람이었다. 그런데 간혹 자신이 느끼는 인간적인 감정과 수술을 잘 조화시키지 못했어. 네 어머니는 환자들을 아주 귀하게 여겼지만, 외과 의사로서는 환자들을 그저 해부학적이고 외과적인 문제로만 보아야 했지. 젊었을 때는 간혹 무자비하다 싶게 보일 때도 있었는데, 그건 네 어머니의 감정이 워낙 강렬해서 그랬던 거야. 자신의 감정과 엄격하게 거리를 유지하지 않으면, 그 감정이 네 어머니를 압도해버렸지. 네 어머니는 세월이 흐른 뒤에야 균형을 잡을 수 있었다. 기술적인 측면과 개인적인 감정 사이에 반드시 필요한 균형 말이다."

"예의를 지켜!" 이모님이 나를 타일렀다. "스윈 씨한테 화내지 말고, 그 사람을 그냥 '의사'라고 부르지도 마. 비인간적이잖니! 그 사람도 인간이라는 걸 명심해라. 너랑 똑같은 인간이야. 십중팔구 너무 인간적인 거겠지. 어쩌면 너보다 훨씬 더 수줍음이 많을 수도 있고. 문제는 언제나 사람들이 자기가 인간이라는 걸 잊어버릴 때 생기는 거야."

훌륭하고 현명하고 소박한 말이었다! 내가 이모님의 말을 귀담아 듣기만 했더라면! 이모님의 온화함과 너그러움, 무슨 일이든 다정하고 유머러스하게 대할 수 있게 해주고 절대 상황을 과장하거나 왜곡하거나 무시해버리지 않게 해주는 내면의 차분함과 안정감을 내가 닮았더라면.

　두 번째로 가져온 주전자의 차를 마시면서(이모님은 닥터 존슨만큼이나 차를 많이 마셨다!), 우리의 대화는 더 느슨하고 가볍고 편안해졌다. 내가 아까까지 느끼고 있던 어두운 그림자와 끔찍할 정도로 진지한 분위기는 이 장난스러운 분위기를 견디지 못하고 흩어져서 사라지는 것 같았다.

　이모님은 갑자기 자리에서 일어설 준비를 하면서 아주 빠르게 연달아서 세 가지 우스갯소리를 했다. 놀라울 정도로 진한 음담패설이었지만, 이모님은 새침을 떨면서 정확하고 예의 바르게 이야기를 해주었다.

　나는 폭소를 터뜨렸다. 어찌나 심하게 웃어댔는지 이러다 실밥이 터지겠다는 걱정이 들 정도였다. 내가 그렇게 웃는 동안에 이모님은 자리에서 일어나 돌아갔다.

　그래, 그래! 모든 문제를 파악해서 바로잡고 처리하게 될 것이다. 지금까지도 모든 것이 잘 풀렸고 앞으로도 잘 풀릴 것이다! 사소한 합병증이 생겼을 뿐이다. 수술 때문일 수도 있고, 처음 입은 부상 때문일 수도 있고, 그 둘이 모두 원인일 수도 있다. 정확히 어떤 합병증인지는 안개처럼 흐릿했지만, 아침이 되면 스원이 모든 것을 분명하게 밝혀줄 터였다. 그는 좋은 사람이었다. 정형외과 의사로서 몇 년 동안 경험을 쌓았으니, 이런 일은 이미 수백 번이나 보았을 것이다. 틀림없이 간단한 진단이 내려질 것이고 예후도 좋을 것이다. 스원은 아마 이렇게 말하겠지…. 아니, 그가 뭐라고 할지는 잘 알 수 없었지만, 어쨌든 지금 이 상황에 딱 맞는 말을 할 것이고 모든 일이 잘 풀릴 것이다. 그래! 믿음을 갖고 그의 손에 나를 맡길 수 있을 것 같았다. 혼자 머리를 쥐어짜며 고민하지 말고, 진즉 이런 생각을 했어야 하는 건데. 혼자서 어떻게 해보자는 생각 때문에 필요 이상으로 지나치게 겁을 먹고 있었다.

스윈은 어떤 사람일까? 그가 훌륭한 외과 의사라는 건 알고 있었지만, 내가 관계를 맺어야 하는 것은 외과 의사인 그가 아니라 한 사람의 인간인 그였다. 아니, 그보다 외과 의사와 인간이 하나로 완전히 융합된 사람이면 좋을 텐데. 오다에서 만난 젊은 외과 의사는 그런 면에서 완벽했다. 그 순간, 그 상황에 그는 완벽히 들어맞는 사람이었다. 하지만 지금은 내 상태가 그때보다 더 복잡하고 불분명하기 때문에 스윈의 어깨에 더 무거운 짐이 걸려 있었다. 그는 그렇게 훌쩍 들어와서 춤을 추고 한 번 빙긋 웃어준 뒤에 나가버릴 수 없었다. 어쩌면 몇 주나 몇 달 동안 나를 보살펴야 하는 책임이 그에게 있었다. 그러니까 그에게 너무 많은 것을 요구하거나 나의 괴로움으로 그에게 지나친 짐을 지우면 안 된다. 만약 그가 섬세한 사람이라면 나의 괴로움을 금방 알아채고 조용하면서도 권위가 실린 목소리로 나를 달래줄 것이다. 지금은 내가 환자의 처지에서 벗어날 수가 없기 때문에 그건 나로서는 100년이 지나도 할 수 없는 일이었다. 내게는 참을 수 없을 만큼 힘들어 보이는 일도 스윈은 초연함과 통찰력과 권위라는 메스를 휘둘러서 단번에 끊어버릴 수 있을 것이다. 그가 일일이 설명해줄 필요는 없었다. 그냥 행동으로 보여주면 되었다. 무슨 계리사라도 되는 것처럼 "이런 증상은 환자들 중 60퍼센트에게 나타납니다. 그 원인은 x, y, z로 다양하게 밝혀져 있으며, 회복 속도는 이러저러한 요소들과 기타 계량할 수 없는 요소들에 따라 이러이러하게 달라질 수 있습니다" 같은 보고를 해달라는 것이 아니다. 내가 원하는 것은 권위를 지닌 사람의 목소리와 간결한 말, 확신뿐이었다. "네, 알고 있습니다. 이런 경우가 있어요. 불안해하지 마세요. 이렇게 하면 됩니다! 날 믿으세요!

금방 괜찮아질 겁니다." 이렇게 누구나 들으면 금방 알 수 있는 말. 얼렁뚱땅 얼버무리는 기색이라고는 전혀 없는 말 말이다.

만약 그가 솔직히 이런 말로 나를 안심시켜줄 수 없다면, 사실을 정직하게 시인해주면 좋을 것이다. 설사 그가 "색스 박사, 일이 아주 고약하게 됐어요. 이 증상이 뭔지 모르겠습니다. 하지만 최선을 다해서 알아보겠습니다." 하고 말한다 해도 나는 그의 성실성과 권위를 똑같이 존중해줄 것이다. 만약 그가 두려움을, 솔직한 두려움을 드러낸다면, 나는 그것도 존중해야 할 것이다. 그가 인간으로서 나의 존엄성을 존중해주고 솔직하게 나를 대하기만 한다면, 나는 그가 무슨 말을 하든 존중해야 할 것이다. 그가 솔직하고 남자답게 나오기만 한다면, 나는 무슨 말이든 거의 다 받아들일 수 있을 것 같았다.

스윈이 와서 나를 이해해주고 안심시켜줄 것이라는 생각을 하다 보니 비로소 마음 놓고 쉴 수 있었다. 그날 하루는 내 인생에서 가장 기괴하고 무서운 날이었다. 어떤 의미에서는 산에서 보낸 하루보다 더 기괴하고 무서웠다. 산에서 내 두려움이 최고조에 달했던 것은 사실이지만, 그래도 그 두려움은 자연스럽고 진짜였다. 나는 내가 죽을 것이라는 생각에 당당히 맞설 수 있었다. 하지만 지금 내가 맞서야 하는 것은 부자연스럽고 진짜 같지 않았다. 뭔가 무시무시하게 당혹스러운 일이었다. 하지만 스윈은 이것이 무엇인지 알아볼 것이다. 전에도 이런 일을 본 적이 있을 것이다. 그러니까 그가 제대로 일을 처리해줄 것이라고 믿을 수 있었다. 나도 의사로서 환자들의 불안을 신비롭게 잠재운 적이 많지 않은가. 그때 내가 사용한 것은 지식이나 기술이나 전문적인 솜씨가 아니라, 그저 단순히 환자의 말에 귀를 기울이는 자세였다. 지금은 나 자신이 의사가 되어 내게 휴식을 선사해줄 수 없지만, 다른 의사라면 그럴 수 있었다. 스윈이 해줄 것이다. 내일….

그렇게 해서 그날 하루는 깊은 신뢰 속에서 잠드는 것으로 끝났다. 나는 꿈도 꾸지 않고 깊이 잠들었다. 적어도 밤이 절반쯤 지날 때까지는 그랬다. 그러다 갑자기 연달아 꿈을 꾸었다. 기괴하고 으스스하기 짝이 없는 꿈, 전에는 한 번도 꿔본 적이 없는 꿈이었다. 불안할 때도, 고열에 시달릴 때도, 헛것을 볼 때도 이런 꿈을 꾼 적이 없었는데, 몇 시간 동안이나 나는 점점 심하게 꿈에 시달렸다. 잠결에 소스라치게 놀라서 잠깐 깨어났다가 다시 잠드는 순간 꿈속으로 또 빠져들곤 했다. 어떤 의미에서는 전혀 꿈 같지 않은 꿈이었다. 고정적인 장면이 단조롭게 이어지는 것은 꿈과는 거리가 멀어도 한참 멀었다. 절대 변하지 않는 생리학적 현실이 계속 반복되는 현상에 더 가까웠다고나 할까. 내가 꿈에서 본 것은 다리, 그러니까 지금은 다리가 아니게 된 그 다리뿐이었다. 꿈속에서 깁스는 속까지 완전히 단단했고, 내 다리는 분필이나 회반죽이나 대리석 같은 무기물질로 이루어져 있었다. 이 꿈이 계속 반복되었다. 나는 저녁식사를 하려는 건지 의자에 앉아 있기도 했고, 공원 벤치에 앉아 햇볕을 쐬기도 했다. 이런 장면들은 소박하고 평범했다. 하지만 어떤 장면에서도 내가 서 있거나 걷는 경우는 없었고, 내 다리가 있어야 할 자리에는 돌처럼 딱딱한 하얀 원통이 있었다. 그것은 조각상처럼 딱딱하고 꼼짝도 하지 않았다. 어떤 때는 그것이 회반죽이나 대리석이 아니라 모래나 시멘트처럼 쉽게 부스러지는 물질로 돼 있었다. 이런 꿈을 꿀 때는 두려움이 배가되었다. 작은 알갱이로 부스러지는 그 물질을 하나로 단단히 뭉칠 방법이 없었다. 그렇게 할 수 있는 내적인 구조도 없고, 응집력도 없었다. 실재나 알맹이가 없는 겉모습만, 그저 표면만 있을 뿐이었다. 깁스 안이 완전히 텅 빈 모습이 꿈에 자주 나왔다. 분필 같은 껍데기가 무$_無$를 감싸고 있을 뿐이었다. 어떤 때는 다리가 안개로 이루어져 있기도 했다. 그런데도 다리는 고정된 형태를 유지한 채 꼼짝도 하지 않았다. 최악의 경우는 다리가 어둠이나 그림자 같은 것으로 이루어진 꿈이었다. 아니면, 말도 안 되는 소리지만, 다리가 완전히 무$_無$로 이루어진 경우도 있었다. 그날 밤 내가 꾼 꿈들의 내용은 하나도 다를 것이 없었다. 변화라고는 주변적이고 부차적인 것들, 배경의 사소한 변화들뿐이었다. 모든 장면의 중앙에는 움직이지도 않고, 실재도 없는 그것이 있었다. 그 어떤 꿈도 뭔가 '이야기'를 하려는 것 같지는 않았다. 모든 꿈은 정적으로 고정돼 있었다. 순전히 무시무시하고 지루한 중앙의 그 물건, 달리 뭐라고 할 말이 없는 그 환영 같은 무$_無$를 전시할 목적으로 설계된 디오라마 같았다.

나는 중간에 잠깐씩 잠에서 깨어났다. 그날 밤에 수십 번은 그랬을 것이다. 그때마다 나는 물을 한 모금 마시고 불을 켰다. 그러면 깨어났는데도 변하지 않는 광경이 내 앞에 나타났다. 내 꿈속에서 분필 같은 무$_無$가 중앙에 존재하고 있던 현실, 아니 비현실이 내 앞에 있었다. 창문을 통해 새벽빛이 슬며시 들어오고 있을 때 또 깨어난 나는 이것이 신경학적인 꿈임을 갑자기 깨달았다. 프로이트 식의 강박적인 결정인자들이 없는 게 아니라, 변하지 않는 유기적인 결정인자에 집중된 꿈. 내가 직접 이런 꿈을 꾼 건 처음이지만, 환자들에게서 정확히 이것과 똑같은 얘기를 들은 적이 있다는 사실도 갑자기 머리에 떠올랐다. 뇌졸중 환자, 심한 신경장애를 동반한 하반신 불수 환자(환상지), 다양한 질병과 부상으로 고생하는 환자…, 그들 모두 신체이미지에 심각한 장애를 겪고 있었다. 그런 환자들은 밤마다 자신의 신체이미지 장애와 거기서 파생된 가짜 이미지나 환영들이 정확히 반영된 꿈을 꾸었다. 그리고 지금은 내가 그런 꿈을 꾸고 있었다. 이제 생각해보니, 내 꿈은 나의 신체이미지, 신체자아 중 그 부분이 차갑게 얼어붙어서 죽어버렸음을 확인해주었다. 이런 결론을 내리고 나자 커다란 두려움과 커다란 안도감이 동시에 들었다. 그리고 나는 금방 또 잠이 들었다. 꿈을 꾸지 않는 깊은 잠이었다. 하지만 아침이 가까워올 무렵, 무척 특이한 악몽이 나를 찾아왔다. 처음에는 그냥 '평범한' 악몽 같았다. 우리는 전쟁을 벌이고 있었다. 누구와 왜 전쟁을 하는지는 끝까지 분명치 않았다. 분명한 건 적에게 궁극의 무기, 이른바 현실파괴폭탄이 있다는 두려움이었다. 모든 사람이 그 두려움을 입에 올렸다. 사람들이 속삭이듯 전하는 말에 따르면, 그 폭탄은 '현실을 터뜨려 구멍을 낼' 수 있다고 했다. 평범한 무기는 특정한 공간에 펼쳐져 있는 물질을 파괴할 뿐이지만 이 폭탄은 생각을, 생각의 공간 그 자체를 파괴한다는 것이었다. 우리들 중 어느 누구도 그 폭탄이 터지면 어떻게 될지 알지 못했다. 폭탄의 효과는 상상조차 할 수 없는 것이라고들 했다.

  내 꿈속의 많은 사람들과 마찬가지로 나도 사방이 탁 트인 곳으로 나가고 싶어서 우리 집 정원에 식구들과 함께 서 있었다. 태양이 반짝이고 으스스한 정적이 우리를 감싸고 있는 것만 빼면, 모든 것이 평범해 보였다. 갑자기 뭔가 일이 벌어졌다는 느낌이 들었다. 뭔가가 막 벌어지고 있었다. 하지만 그것이 무엇인지는 짐작도 할 수 없었다. 나는 우리 정원의 배나무가 사라졌음을 깨달았다. 나무는 내가 보고 있던 지점에서 살짝 왼쪽으로 비껴난 곳에 있었는데, 갑자기 보이지 않게 되었다. 그 자리에 배나무가 없었다!

나는 고개를 두리번거리며 사방을 살피지 않았다. 이유는 잘 모르겠지만, 시선을 돌려야겠다는 생각이 전혀 들지 않았다. 배나무만이 아니라 배나무가 서 있던 장소까지 사라지고 없었다. 뭔가가 서 있던 자리가 비워졌다는 느낌이 전혀 없었다. 그저 그 자리는 더이상 존재하지 않았다. 더이상? 전에 그 자리가 정말로 있었다고 확신할 수 있을까? 어쩌면 사라진 건 아무것도 없는 게 아닐까? 어쩌면 처음부터 배나무가 없었던 게 아닐까? 나의 기억이나 상상력이 내게 장난을 치고 있는 게 아닐까? 나는 어머니에게 여쭤보았지만, 어머니도 나만큼이나 혼란스러워하고 있었다. 생각하는 것도 나와 똑같아서, 어머니 역시 더이상 나무가 보이지 않을 뿐만 아니라 애당초 나무가 있기는 했는지 의심스러워하고 있었다. 이건 현실파괴폭탄의 효과인 걸까? 아니면 우리의 두려움이 터무니없는 환상을 만들어낸 걸까?

이제는 정원의 담장 일부가 사라지고 없었다. 엑서터 길로 통하는 문도 보이지 않았다. 아냐, 그게 정말로 사라진 건가? 혹시 처음부터 정원 담장이 없었던 게 아닐까? 엑서터 길로 통하는 문도 처음부터 없었던 게 아닐까? 아니, 엑서터 길이 없는 게 아닐까? 혹시 저 왼쪽에는 처음부터 아무것도 없었던 게 아닐까? 자리를 조금 옮겨서 바로 내 앞에 서 있는 어머니의 모습조차 묘하게 둘로 나뉜 것처럼 보였다. 중간에 걸음을 멈춘 모습이었는데, 좌반신이 없었다. 하지만, 하지만… 어머니한테 좌반신이 있었던 게 확실한가? '좌반신'이라는 말 자체가 좀 무의미한 것 아닌가? 극단적인 두려움과 메스꺼움이 갑자기 나를 사로잡았다. 금방이라도 토할 것 같은….

문이 갑자기 열리더니 술루 간호사가 아주 걱정스러운 표정으로 들어왔다.

"이렇게 불쑥 들어와서 죄송해요." 간호사가 말했다. "하지만 문틈으로 보니까 박사님이 충격을 받은 사람처럼 완전히 하얗게 질려 계셨어요. 가슴도 들썩이고요. 금방이라도 토할 것처럼 보이시던데, 괜찮으세요?"

나는 멍하니 고개를 끄덕이며 간호사를 바라보았다.

"왜 그런 눈으로 저를 빤히 보세요?"

"아, 음… 아무것도 아니오." 내가 말했다. "그냥 나쁜 꿈을 꿨어요." 나는 술루 간호사에게 자세히 말해주고 싶지 않았다. 그렇지 않아도 이미 충격을 많이 받은 그녀에게 당신의 몸이 둘로 나뉘어서 몸 반쪽이 보이지 않는다는 말을 할 수는 없었다. 그리고 잠에서 깬 뒤 처음 몇 초 동안(아니면 그때도 비몽사몽 중이었나?) 나는 어쩌면 술루 간호사가 지금 이 모습 그대로 완전한 건지도 모른다는 이상한 기분이 들었다. 어제 그녀에게서 들은 말이 생각났다. 자신이 '겨우 절반의 자격밖에' 없다던 말. 그래서 순간적으로 나는 이 말과 내 눈에 보이는 그녀의 모습을 연결시켰다. 그러다가 갑자기, 정말이지 놀랍고 경이롭기 짝이 없는 안도감과 함께 나는 깨달았다. 그래, 편두통 발작이 일어난 거야. 왼쪽 시야가 완전히 사라지면서, 가끔 그렇듯이 왼쪽에 뭔가가 있다는 감각(아니면 뭔가가 있었다거나 있을 수 있다는 감각)도 함께 사라진 거야. 잠을 자는 도중에 편두통 때문에 망막에 암점(시력 결손 부위―옮긴이)이 생겨나서 '현실파괴폭탄'을 생리적인 현실로 만든 것이다. 그래서 배나무와 정원 담장과 어머니의 좌반신이 사라진 것이다. 잠에서 깬 뒤에도 나는 이 꿈을 현실로 인식했다. 꿈속의 현실을 단순히 연출이나 배경이나 상징으로 받아들이지 않고 현실과 똑같이 받아들인 것이다.

"하지만 정말로 창백하고 속이 안 좋아 보이세요." 술루 간호사가 고집스럽게 말했다. 얼굴이 반쪽밖에 없는 사람치고는 꽤 정상적으로 말하고 있었다.

"아, 그래요. 편두통이 있어요. 내 고질 중 하나죠." 나는 쿡쿡 웃었다. 반쪽짜리 시야, 그러니까 반맹증의 정체를 알고 보니 꽤나 우스웠다. 이 증세가 곧 사라지리라는 것도 나는 알고 있었다. "금방 괜찮아질 거예요. 맛있는 차를 한 잔 마시고, 토스트라도 좀 먹으면 몇 분 만에. 그러면 내 위장과 눈이…" 나는 다시 쿡쿡 웃었다. "안정될 테니까."

술루 간호사는 안심한 표정으로 문을 향해 돌아섰다. 그러면서 몸이 다시 정상으로 돌아왔다.

하지만 내가 반맹증에 걸렸고, 그것도 시야가 미치지 않는 부위를 제대로 인식하지 못하는 증세가 유난히 심하다는 것을 머리로 깨달아도, 시야의 빈틈, 아니 감각의 빈틈은 사라지지 않았다. 지금 내 눈에 보이는 광경 외에는 아무것도 없다는 느낌, 따라서 방의 '왼쪽' 절반을 바라보거나 찾으려 해봤자 소용없다는 느낌. 나는 가위에 눌려서 억지로 움직이려고 애쓰는 사람처럼 격렬히 의지를 움직여서 왼쪽으로 고개를 돌렸다. 그랬더니 천만다행으로 내 침대의 나머지 부분과 반쯤 커튼이 드리워진 창문, 흐릿한 석판화(리스터 경이 환자의 목을 조르는 모습을 묘사한 것 같았다), 병실의 왼쪽 벽이 시야에 들어왔다. 아, 베개 위에 내 왼팔이 늘어져 있는 것을 보니 기분이 얼마나 좋던지. 모든 것이 제자리에 있음을 확인하고 말도 안 되게 안도감을 느낀 나는 다시 고개를 돌려 똑바로 앞을 향했다. 내 시야의 왼쪽 절반이 다시 차츰 사라지는 것이 재미있었다. 병실의 왼쪽 절반, 세상의 왼쪽 절반, '왼쪽'이라는 개념이 사라졌다.

그래! 이제는 이것을 재미있게 생각할 수도 있고, 여기서 배울 점을 찾을 수도 있었다. 무엇이 어떻게 된 일인지 알아차렸고, 이것이 일시적인 현상임을 알고 있으니까. 하지만 꿈에서는 이것이 내게 절대적인 공포를 안겨주었다. 잠에서 깬 직후에도 마찬가지였다. 내가 상황을 깨닫기 전까지는 그랬다. 어렸을 때 이런 발작이 일어나면 말도 못하게 겁에 질렸던 것이 기억났다. 아직 연약하던 그 시절에 나는 두 가지에 아주 예민했다. 첫째, 내 감각이 조금이라도 변하거나 장애를 일으키는 현상과 둘째, 엉뚱한 사람에게 그런 변화를 '인정'하면 위험하다는 것. 자칫하면 내가 거짓말을 늘어놓거나 정신이 이상해졌다는 오해를 받을 수 있었다.

이런 생각들이 빠르게 내 머릿속을 지나갔다. 나는 여전히 반맹증에서 벗어나지 못한 상태에서 지금과 유사한 경험을 떠올리고 어떤 깨달음 같은 것이 갑자기 내 몸을 꿰뚫고 지나가는 것을 느꼈다. '이런, 내 왼쪽 다리의 증세가 바로 이거잖아! 내가 멍청했지. 다리에도 암점이 생긴 거야! 내 시야의 절반이 사라진 증세는 내 다리의 증세와 기본적으로 비슷해. 시야를 잃어버린 것처럼, 내 다리를 인식하는 "장"을 잃어버린 거라고.'

이 생각이 머릿속에서 점점 분명히 자리를 잡으면서, 나는 엄청난 안도감을 느꼈다. 다른 의문과 불안은 아직 전혀 해결되지 않았다. 다리가 앞으로 나아질지 모르겠다는 중요한 의문도 아직 그대로 남아 있었다. 하지만 나는 새로운 깨달음을 중심축으로 삼아 매달릴 수 있었다.

그리고… 그렇지…. 사라져버린 시야의 반쪽에 뭔가 변화가 일어나고 있었다. 내가 생각에 잠겨 있는 동안 섬세하기 그지없고 가느다란 줄무늬 같은 것이 나타난 것이다. 세상에서 가장 가는 거미줄보다도 더 섬세하고 투명했으며, 희미하게 끓어오르듯이 떨리고 있는 것 같았다. 그 무늬가 점점 선명하고 밝아지더니, 기가 막힌 기하학적 아름다움을 지닌 격자무늬가 되었다. 이제는 그것이 전적으로 육각형만으로 이루어졌으며, 섬세한 레이스처럼 내 시야의 절반을 덮고 있다는 것을 알 수 있었다. 사라졌던 병실 절반도 점점 눈에 들어왔다. 하지만 아직은 그 레이스 안에 완전히 갇혀 있었기 때문에 그 공간도 격자구조로 돼 있는 것 같았다. 육각형들을 틈새 하나 없이 꼭 맞게 배치한 모자이크였다. 공간감각은 없었다. 단단한 현실감도, 사물에 대한 감각도 없었다. 기하학적으로 병치된 육각형들뿐이었다. 공간도 움직임도 시간도 느껴지지 않았다.

나는 남의 일을 바라보듯이 초연하게, 수학적인 흥미를 품고서 공간도 움직임도 없는 이 모자이크를 즐겁게 바라보고 있었다(전에도 이런 일을 가끔 경험한 적이 있었다). 그때 술루 간호사가 차 한 잔과 토스트를 들고 들어왔다. "아까보다 훨씬 좋아 보이시네요." 간호사가 말했다. "반쯤 죽은 것 같은 안색이더니 지금은 눈이 반짝여요. 이렇게 변덕스러운 환자는 처음 봤어요."

나는 차를 가져다주어 고맙다고 인사했다. 술루 간호사가 내 침대 오른쪽의 탁자 위에 찻잔을 내려놓은 뒤 나는 충동적으로 시간이 좀 있느냐고 물었다.

"이번엔 또 뭐예요?" 술루 간호사는 어제 있었던 나의 기괴한 실험이 생각났는지 빙긋 웃었다.

"별것 아니에요." 내가 대답했다. "간호사한테 뭘 해달라고 요청하려는 게 아니에요. 다만 괜찮다면 저쪽 편으로 가서 서보겠어요? 저기 창가라든가, 아니면 리스터 경의 불길한 그림 옆이라든가."

간호사는 병실을 가로질렀다. 그러자 그녀의 모습 또한 갑작스럽게 모자이크로 변했다. 그 사이에 아주 놀라운 순간, 간호사의 몸 절반은 모자이크였고 나머지 절반은 진짜인 순간이 있었다. 간호사는 창문을 통해 들어온 아침 햇빛을 뒤에서 받으면서 창가에 가만히 섰다. 창문 앞에서 반은 그림자가 지고, 반은 빛을 받은 슬루 간호사의 몸이 육각형 모자이크 같은 모습을 하고 있는 것을 보니 중세의 스테인드글라스에 새겨진 성모의 모습이 생각났다. 갑자기 더럭 겁이 났다. 슬루 간호사는 무기물이 되었다. 모자이크의 일부가 된 것이다! 이 결정체의 세상에서 어떻게 움직임과 생명을 인식할 수 있겠는가.

나는 간호사에게 그림을 바라보고, 이야기를 하고, 손짓을 하고, 여러 가지 표정을 지어보라고 부탁했다. 움직이는 것이라면 무슨 행동을 해도 상관없었다. 그러고 보니 시간도 공간처럼 부서져 있다는 사실을 알 수 있었다. 즐거움과 불안이 동시에 느껴졌다. 내 눈에 슬루 간호사의 움직임은 연속적으로 이어져서 보이지 않고, '스틸사진'이 연달아 이어지는 것처럼 보였다. 다양한 구도와 자세가 연달아 나타나는 꼴이었다. 하지만 사진과 사진 사이의 움직임은 보이지 않았다. 영화 필름을 지나치게 느리게 돌리면 화면이 깜박거리는 것처럼, 슬루 간호사는 모자이크와 영화를 닮은 이 이상한 상태 속에 고정돼 있는 것 같았다. 그녀가 있는 세상은 기본적으로 산산이 부서져 있었다. 이 부서진 모자이크 세상이 어떻게 하면 다시 지속적으로 이어진 세상이 될 수 있을지 상상이 가지 않았다. 정말로 상상이 가지 않았는데…, 갑자기 세상이 이어졌다! 깜박거리는 모자이크 세상이 순식간에 사라지고, 슬루 간호사가 제대로 서 있었다. 이제는 시간과 공간 속에서 분해된 모습이 아니라 따뜻하게 살아 움직이는 진짜였다. 삶과 행동의 흐름 속에서 민첩하게 움직이는 아름다운 모습이 되돌아왔다. 결정체의 세상에도 수학적인 아름다움은 있었지만, 움직임의 아름다움이나 우아한 아름다움은 없었다.

"됐어요." 나는 기쁜 마음으로 말했다. "내 고질을 쫓아버리는 데 도움이 됐어요! 메스꺼움도 전부 사라졌고요. 이제, 그래요, 이제, 좀 전에 냄새만 맡은 훈제청어를 좀 먹고 싶네요."

나는 엄청나게 푸짐하고 호화로운 아침식사를 했다. 술루 간호사는 깜짝 놀란 표정이었다. 내가 하얗게 질린 얼굴로 금방이라도 토할 것처럼 보이던 게 1시간도 안 된 조금 전의 일이었으니까. 하지만 그런 발작을 겪은 환자는 "다른 존재가 되어서 깨어난다"(위대한 리빙 박사의 글이다). 나도 정말이지 다른 사람이 된 것 같았다. 공포와 편두통의 밤을 보내고 부활해서 다시 태어난 것 같았다. 하지만 이 재탄생이 더욱 더 즐거워진 것은 내가 유추를 통해 내 '다리'를 이해하게 되었다는 생각 때문이었다. 내가 다리를 이해했다고 해서 생리적인 현실이 달라진 건 아니지만, 그 덕분에 나의 증세가 불가해의 영역을 벗어났다. 차마 말할 수 없는 것들의 영역도 벗어났다. 이제는 스원과 이 이야기를 할 수 있었다. 그는 틀림없이 내 이야기에 푹 빠져서 엄청난 호기심을 드러낼 것이고, 중요한 두 가지 문제에 관해 나를 안심시켜줄 것이다. 내 다리에 왜 암점이 생겼는가? 그리고 이 증세가 얼마나 오래갈 것인가? 스원에게 물어보고 싶은 것은 이 두 가지만이 아니었다. 시간만 허락한다면 더 물어보고 싶었다. 지금까지 환자들에게서 이런 암점을 본 적이 몇 번이나 되는가? 의학 문헌에 그런 사례들이 잘 설명되어 있는가? 나는 나를 안심시켜주는 말을 정말이지 절박하게 원하고 있을 뿐만 아니라, 동료 의사와 흥미진진한 대화를 나눌 수 있는 기회도 원하고 있었다. 그런 대화를 통해 우리 둘 다

정형외과와 신경과의 경계선상에 있는 이 매혹적인 분야를 더욱 분명하게 볼 수 있을 것이다.

나는 이런 기대에 들떠서 엄청난 양의 아침식사를 하면서도 마음은 다른 곳에 가 있었다. 바삭하게 말린 훈제청어의 맛을 제대로 의식하지도 못했다.

조금 있으니 수간호사가 들어왔다.

"세상에 이렇게 엉망으로 어지르시다니요, 색스 박사님!" 수간호사가 유쾌한 표정으로 짐짓 야단을 치듯이 말했다. "책이며 편지며 종잇조각들을 사방에 늘어놓으시고…. 게다가 침대보에 잉크까지 엎지르셨잖아요!"

"그건 내 만년필 자국이에요." 내가 사과하듯이 말했다. "가끔 잉크가 새거든요."

"뭐, 아침식사를 마친 뒤에 여길 싹 치우고 정리해야겠어요. 오늘은 전체회진이 있는 날이에요." (수간호사의 목소리가 왠지 '전체회진'이라는 말을 대문자로 크게 강조하는 것처럼 들렸다.) "스원 선생님이 9시 정각에 이리로 오실 거예요!"

수간호사는 미소 띤 얼굴로 고개를 한 번 젓고는 통통 튀듯이 밖으로 나갔다.

'좋은 사람이야.' 나는 훈제청어를 먹은 탓인지 기분이 들떠서 속으로 생각했다. '조금 엄격하고 규율을 까다롭게 강조하기는 하지만, 수간호사라면 모름지기 그래야 하는 법이지. 그래도 마음씨 좋은 할머니야. 저 거친 목소리와 끔찍한 외모 속에는….'

내 앞에서 찻주전자가 휙 사라졌다. 아직 차를 두 잔밖에 안 마셨는데.

술루 간호사가 내게 대야를 가져와서 속삭이듯 말했다. "서두르세요! 면도요!"

나는 엿새 동안 지저분하게 자란 수염을 밀었다. 내가 산을 오른 그날로부터 겨우 엿새밖에 안 지난 건가? 나는 턱수염을 깨끗하게 다듬고, 이를 닦고, 입 안을 헹궜다.

술루 간호사가 나를 부축해서 의자에 앉힌 뒤, 침대에 깨끗한 침대보를 깔고 방을 치웠다. 그러고는 다시 나를 부축해서 침대에 앉히며 말했다. "수간호사님은 환자 분들이 베개를 받치고 앉아 계시는 걸 좋아하세요. 정중앙에. 그러니까 되도록 중앙에 앉아 계세요. 한쪽으로 몸을 기대지 마시고요!"

나는 지시대로 하겠다고 말하고는, 나가면서 문을 닫지 말라고 부탁했다. 병동 전체에서 청소하는 소리, 정돈하는 소리가 들려왔기 때문이었다. 나는 그 굉장한 소리들을 좀더 분명하게 듣고 싶었다. 수간호사가 큰 소리로 지시를 내리고 있었지만, 말투는 유쾌했다. 마치 하사관 같았다. 간호사들과 조무사들은 이리저리 뛰어다녔고, 지저분하게 어질러져 있던 것들이 신속하게 사라졌다. 군대에서 사열을 받을 때처럼 진지함과 코믹함이 반반씩 뒤섞인 분위기가 느껴졌다. 군화에 반짝반짝 광을 내고, 금속 장식을 하얗게 닦고, 가슴을 쑥 내밀고, 배는 쑥 집어넣은 자세로 모든 준비를 완벽하게 갖춘 모습 말이다.

그 부산함, 고함소리, 웃음소리가 너무 좋았다. 눈으로 보지 못하고 소리만 들을 수밖에 없다는 것이 아쉬웠다. 넓은 공간에 웅성웅성 울려퍼지는 소음 속에서 수간호사의 목소리와 눈길에 힘입어 모든 것이 질서정연하게 변해가고 있었다. 이제는 군대 사열식이라기보다는 뭔가를 위해 준비를 갖추고 있는 커다란 배 안 같은 분위기가 느껴졌다.

챙그랑 챙그랑 부산을 떨던 소리들이 갑자기 딱 멈추는 것 같더니, 놀라운 정적이 그 자리를 차지했다. 속삭이는 소리, 중얼거리는 소리가 들렸지만 무슨 말인지는 전혀 알아들을 수 없었다.

이제 스윈이 들어왔다. 그의 수술도구와 회진이라는 의식용 도구들을 쟁반에 담아 든 수간호사가 함께 들어왔고, 긴 백의를 입은 수석 레지던트와 그 밑의 레지던트들이 뒤를 따랐다. 맨 뒤에는 짧은 가운 차림의 학생들이 유난히 기가 죽은 모습으로 따라오고 있었다. 종교 행렬처럼 엄숙하고 공식적인 분위기 속에서 대장과 그의 수행원들이 내 입원실로 들어왔다.

스윈은 나를 보지도 않고 내게 인사를 건네지도 않은 채, 내 침대 발치에 걸려 있는 차트를 꺼내서 열심히 들여다보았다.

"음, 수간호사님." 그가 말했다. "지금 환자 상태는 어떻죠?"

"열은 없습니다, 선생님." 수간호사가 대답했다. "카테터는 수요일에 뺐고요. 지금은 입으로 음식을 섭취하고 있습니다. 발에 부종은 없습니다."

"괜찮은 것 같군요." 스윈이 이렇게 말하고는 내게 시선을 돌렸다. 아니, 내 깁스로 시선을 돌렸다고 해야 할 것이다. 그는 손마디로 깁스를 날카롭게 두드렸다.

"자, 색스 씨." 그가 말했다. "오늘은 다리가 어떤가요?"

"괜찮은 것 같습니다, 선생님." 내가 대답했다. "외과적으로는요."

"그게 무슨 뜻입니까? 외과적이라니요?" 그가 말했다.

"그게, 음…" 나는 수간호사를 바라보았지만, 수간호사의 표정은 돌덩이 같았다. "통증은 별로 없고, 어… 발이 붓지도 않았습니다."

"훌륭하군요." 스윈이 말했다. 마음이 놓인 기색이 역력했다. "그럼 아무 문제도 없는 거죠?"

"그게, 하나 있습니다." 스윈의 표정이 엄격했기 때문에 나는 말을 더듬기 시작했다. "그게, 그게, 네갈래근을 수축시킬 수가 없는 것 같습니다. 그리고 음… 근육이 전혀 반응하지 않아요. 그리고… 그리고… 다리의 위치도 잘 파악이 안 됩니다."

스윈이 순간적으로 겁에 질린 표정을 짓는 것 같았지만, 너무나 순간적으로 휙 지나간 표정이라서 나는 확신할 수 없었다.

"말도 안 돼요, 색스 씨." 스윈이 날카로운 목소리로 단호하게 말했다. "문제가 되는 건 하나도 없습니다. 전혀. 걱정하실 것 없어요. 전혀!"

"하지만…."

스윈은 한 손을 들어올렸다. 도로에서 차들을 멈춰 세우는 경찰관처럼. "색스 씨가 완전히 잘못 알고 계시는 겁니다. 다리에는 아무런 문제가 없어요. 그건 알고 계시죠?" 그가 단호하게 말했다.

그는 무뚝뚝하게 휙 돌아서서 문으로 향했다. 내가 보기에는 짜증이 난 것 같았다. 그의 부하들이 공손하게 양쪽으로 쫙 갈라졌다.

나는 몸을 돌려 나가는 의료진의 표정을 보려고 했지만, 다들 폐쇄적인 표정이라 아무것도 알 수 없었다. 행렬은 재빨리 입원실을 빠져나갔다.

나는 놀라서 멍한 상태였다. 나를 그토록 고민에 빠뜨렸던 불안감과 두려움, 내가 내 상태를 알게 된 뒤 겪었던 그 모든 고통, 오늘 이 만남에 걸고 있던 모든 희망과 기대…, 그런데 이 꼴이라니! 나는 속으로 생각했다. 무슨 의사가 저래? 무슨 인간이 저래? 그는 내 말은 듣지도 않고, 관심도 보이지 않았다. 그는 환자들의 말을 들으려 하지 않는다. 신경도 쓰지 않는다. 그런 인간은 결코 환자에게 귀를 기울이는 법도 없고, 환자에게서 교훈을 얻지도 못한다. 그는 환자들을 무시하고 경멸하고 아무것도 아닌 존재로 취급한다. 하지만 다시 다른 생각이 들었다. 내가 그를 지나치게 비난하고 있다는 생각. 내가 의도한 건 아니지만, '외과적으로는요'라고 말한 것은 상대를 도발하는 짓이었다. 게다가 우리 둘 다 어쩔 수 없는 상황이었다. 전체회진이 공식적인 행사이기 때문에, 우리 둘 다 어떤 의미에서는 우리에게 맡겨진 역할을 수행하는 수밖에 없었다. 스원은 모르는 것이 없는 전문의 역할이고, 나는 아무것도 모르는 환자 역할이었다. 그런데 내가 그의 동료처럼 보일 뿐만 아니라 행동으로도 그런 뜻을 일부 나타내는 바람에 상황이 악화되고 말았다. 그래서 우리 둘 다 어떤 연기를 해야 하는지 잘 알 수 없게 된 것이다. 다시 생각해보니, 스원이 그렇게까지 감정이 없는 사람은 아니라는 확신이 들었다. 나는 그에게서 감정을 보았다. 강렬한 감정이었다. 하지만 그는 그것을 억눌러야 했다. 물리치료사 프레스턴 양이 아무 반응이 없는 내 다리를 보고 감정을 억눌렀던 것처럼 말이다. 우리가 그냥 개인 대 개인으로 만났으면 상황이 얼마나 달라졌을까. 하지만 전체회진이라는 우울한 무대에서는 불가능한 일이었다. 만약 내가 전체회진 이후에 스원 밑의 레지던트와 인간 대 인간으로 조용히 이야기를 나눌 수 있다면, 모든 것이 달라질지도 모른다.

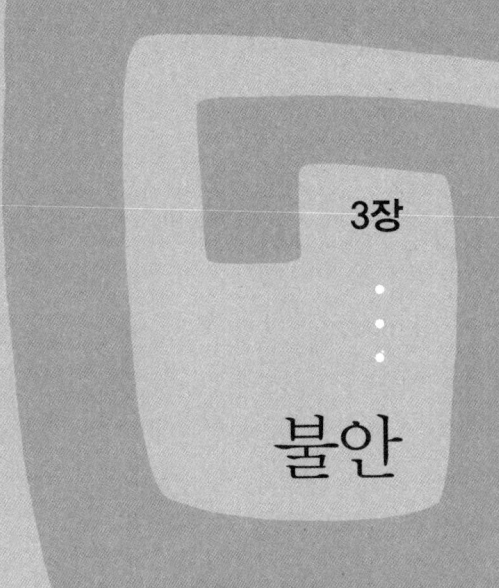

3장

불안

Oliver Sacks

A LEG TO STAND ON

> 그믐밤 같은 어둠이 깔리고 깜깜한 가운데 온통 뒤죽박죽이 된 곳,
> 칠흑 같은 흑암만이 빛의 구실을 하는 곳으로 갑니다.
> ―욥기 10장 22절

암점과 공명현상은 이미 경험했다. 무섭고 공허한 무無의 이미지들이 불쑥 솟아 나와서 나를 압도했다. 특히 밤이 그러했다. 여기에 맞서는 방어벽으로서 내 주치의가 상냥하게 나를 이해해주고 지지해줄 거라고 나는 희망하고 기대했다. 그가 나를 안심시켜주고 도와주고 어둠 속에서 발을 디딜 자리를 마련해줄 것이라고.

하지만 그는 정반대로 행동했다. 아무 말도 하지 않음으로써, "아무것도 아니에요"라고 말함으로써 그는 내가 발을 디딜 자리를 빼앗아갔다. 내가 디딤판을 그토록 간절히 바랐거늘. 이제 나는 믿고 설 다리가 없다는 느낌과 그 어디에도 몸을 기대지 못한다는 느낌이 전보다 두 배나 강해진 채 무無와 불안 속으로 들어갔다.

'지옥hell'이라는 단어는 '구멍hole'이라는 단어와 아마도 어원이 같을 것이다. 사실 암점이라는 구멍은 일종의 지옥으로 존재론적인 상태, 또는

형이상학적인 상태를 말하지만, 그 바탕과 결정 요인은 틀림없이 유기적이다. '현실'의 유기적 기초가 제거되면 그만큼 사람은 구멍 속으로 떨어진다. 아니 지옥구덩이라고 할까. 사람이 이런 것을 의식하는 걸 견딜 수 있다면 말이다(많은 환자들이 자기방어를 위해 의식하지 않으려 드는 것도 이해할 수 있는 일이다). 암점은 현실 그 자체에 난 구멍이며, 공간 못지않게 시간에도 난 구멍이다. 따라서 정해진 기한이나 끝이 있을 거라고 생각할 수 없다. 거기에는 '기억의 구멍', 기억상실 같은 성격이 있기 때문에 시간을 초월한 듯한 감각, 끝이 없는 듯한 기분이 든다. 시간을 초월한 듯한 상태, 불안의 구덩이는 암점에 처음부터 포함되어 있다.

만약 이 상태를 다른 사람들에게 설명해서 전달하고, 상대의 이해와 공감을 얻을 수 있다면 이것도 견딜 만할 것이다. 슬픔을 견딜 때처럼 지금보다는 더 견딜 만할 것이다. 하지만 의사가 "아무것도 아니에요"라고 말한 순간 나는 그 기회를 잃어버렸다. 그래서 나는 더 깊은 지옥, 의사소통을 박탈당한 지옥으로 내던져졌다.

이것이 은밀한 기쁨이지, 지옥의 비밀성 말이야(《파우스트》에서 악마가 하는 말).
이것이 알려지지 않을 거라는 것, 이것이 말로부터 보호받고 있다는 것,
이것이 공개될 리 없다는 것…. 무음, 망각, 절망은 한심하고 모자라는 상징들이야.
여기서는 모든 것이 멈추지…. 어느 누구도 자신의 소리를 들을 수 없어.

완전한 절망이 나를 덮쳤다.

나 자신이 가라앉고 있는 것 같았다. 심연이 나를 집어삼켰다. 비록 '암점'이라는 단어는 '그림자' 또는 '어둠'을 의미하지만, 그리고 이것은 공포와 죽음의 일반적인 상징이지만, 나의 감각과 영혼은 침묵을 더 괴로워했다. 나는 계속《파우스트》를 읽었다. 특히 지옥과… 음악에 관한 구절들. "어느 누구도 자신의 소리를 들을 수 없어." 하지만 다른 한편에는 지옥다운 소음이 있다. 이 소음은 방이 없는 방, 내가 누워 있는 감옥 같은 방에서 음악의 결핍과 소음의 압박으로 그대로 재현되었다. 나는 굶주린 사람처럼 목마른 사람처럼 필사적으로 음악을 갈망했지만, 내가 갖고 있는 형편없는 라디오는 아무 소리도 잡아내지 못했다. 건물과 비계가 수신을 거의 차단하다시피 한 탓이었다. 하지만 공기압을 이용하는 드릴 소리는 하루 종일 들려왔다. 내 귀에서 겨우 몇 미터 떨어진 곳의 비계 위에서 작업이 이루어지고 있었기 때문에. 그러니까 겉으로는 무음과 소음이 함께 있고, 속으로는 그와 동시에 무시무시한 내적인 침묵이 있었다. 시간감각도 없고 움직임도 없는 암점의 침묵에 소통이 되지 않는 침묵과 금기의 침묵이 결합된 형태로 말이다. 내 의사를 전달할 수 없다는 느낌, 파문당한 것 같은 느낌은 지독했다. 나는 겉으로는 상냥하고 얌전한 모습을 유지했지만, 속으로는 남몰래 절망을 키우고 있었다.

"심연을 들여다보면, 심연이 당신을 마주볼 것이다." 니체는 이렇게 썼다.

심연은 현실에 생겨난 골짜기, 무한한 균열이다. 우리가 그것을 알아차리기만 하면, 그것이 우리 발밑에서 입을 벌릴지도 모른다. 그러면 그것에서 시선을 돌리거나, 아니면 정면으로 마주해야 한다. 나는 아주 집요한 사람이다. 그것이 좋은 일인지 나쁜 일인지는 모르겠지만, 일단 어떤 것에 주의를 쏟기 시작하면 나 자신도 다른 곳으로 주의를 돌릴 수 없다. 이것은 커다란 장점일 수도 있고, 약점일 수도 있다. 이런 성격 덕분에 나는 조사에 일가견이 있으며, 때로 강박적인 사람이 되기도 한다. 이번 경우에는 심연의 탐험가가 되었다….

나는 항상 나 자신을 박물학자나 탐험가로 생각하는 것이 좋았다. 나는 낯선 신경심리학의 영역들을 많이 탐험했다. 신경장애 중에서도 머나먼 북극과 열대에 해당하는 영역들이었다. 하지만 이제는 그 어떤 지도에도 표시되어 있지 않은 땅을 탐험하기로 결정했다. 아니, 혹시 어쩔 수 없는 선택인 걸까? 내가 맞닥뜨린 이 땅은 이름도 없는 오지였다.

전에 여러 신경심리학적 영역들을 탐험할 때는 내게 도움이 되었던 인지능력, 지적인 능력, 상상력이 이 오지에서는 아무런 쓸모도 없고, 의미도 없었다. 나는 지도를 벗어났다. 조사하면 알아낼 수 있는 세계에서 떨려났다. 공간에서 떨어져 나왔을 뿐만 아니라, 시간에서도 떨어져 나왔다. 이제는 결코 어떤 일도 일어날 수 없다. 지성, 이성, 감각도 아무런 의미가 없다. 기억, 상상력, 희망도 아무런 의미가 없다. 나는 예전에 발 디딜 자리를 제공해주었던 모든 것을 잃어버렸다. 지금 나는 내 뜻과 상관없이 영혼의 어두운 밤 속에 들어와 있었다.

이 상태에서 가장 먼저 느낀 것은 커다란 공포였다. 내가 평소에 휘두르던 모든 능력을 포기해야 했으니까. 특히 무엇보다도 몸을 움직여 활동하는 감각과 느낌을 포기해야 했다. 그리고 수동적인 감각과 느낌을 허락해야 했다(이건 무시무시한 일 같았다). 처음에는 굴욕적이었다. 분하고 억울했다. 활발하고 남성적이며 자신감이 넘치던 나의 모습을 나는 나의 학문, 자부심, 나의 마음과 동일시했다. 그런데 나도 모르게 변하기 시작하면서 이러한 활동성의 포기를 허용하고 환영하게 되었다. 내가 이런 변화를 감지한 것은 오지에 들어선 지 사흘째 되던 날이었다.

어둠과 긴 밤 속에서 길을 잃고 혼란에 빠진 영혼에게는 지도도, 지도를 만들어보려는 마음도 도움이 되지 않았다. 지도를 만드는 사람 같은 기질, "강하고 남성적인 느낌 … 모험심 … 경계심과 활동성"(쿠크 선장에 대해 당대의 어떤 인물이 쓴 글)도 소용이 없었다. 이런 활동적인 자질이 나중에는 가치가 있을지 몰라도, 지금은 내게 기반이 되어줄 것이 전혀 없었다. 어두운 밤 속에서 내가 수동적인 상태에 빠져 있었기 때문이다. 강렬하고 절대적이고 완전한 수동성. 여기서 행동은 어떤 것이라도 쓸모가 없고, 주의만 흐트러뜨릴 것이다. 지금 나의 구호는 "인내하고 견뎌라 … 기다려라, 가만히 … 아무것도 하지 말고, 아무 생각도 하지 마라!"였다. 이 얼마나 어렵고, 역설적인 교훈인가!

꼼짝도 하지 말고, 희망도 없이 기다리라
희망하지 말아야 할 것을 희망하게 될 테니, 사랑 없이 기다리라
사랑하지 말아야 할 것을 사랑하게 될 테니…
생각 없이 기다리라, 아직 생각할 준비가 되어 있지 않으니…
—엘리엇

나는 꼼짝도 하지 않고 어둠 속에서 기다려야 했다. 나의 상태를 거룩한 것으로, 신의 어둠으로 느껴야 했다. 단순히 눈이 멀고, 모든 것을 잃어버린 상태로 받아들이면 안 되었다(하지만 실제로 완전히 눈이 멀고 모든 것을 잃어버린 기분이었다). 나는 나의 이성이 혼란에 빠졌음을, 나의 능력과 재주가 활동할 수 있는 장이 없어서 나의 상태를 변화시키는 데 쓰일

수 없음을 인정해야 했다. 아니 심지어 기쁘게 생각해야 했다. 내가 이런 상황을 원한 것은 아니지만, 어쨌든 이런 일이 벌어졌다. 그러니까 나는 이 상황을 받아들여야 했다. 이 기묘한 수동성과 어두운 밤을, 감각과 이성에 생겨난 이 기묘한 암점을 받아들여야 했다. 분노와 두려움으로 받아들이는 게 아니라, 감사와 기쁨으로 받아들여야 했다.

오지에 들어선 지 사흘째 되는 날부터 시작된 변화가 이것이었다. 나의 혐오감과 절망, 말로 형언할 수 없이 끔찍한 지옥에 들어선 느낌을 뭔지 알 수는 없지만 철저히 다른 느낌으로 바꿔놓았다. 이제는 더이상 밤이 혐오스럽지도 어둡지도 않았다. 오히려 감각을 초월하는 빛으로, 그리고 기묘하고 역설적인 기쁨으로 남몰래 빛을 발하고 있었다.

> 어둠 속에서 안전히, 비밀의 사다리 옆에서 변장한 채… 아, 행복한 기회!
> 어둠과 은폐 속에서 나의 집이 이제 쉬고 있었다.
> 행복한 밤 속에서, 비밀 속에서, 아무도 나를 보지 못하는 곳에서,
> 나 역시 아무것도 보지 않았다. 빛도 안내자도 없이, 내 가슴속에서 타오르는 그것뿐.
> 이 빛이 나를 인도했다. 정오의 빛보다 더 확실하게 그분이 나를 기다리시는 곳으로…
> −십자가의 요한

나는 자부심 높은 이성으로, 정오의 햇빛 같은 이성으로 살면서 성취할 가치가 있는 것은 무엇이든 이성과 의지로 성취할 수 있다고 생각했다. 예전에 내가 기울인 모든 노력의 특징이었던 "강하고 남성적인 느낌

… 모험심 … 경계심과 활동성"으로 성취할 수 있다고. 그런데 지금, 아마도 생전 처음으로, 나는 크게 다른 것을 맛보았다. 맛볼 수밖에 없었다. 환자로서 경험한 깊디깊은 수동성, 지금은 이것만이 적절한 태도라는 깨달음을….

대외적으로 나는 활동적이고 어른스럽게 굴려고 애써야 했다. 다른 사람들에게 꼭 필요한 만큼만 의존하고, 그 이상 의존하는 일은 피하려고 했다. 하지만 영적으로는, 그러니까 외면이 아니라 내면적으로는 내가 가진 모든 능력과 자신감, 어른스럽고 남성적인 모험심과 활동성을 포기하고 긴 밤 속에서 아이처럼 굴어야 했다. 참을성을 발휘하며 수동적으로 굴어야 했다. 지금은 영혼이 취할 수 있는 적절한 태도가 이것밖에 없었다. 꼼짝 않고 기다리는 것, 그분이 나를 기다리고 계시니까….

비행기의 기장은 허풍스럽고 기운 찬 사람이었다. 그는 모험심과 결단력으로 가득했으며, 강하고 남성적이었다. 그런 그도 이렇게 말하지 않았던가. "환자가 되는 첫 걸음은 인내심을 갖는 겁니다." 그리고 병원에 입원하고 얼마 지나지 않아, 외과 레지던트 한 명이(내 담당 수련의가 아닌 것이 어찌나 애석하던지) 내가 골을 내고 화를 내며 조급해 하고 안절부절 못하는 것을 보고 부드럽게 말했다. "마음을 편히 먹으세요! 이 모든 일을 겪어내는 것이 사실은 순례여행과 같답니다."

이렇게 나의 오지여행(시간감각을 잃어버린 듯한 상태에서 열흘 동안 지속되었다)이 처음 시작될 때 나는 고통에 시달렸지만, 점차 참을성을 얻었다. 처음에는 지옥 같았지만 점차 연옥의 어두운 밤처럼 변했다. 이 기간 동안 나는 겸손해졌고 희망을 잃어버리는 끔찍한 경험도 했지만, 나중에는 그보다 천배나 되는 희망, 새로이 변화된 희망을 달콤하고 부드럽게 돌려받았다.

  이 오지에서 내가 절망을 향해 갔다가 돌아온 것은 영혼의 여행이었다. 의학적으로 내 상태는 암점에 꼼짝없이 고정된 채로 전혀 변하지 않았으니까. 또한 내 주치의들과 나 사이에는 "깊은 문제들"은 언급하지 않기로, 그다지 냉정하지만은 않은 합의가 이루어져 있었다. 이 오지에서, 이 어두운 밤 속에서 나는 과학에 기댈 수 없었다. 이성으로는 풀 수 없는 현실과 맞닥뜨린 나는 예술과 종교에서 위안을 얻으려고 했다. 밤의 어둠을 뚫고 나를 불러줄 수 있는 것, 의사를 전달할 수 있는 것, 뭔가 의미를 만들어낼 수 있는 것, 현실을 좀더 이해하기 쉽고 참기 쉽게 만들어줄 수 있는 것은 바로 예술과 종교뿐이었다. "우리는 진실로 인해 소멸하지 않도록 예술을 갖고 있다."(니체)

  과학과 이성은 '무'에 대해서, '지옥'에 대해서, 영적인 '밤'에 대해서 이야기하지 못한다. 그들에게는 '부재, 어둠, 죽음'을 담을 공간이 없다. 하지만 지금 내가 맞닥뜨린 압도적인 현실은 바로 그런 것들로 이루어져 있었다. 나는 성경, 특히 시편에 의지했다. 시편이 계속해서 그런 것들을 이야기하고 있었기 때문에, 그리고 빛과 생명을 향해 신비롭게 되돌아오는 이야기를 하고 있었기 때문이다. 나는 어떤 의미에서는 마치 환자들의 '병력'을 보듯이, 내가 처한 현상에 대한 설명을 보듯이 시편에 의지했다. 하지만 기도나 기원을 할 때처럼 희망도 있었다. 나는 신비주의자들과 형이상학적인 시인들에게도 의지했다. 그들 또한 명확한 설명과 희망을 제공해주었으므로. '종교'에 의지할 때처럼 직설적이고 솔직한 헌신이 없는, 시적이고 미학적이고 은유적이고 상징적인 설명과 희망이었다.

그럼 나를 연구해요, 연인이 될 당신
그러니까, 다음 세상에서, 돌아오는 봄에
나는 모든 죽은 것이므로
내 안에서 사랑은 새로운 연금술을 만들지.
그의 예술은 정말로 표현한다네
심지어 무에서조차 정수를 뽑아내서,
칙칙한 결핍과 메마른 공허함에서도,
그는 나를 파멸시켰고, 나는 다시 창조되지
부재, 어둠, 죽음에서, 존재하지 않는 것들에서
−존 던

던이 삶의 한겨울에 쓴 한겨울의 시는 내게 죽은 영혼의 고통과 희망을 전해주었다. 나는 이 시를 자주 혼자 중얼거렸다. 특히 맨 마지막 구절인 "나는 다시 창조되지/부재, 어둠, 죽음에서, 존재하지 않는 것들에서"를 자주 중얼거렸다. 때로는 "나는 다시 창조된다, 창조될 것이다"라는 말만 중얼거리기도 했다. 미사 중에 사제와 함께 기도문을 외거나 배우가 독백을 하는 것 같은 기분이었다. 나는 이 구절을 끌어안고 포옹한 팔에 점점 더 힘을 주었다. 이 구절이 뭔가 비밀스럽고 불가능한 희망을 암시하는 것 같았기 때문이다. 그때 나는 희망을 품을 이유가 전혀 없었는데….

하지만 마침내 형이상학적인 시인들과 신비주의자들을 옆으로 밀어내고 나자 성경만이 남았다. 그 불가능한 믿음.

그 많은 고생과 불행을 나에게 지워주셨어도 당신은 나를 되살려주시고 땅속 깊은 곳에서 끌어내시리이다.

(시편 71편 20절-옮긴이)

남몰래 반쯤은 회의에 잠긴 채 머뭇거리며 갈망을 품고, 나는 이 상상하기 힘든 '신'에게 말을 걸었다.

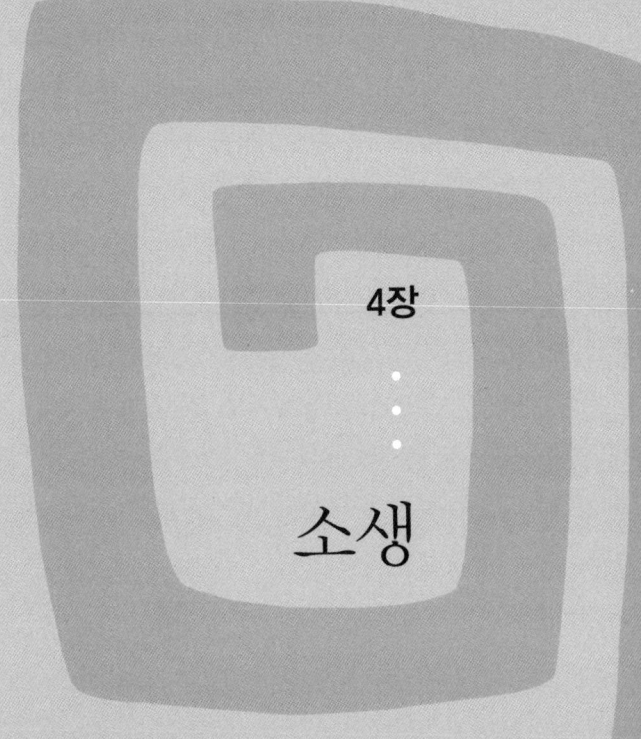

4장

소생

Oliver Sacks

A LEG TO STAND ON

> 하지만 동물은 어떤 수단을 통해 내면의 원칙들에 의해 움직이는가…. 어떤 도구들을 통해서? 자동기계와 비교해보자…. 최초의 움직이는 기계가 영혼인가? 아니면 심장의 움직임처럼 자연적인 원인이 있는 것인가?
> ―윌리엄 하비, 《De Motu Locali Animalium》

영원히 이어질 것만 같고 공허했던 그 열흘 내내 내 다리의 상태는 조금도 변하지 않았다. 다리는 여전히 아무런 감각도, 반응도 없이 하얀 돌무덤 같은 깁스 안에서 꼼짝도 하지 않았다. 그대로 고정되어 절대 변하지 않는 그 상태, 말하자면 마치 하얀 원통 모양의 무기물로 바뀌어버린 것 같은 모습, 생기 없이 석화되어 석회질로 변해버린 것 같은 모습이 매일 밤 내 앞에 자꾸만 나타났다. 내 꿈 역시 조금도 변하지 않고 여전히 사진이나 도표처럼 자세하고 생생했으며, 여전히 움직임도 없고 사건도 없었다. 처음 나타났을 때와 똑같이 죽음 같은 느낌만 있을 뿐이었다.

조금이라도 상태가 나아지거나 변할 거라는 생각, 또는 그런 일이 있을 것 같은 낌새나 희망은 계속 부서지고 또 부서졌다. 그렇게 그다음 주 토요일 아침이 되었다. 그날 내가 쓴 일기를 인용해보겠다.

다리의 새로운 현상. 갑자기 믿을 수 없을 만큼 심하고 극단적으로 짧은 통증이 다리 어딘가에서 번개처럼 지나갔다. 머리가 하얘질 것 같은 강렬함과 순간적으로 끝나버리는 점이 사진을 찍을 때 터뜨리는 플래시 같다. "번개 같은 통증"도 비슷하다…. 그런 통증이 지속되는 동안에는 몸이 반드시 경련을 일으킬 수밖에 없지만, 통증의 지속 기간은 겨우 몇 천 분의 1초밖에 안 된다. 이렇게 지독한 통증이 번개처럼 스치고 지나가는 생리적 원인이 궁금하다. 도대체 뭐가 어떻게 돌아가고 있는 걸까?

전에는 아무런 움직임 없이 침묵을 지키던 근육이 비자발적으로 번개처럼 움찔거리는 현상도 시작되었다. 그 움찔거림과 번개 같은 찰나성은 마치 척수반사 같다. 일단의 감각세포들이나 운동세포들이 자기들끼리만 따로 움직이는 듯한….

이로 인해 나는 두려움과 희망, 두 가지 감정을 느낀다. 이 현상들은 병리적임이 분명하다. 그들의 특징을 보면, 진정한 신경 차단이 관련되어 있는 것 같다. 하지만 이런 현상이 나타났다는 사실이 어쩌면 신경 회귀의 징후일 수도 있다.

자발적인 움직임은 아직 가능하지도 않고, 생각도 할 수 없다. 하지만 비자발적으로 번개처럼 스치고 지나가는 이 현상들, 고주파 효과와 비자발적 근위축이 어쩌면 생명이 처음으로 일으킨 불꽃인지도 모른다. 근육이 반응을 보이기 위해 준비하고 있다는 표시인지도 모른다.

이처럼 비자발적 근위축이 일어나는 모습은 결코 은밀하지 않고, 누구나 분명히 볼 수 있다. 이것은 내가 병원에 입원한 뒤 처음으로 경험하는 긍정적인 현상이었다. 섬광처럼 지나가는 이 현상은 신경학적 회복의 징후이자 징표로 2주 전 부상을 입은 뒤 처음으로 내 다리의 신경과 근육에 약간의 자극 감수성과 '생명'이 되돌아오고 있음을 말해주었다. 그 움직임들 덕분에 나는 전기적 활동이 활발하게 이루어지고 있다는 느낌을 강하게 받았다. 신경과 근육의 자발적인 감응전류요법 또는 고주파 효과라고 할 만했다. 느릿한 생명의 불꽃을 일으키는 전기적 불쏘시개 같은 것….

나는 마치 전기폭풍을 겪고 있는 것 같은 기분이었다. 번개가 이 신경섬유에서 저 신경섬유로 훌쩍훌쩍 뛰어다니고, 신경과 근육 속에서 전기가 지직거리며 소리를 냈다. 나도 모르게 프랑켄슈타인의 괴물이 생각날 정도였다. 피뢰침과 연결되어 번개의 힘으로 지직거리며 깨어나던 괴물.

그러다가 토요일에 마치 '감전'된 것 같은 느낌, 아니 신경계 말단의 작은 일부가 전기의 힘으로 살아나는 듯한 느낌이 들었다. 내가 아니라 '그것'이 살아나는 느낌… 이 국지적이고 비자발적인 섬광과 경련에 나는 아무런 역할도 하지 않았다. 그들은 나나 내 의지와는 아무런 상관이 없었다. 그들은 나의 의도나 의지를 따르지도 않았고, 움직이겠다는 생각을 따르지도 않았다. 그들로 인해 나의 생각이나 의도가 자극을 받지도 않았고, 그들이 나의 생각이나 의도의 자극을 받지도 않았다. 따라서 그들에게는 '개인적인' 특징이 전혀 없었다. 그들은 나의 자발적인 의지로 일어나는 행동이 아니라, 신경 말단에서 간헐적으로 섬광처럼 일어나는 현상일 뿐이었다. 그럼에도 그것은 그 무엇보다 중대하고 반가운 현상임이 분명했다. 내 몸의 신경 말단에 지금 무슨 일이 일어나고 있는지는 몰라도, 하여튼 그 부위가 어느 정도 기능을 회복하기 시작했다는 뜻이니까. 발작처럼 순간적으로 지나가는 비정상적인 기능이기는 해도, 기능을 전혀 못하는 것보다는 나았다.

오지에 머무르는 동안 내내 나는 음악을 갈망했지만, 뜻을 이루지 못하고 좌절했다. 그 주의 중반쯤에는 도무지 구실을 못하는 라디오에 신물이 나서 친구에게 녹음기와 테이프를 갖다 달라고 부탁했다. 토요일 아침, 그러니까 그 현상이 일어난 바로 그날, 7일 아침에 친구가 자신의 녹음기와 카세트테이프 한 개를 가져다주면서 미안하다고, 이것밖에 찾을 수 없었다고 말했다. 멘델스존의 바이올린 콘체르토가 들어 있는 테이프였다.

나는 특별히 멘델스존을 좋아한 적이 없었다. 하지만 그의 음악이 지닌 활기와 비할 데 없는 경쾌함은 항상 마음에 들었다. 이 매력적이지만 하찮은 곡 하나가 그토록 심오하고 결정적인(이건 나중에 알았다) 영향을 내게 미쳤다는 것은 정말로 놀라운 일이었다. 지금도 그저 놀랍기만 하다. 테이프가 돌아가기 시작한 순간부터, 콘체르토의 첫 마디부터, 뭔가 변화가 일어났다. 내가 그동안 숨을 몰아쉬며 갈망하던 변화, 하루하루 날이 갈수록 내가 더욱더 미친 듯이 찾아 헤매던 변화, 하지만 그동안 내내 손에 잡히지 않던 바로 그 변화였다. 갑작스러운 일이지만 나는 음악에 감동했다. 놀라웠다. 음악이 열정적으로 가늘게 몸을 떨면서, 멋지게 살아 있는 것 같았다. 음악은 내게 달콤한 생명의 느낌을 전해주었다. 음악의 첫 마디가 흘러나올 때부터 나는 내 다리에 생명이 돌아올 것이라는 희망과 암시를 느꼈다. 내 다리는 제 나름의 방법으로 움직이게 될 것이고, 잊어버렸던 운동의 리듬을 되찾거나 재창조할 것이다. 나는… 그런 감정을 표현하는 데 말은 얼마나 부족한 도구인지! 천상의 소리 같은 그 음악의 첫 머리가 연주되는 동안 마치 온 세상에 생명을 불어넣는 창조의 원칙이 밝혀진 듯한 기분이었다. 삶 자체가 음악이거나, 아니면 음악과 동격이었다. 살아서 움직이는 우리의 몸 자체가 '확실한' 음악이었다. 음악은 몸으로 구현되어 실체를 갖게 되었다. 강렬하고 열정적이다 못해 거의 신비롭기까지 한 감각으로, 나는 음악이야말로 내 문제를 고쳐줄 치료약인지도 모른다고 느꼈다. 그런 것이 아니라면, 하다못해 없어서는 안 되는 열쇠 역할이라도 할 것 같았다.

나는 그 콘체르토를 계속 듣고 또 들었다. 아무리 들어도 질리지 않았다. 그 음악 외에는 아무것도 바라지 않았다. 음악을 끝까지 한 번 들을 때마다 기분이 상쾌해지고 영혼이 되살아났다. 음악을 끝까지 한 번 들을 때마다 새로운 전망이 열리는 것 같았다. 음악이야말로 삶의 악보인 걸까? 우리의 삶과 움직임이 새로워질 거라는 약속, 그것을 이루어주는 열쇠인 걸까?

토요일과 일요일은 내게 희망의 주말이었다! 무기력감과 끝없는 어둠 속에 빠져 있는 듯한 느낌이 사라졌다. 아직 여명까지는 아니었지만, 여명의 기미가 처음으로 나타난 것 같았다. 아직 한겨울이었지만, 혹시 봄이 올지도 모른다는 생각이 들었다. 어떻게 올지는 알 수 없었다. 그것은 상상하기 힘들었다. 그것은 추측이나 생각으로 해결할 수 있는 문제가 아니었다(아예 건드릴 수도 없었다). 내가 맞닥뜨린 것은 문제가 아니라 신비, 새로운 시작과 소생의 신비였다. 이런 신비를 경험하려면 반드시 무한한 어둠과 침묵을 겪어야 하는 건지도 모른다. 그 밤 같은 어둠이 곧 자궁이고, 그 자궁 안에서 새로운 생명이 창조되는 건지도 모른다.

그 주말에 나는 무기력감에서 조금 벗어났을 뿐만 아니라, 묘하게 마음이 가볍고 유쾌해지는 것을 경험했다. 어쩌면 회복할 수 있을지도 모른다는 생각이 들었다. 다시 살아나는 듯한 느낌이 점점 커졌다.

멘델스존의 음악을 녹음기로 한 번씩 들을 때마다, 아니면 머릿속으로 한 번씩 떠올릴 때마다, 근육에서 갑작스레 전기적인 경련이 일어날 때마다, 나는 다시 희망을 느꼈다. 하지만 내 희망은, 어떤 의미에서는 아직 이론적인 것에 불과했다. 내가 정말로 희망을 품어도 좋은 상황인지는 분명하지 않았다. 나는 아직 내 다리를 '끝장난 것'으로 간주하고 있었다. 내게 다리라는 도구, 실체가 없다면 이 음악이 다 무엇이고, 이 좋은 기분이 다 무엇이겠는가? 나는 미치도록 다리가 보고 싶었다. 그것이 실제로 고스란히 존재하고 있음을 확인하고 싶었다. 그런데 행운과 시운이 겹쳐서 바로 다음 날 내 소원이 이루어질 예정이었다.

월요일 아침, 그러니까 수술 이후 14일째 되던 날 나는 깁스실로 내려가서 의사에게 상처를 보이고 실밥을 뽑기로 되어 있었다. 지난 2주 동안, 아니 사고를 당한 그날 이후로 줄곧 나는 실제로 내 다리를 볼 수 없었다. 다리가 항상 깁스로 덮여 있었기 때문이다. 깁스에는 묘한 느낌이 있었다. 이렇다 할 특징이 없는 매끈한 모습, 돌무덤 같은 분위기를 풍기는 하얀색, 다리를 엉터리로 모호하게 패러디한 것 같은 모양 때문에 깁스는 왠지 공포의 분위기를 풍겼다. 그래서인지 내 꿈에서도 깁스가 커다란 역할을 했다.

깁스를 풀기 전날 밤에 내 꿈은 공포의 절정에 올랐다. 나는 중간에 잠깐씩 깨어났는데도 계속 같은 꿈속으로 빠져들었다. 깁스 안이 텅 비어 있거나, 속까지 전부 단단한 회반죽으로 가득 차 있거나, 썩어가는 뼈와 벌레와 고름이 뒤엉킨 역겹고 고약한 덩어리가 그 안에 들어 있는 꿈을 꾼 것이 수백 번은 될 것이다. 멘델스존의 음악에서 느꼈던 기쁨과 즐거움과 유쾌함은 모두 사라져버렸다. 마침내 월요일이 희뿌옇게 밝아오기 시작할 무렵, 나는 기운이 빠져서 몸을 가볍게 떨고 있었다. 속이 너무 좋지 않아서 아침을 먹을 수도 없고, 무슨 말을 하거나 생각을 할 수도 없었다. 나는 시체처럼 침대에 누워 날 운반해줄 사람들을 기다리고 있었다.

'깁스실'이라는 말 자체에도 우울하고 무서운 느낌이 있었다. 깁스를 뜻하는 'cast'라는 단어조차 마음을 불안하게 만드는 여러 의미를 띠고 있었다. 내 머릿속에 이런저런 이미지들이 제멋대로 떠올랐다. 깁스실에서 사람들이 새로운 몸을 만들고(cast) 낡은 것을 버리는(cast away) 모습이었다. 깁스 전문가가 새로운 팔다리와 몸을 거푸집으로 만들어내고(cast), 낡아서 쓸모없게 된 팔다리와 몸을 버렸다(cast away). 이런 환상이 계속 머릿속으로 밀고 들어와서 나는 그 내용이 터무니없다는 걸 알면서도 떨쳐버릴 수 없었다.

병원 직원들이 마침내 나를 데리러 와서 끙 하는 소리와 함께 나를 들것으로 옮기고 입원실을 빠져나갈 때 안도감을 느꼈지만, 또한 두렵기도 했다. 입원실에서 나오다니! 15일 만에 처음이었다. 나는 아래로 내려가려고 기다리는 동안 하늘을 언뜻 보았다. 하늘이라니! 그동안 나는 하늘을 잊고 있었다. 창문도 없는 감방 같은 내 작은 입원실에 혼자 갇혀서 혼자 흥분하고 혼자 집착하면서, 바깥세상을 잊고 있었다. 내 마음은 압력솥처럼 수많은 생각들을 지어냈다. 들것 바퀴가 돌돌돌 구르는 소리가 괴물처럼 크게 들려서 자꾸만 사형수 호송차가 생각났다. 내가 지금 죽음을 향해 실려 가고 있다는 느낌이 들었다. 어쩌면 죽음보다 더한 것이 나를 기다리고 있을 수도 있었다. 저주스러운 악몽이 실현돼서 비현실적이고 생기 없고 기분 나쁜 나의 모든 환상들이 모두 진실로 드러난다면….

깁스실은 아무런 특징이 없는 작은 하얀색 방이었다. 수술실과 작업실을 조금씩 닮은 듯한 이 방의 벽에는 커다란 가위를 비롯한 여러 도구들이 걸려 있었다. 깁스 제작자가 사용하는 기묘하고 무서운 도구들이었다. 나를 데려온 병원 직원들이 나를 방 중앙의 단 위로 옮겨놓았다. 단의 모양이 관을 올려놓는 대와 정육점 도마의 중간쯤 되는 것 같다는 생각이 들었다. 직원들은 방을 나갔고 문은 닫혔다. 이 으스스하고 조용한 방에 갑자기 나 혼자만 남겨졌다.

하지만 혼자가 아니라는 사실을 금방 깨달았다. 하얀 가운을 입은 깁스 제작자가 구석에 서 있었던 것이다. 들것에 실려 들어올 때 어찌 된 영문인지 그를 미처 보지 못한 모양이었다. 아니면 내가 모르는 사이에 그가 살짝 들어온 것인지도 모른다. 묘하게도 그는 평범하게 움직이는 게 아니라 방의 여기저기에 갑자기 획획 나타나는 것처럼 보였다. 여기에 있는가 하면 저기에 불쑥 나타났다. 그 사이의 모습은 내 눈에 결코 잡히지 않았다. 그의 얼굴은 기묘할 정도로 움직임이 없어서 조각품 같았고, 이목구비는 중세의 스케치 같았다. 뒤러의 얼굴과 닮은 것 같기도 하고, 뒤러가 상상한 가고일이나 가면을 닮은 것 같기도 했다.

나는 사교적인 예의를 기억해내고 그에게 말했다. "안녕하세요, 에노크 씨. 날씨가 아주 웃기죠?"

그는 아무 반응이 없었다. 몸을 움직이지도 움찔하지도 않았다.

나는 두서없는 말을 몇 마디 더 건네다가 스르르 그만두었다. 그가 아무런 반응을 보이지 않은 채 팔짱을 끼고 구석에 서서 줄곧 내게 시선을 고정시키고 있었기 때문이다. 점점 마음이 불편해지고 긴장이 되면서,

혹시 저 사람이 미친 건지도 모른다는 생각이 뇌리를 스쳤다.

그러다 갑자기, 중간 동작 하나 없이, 그가 구석에서 사라지더니 가위를 비롯한 여러 도구들이 걸려 있는 벽 앞에 나타났다. 그러더니 또 순식간에 가위를 손에 들고 있었다. 가위가 어찌나 큰지 괴물 같았다. 에노크 씨도 엄청나게 거대해 보였다. 그가 가위를 한 번만 놀리면 내 다리가 잘리거나 내 몸이 두 쪽으로 갈라질 것 같았다.

그는 한 번 풀쩍 뛰더니 가위를 넓게 벌린 채로 내 옆에 섰다. 나는 "살려줘요! 누가 좀 들어와 봐요! 미친 사람이 가위를 들고 날 공격하고 있어요" 하고 외치고 싶었다. 하지만 나의 이성이 그건 모두 환상일 뿐이라고, 에노크 씨가 좀 이상하고 과묵할지는 몰라도 분명히 책임감 있고 솜씨 좋은 기술자라고 나를 타일렀다. 그래서 나는 감정을 억제하고 미소를 지으며 한마디도 하지 않았다.

그때 마음이 놓이는 소리가 들렸다. 가볍게 와작 하는 소리. 깁스가 벌어지는 소리였다. 그는 내게 무서운 공격을 가한 것이 아니었다! 에노크 씨는 조용히 자기 일을 하고 있을 뿐이었다. 그가 위에서 아래로 깁스를 자르더니 부드럽게 양쪽으로 벌려서 다리를 드러냈다. 그리고 깁스를 구석으로 가볍게 던져버렸다. 나는 깜짝 놀랐다. 깁스가 엄청나게 무거울 거라고 상상했기 때문이다. 적어도 20킬로그램 안팎은 되는 줄 알았다. 친구들이 내 부탁으로 두 다리를 들어올리며 "이런 세상에! 깁스를 한 다리는 1톤쯤 되는 것 같네. 이쪽 다리보다 최소한 20킬로그램 정도는 더 나가겠어" 하고 말하기도 했다. 그런데 에노크 씨가 깁스를 들어 구석으로 던지는 모습을 보니 무게가 거의 나가지 않는 것이 분명했다. 그렇다면 다리가 납덩이처럼 무거워서 평소보다 20킬로그램쯤 더 나간다고 느껐던 건 순전히 근육이 아무런 반응을 보이지 않은 탓이라는 뜻이었다. 아무리 깊은 잠에 빠져 있을 때라도 근육이 평소의 자세를 유지하는 정도의 반응은 보이는데 말이다.

에노크 씨가 뒤로 물러섰다. 아니 갑자기 사라졌다가 처음 서 있던 구석에 갑자기 다시 나타났다고 해야 할 것이다. 입술에 정체 모를 미소가 희미하게 걸려 있었다.

이제 수간호사와 외과 레지던트가 마치 아무 일도 없었던 것처럼 미소를 짓고 가벼운 수다를 떨면서 부산하게 들어왔다. 사실 아무 일도 없기는 했다.

수간호사가 이제부터 실밥을 뽑겠다고 말했지만, 레지던트가 끼어들었다. "다리를 보고 싶지 않으세요? 2주 넘게 다리를 못 보셨잖아요!"

다리를 보고 싶냐고? 확실히, 열정적으로, 진심으로 보고 싶었다. 하지만 내가 무엇을 보게 될지 몰랐기 때문에 두려워서 몸이 움츠러들었다. 이 두 감정 사이에 기묘한 감정의 부재 상태가 섞여 있었다. 진짜든 자기방어를 위한 것이든, 내가 무엇을 보게 되든 별로 상관하지 않는다는 듯한 태도, 일종의 무관심 같은 것이었다.

레지던트의 부축을 받아 나는 한 팔로 몸을 일으켜 내 다리를 아주, 아주 오랫동안 바라보았다.

그래, 다리는 분명히 거기 있었다! 그건 반박의 여지가 없었다! 내가 두려워했던 것처럼 깁스 안이 텅 비어 있지도, 그 안이 온통 단단하게 꽉 차 있지도 않았다. 흙덩이나 똥이나 썩어가는 닭뼈가 들어 있지도 않았다. 깁스 안에는 다리가 있었다. 대략 평범한 크기의 다리. 비록 옆 친구에 비하면 크게 위축되어 있기는 했지만 말이다. 그리고 약 30센티미터쯤 되는 길고 깔끔한 흉터가 나 있었다. 분명히 다리였지만, 또한 다리가 아니었다. 뭔가가 단단히 잘못되어 있었다. 나는 마음 깊이 안도하면서도 동시에 그만큼의 불안과 충격을 느꼈다. 다리가 '그 자리'에 있기는 했지만, 진짜로 있는 건 아니었기 때문이다.

공식적이고 사실적인 의미로는 분명히 다리가 '그 자리'에 있었다. 거기에 있는 것이 눈에도 보였다. 하지만 살아서 실체를 지닌, '정말로' 존재하는 다리는 아니었다. 그건 진짜 다리가 아니었다. 진짜와는 거리가 멀었다. 그저 비슷하게 생긴 물건이 내 앞에 놓여 있을 뿐이었다. 나는 아름답고 거의 투명해 보이기까지 하는 그 다리의 섬세한 모습에 깜짝 놀랐다. 절대적이어서 거의 경악스러운 비현실성도 충격적이었다. 다리는 아주 훌륭했지만 생기가 없었다. 해부학 박물관의 훌륭한 밀랍 모형 같았다.

나는 다리를 만져보려고 조심스레 손을 뻗었다. 손에 느껴지는 촉감도 시각 못지않게 으스스하고 애매했다. 다리는 밀랍처럼 보이기만 하는 게 아니라, 만졌을 때의 느낌도 밀랍 같았다. 거푸집으로 훌륭하게 찍어낸 유령 같은 무기물. 손가락이 다리를 어루만지는 것이 느껴지지 않아서 나는 다리를 움켜쥐기도 하고, 꼬집기도 하고, 털을 한 가닥 뽑아 보기도 했다. 다리로 뭔가를 느껴보기 위해 다리에 칼을 꽂으라면 꽂을 수도 있을 것 같았다. 그런데 아무런 감각이 없었다. 마치 생명이 없는 밀가루 반죽을 치대고 움켜쥐는 것 같았다. 내 다리가 해부학적으로는 완벽하게 보이고, 상처를 치료한 솜씨도 전문가다워서 아무런 합병증 없이 상처가 나았지만, 눈에 보이는 모습과 손에 느껴지는 감촉은 분명히 무서울 정도로 낯설었다. 생명이 없는 복제품이 내 몸에 붙어 있는 것 같았다. 오래전 그 새해 전날의 젊은 환자가 또 생각났다. 창백하게 겁을 먹은 표정, 그리고 당황한 표정으로 속삭이던 모습. "이건 모조품이에요. 진짜가 아니라고요. 내 것이 아니에요."

"자." 레지던트가 말했다. "잘 보셨죠? 어때요? 저희가 치료를 잘했죠?"

"그래요, 그래요." 내가 대답했다. 나는 망연한 가운데에도 어떻게든 생각을 정리하려고 애쓰고 있었다. "정말 치료를 잘했어요. 정말 훌륭해요, 훌륭해. 고맙고, 축하합니다. 하지만…."

"음, '하지만'이라니요?" 레지던트가 빙긋 웃으며 물었다.

"보기에는 괜찮은 것 같은데, 정말로 괜찮아요. 외과적으로는."

"그게 무슨 말씀이세요? '외과적으로는'이라니요?"

"그러니까, 느낌이 이상해요. 어떤 느낌이냐면, 좀 이상하고, 뭔가가 잘못된 것 같아요. 내 것이 아닌 느낌. 말로 표현하기가 힘드네요."

"걱정 마세요, 선생님." 레지던트가 말했다. "치료가 아주 잘됐어요. 아주 건강해지실 거예요. 수간호사님이 이제 실밥을 뽑을 겁니다."

수간호사가 반짝이는 도구들이 담긴 쟁반을 들고 나서면서 말했다. "많이 아프지는 않을 거예요, 색스 선생님. 그냥 살짝 꼬집는 느낌만 날 걸요. 많이 아프시면 저희가 국부마취제를 놔드릴게요."

"그냥 해도 돼요." 내가 대답했다. "아프면 내가 말할 테니."

하지만 놀랍게도, 수간호사는 그냥 할 생각이 없는 것 같았다. 수간호사는 가위와 핀셋을 들고 여기저기를 만지작거렸다. 그 손놀림이 너무 이상해서 도저히 이해할 수가 없었다. 나는 한동안 당황해서 수간호사를 지켜보다가 눈을 감았다. 다시 눈을 떴을 때는 수간호사가 그 이상한 손놀림을 멈춘 뒤였다. 아마 그 손놀림은 일종의 '워밍업'이거나 준비 동작인 모양이었다. 그래서 이제 실밥을 뽑을 준비가 되었나보다 하고 생각했다.

"이제 시작할 건가요?" 내가 물었다.

수간호사는 경악한 표정으로 나를 바라보았다. "시작이라니요! 세상에, 방금 끝났어요! 실밥을 전부 뽑았다고요. 선생님은 정말 훌륭하셨어요. 아주 얌전히 누워 계셨으니까요. 정말 금욕적인 분이신가 봐요. 많이 아프지 않았어요?"

"아뇨." 내가 대답했다. "전혀 아프지 않았어요. 내가 지금 공연히 용감한 척하는 게 아니에요. 손길을 전혀 못 느꼈으니까. 실밥을 뽑을 때 아무 느낌이 없었어요." 나는 수간호사가 실밥을 뽑고 있다는 사실 자체를 까맣게 몰랐다는 말은 하지 않았다. 너무 이상하게 들릴 것 같아서였다. 사실 나는 수간호사의 손놀림을 전혀 이해하지 못했다. 그 손놀림이 나와 관계가 있는 것처럼 보이지도 않았다. 그래서 수간호사의 손놀림을 전부 무의미한 '만지작거리기'로 오해했던 것이다. 나는 당황스럽고 혼란스러웠다. 내 다리가 얼마나 먼 존재가 되었는지, 그것이 나와 얼마나 '낯설고' '동떨어진' 존재가 되었는지 다시 한 번 절실히 느낄 수 있었다. 수간호사가 실밥을 뽑을 때 특유의 모든 동작들을 보려면 얼마든지 볼 수 있었는데도, 그냥 머리로 수간호사가 '진짜 작업'을 위해 '준비'를 하는 모양이라고 생각해버리다니! 수간호사의 움직임은 무의미하고 비현실적으로 보였다. 다리가 무의미하고 비현실적으로 느껴졌으니까. 다리에 감각이 없었으므로, 모든 감각이 철저히 사라져서 다리 자체가 나와는 상관없는 존재가 되어버렸으므로, 다리와 관련된 수간호사의 손놀림도 마찬가지였다. 다리가 그냥 닮은 물건에 불과한 것처럼, 수간호사가 손을 놀려 실밥을 뽑아내는 동작도 그냥 진짜 동작과 닮은 것처럼 보였을 뿐이었다. 두 가지가 모두 무의미한 닮은꼴로 전락해버린 것이다.

내가 무시무시한 두려움과 환상이 근거 없는 것임을 알게 되고, 내 다리가 적어도 공식적으로는 고스란히 존재하고 있다는 걸 알게 되고, 에노크 씨가 깁스의 발꿈치 부분을 들어냈을 때 무릎이 정확히 제 자리에 단단히 고정되어 있는 것을 확인하고 마침내 무한한 안도를 느끼고, 무릎이 사라지거나 탈구되었을 거라는 두려움이 사라지자 갑자기 마음이 놓였다. 그 안도감이 아주 달콤하고 강렬하게 내 몸 구석구석까지 골고루 배어 들어가서 나는 황홀할 만큼 행복했다. 그런데 이렇게 갑작스레 찾아온 달콤하고 깊은 안도감과 함께, 갑작스럽고 깊은 기분의 변화와 함께, 다리도 완전히 변해버렸다. 지금도 몹시 이상하고 비현실적으로 보이기는 했다. 전혀 살아 있지 않은 것처럼 보이는 것도 여전했다. 하지만 전에는 다리를 보고 시체가 떠올랐다면, 지금은 아직 태어나지 않은 태아가 떠올랐다. 살이 왠지 아직 생명의 숨결을 받지 못한 살처럼 투명하고 무구해 보였다.

어쨌든 이론적으로는 분명히 그 살덩이가 존재하고 있었다. 해부학적으로는 치료가 된 것도 맞았다. 그런데도 다리는 깨어나서 움직이려 하지 않았다. 다리는 분명히 끈기 있게, 아주 건강하게 그 자리에 놓여 있었다. 아직 진짜 같지는 않았지만 이제는 태어날 준비가 거의 다 된 것처럼 보였다. 다시는 회복하지 못할 거라는 두려움이 신비로운 '미지'의 느낌으로 바뀌었다. 다리는 기묘한 가사상태에 빠진 채 그 자리에 놓여 있었다. 죽음과 탄생 사이의 그 신비로운 공간에 있는 것 같기도 했다.

... 두 세계 사이에, 하나는 죽었고
다른 하나는 태어날 힘이 없다
—아널드

살은 여전히 대리석처럼 생기가 없었지만, 갈라테아(그리스 신화에서 피그말리온이 만든 조각상. 피그말리온은 갈라테아를 사랑한 나머지 아프로디테에게 간청해서 조각상이 살아나게 했다—옮긴이)의 대리석 살처럼 다시 살아날 것 같기도 했다. 새로운 깁스도 그런 느낌을 주었다. 옛날 깁스는 고약하고 역겨운 느낌이 나서 몹시 싫었지만, 에노크 씨가 조심스레 씌워주고 있는 새 깁스는 보자마자 마음에 들었다. 에노크 씨는 나의 새 분홍색 다리를 여러 층의 깁스로 차례차례 감싸고 있었다. 이번 깁스는 우아하고 균형이 잡혔으며, 심지어 멋지게 보이기까지 했다. 그보다 중요한 것은 이것이 내 눈에 훌륭한 유충처럼 보였다는 점이다. 이 깁스가 다리를 감싸고서, 다리가 완전히 발달하게 해줄 것이다. 알을 깨듯이 깁스를 깨고 다시 태어날 준비가 될 때까지.

내가 다시 바퀴 달린 들것에 실려 엘리베이터를 타고 입원실로 돌아가는 길에, 들것이 널찍한 창가에 잠시 멈춰 섰다. 창문은 환기를 위해 열려 있었다. 아까는 하늘이 어둡고 흐렸지만, 지금은 폭풍이 물러갔는지 천국처럼 차분하고 맑았다. 내가 위기를 겪던 바로 그 순간에, 자연도 위기를 겪은 듯한 느낌이 들었다. 이제는 모든 것이 해결되어 하늘도 청명했다. 사랑스러운 산들바람이 커다란 창문으로 들어오고, 나는 내 살갗에 닿는 햇빛과 바람에 취한 것 같았다. 2주가 넘게 입원해 있다가 처음으로 바깥세상을 느끼는 순간이었다. 그 2주 동안 나는 감방 같은 입원실에서 절망에 빠져 시간을 보냈다. 내가 입원실로 돌아와보니 새로운 음악, 그러니까 새 라디오가 있었다. 위대한 퍼셀의 오페라 〈디도와 아이네아스〉. 이것 역시 바람과 햇빛처럼 그지없이 상쾌하게 느껴졌다. 나는 음악에 푹 잠겼다. 음악은 내 몸을 뚫고 들어와 속속들이 치유하며 일깨웠다. 신성한 음악, 활기, 메시지, 삶의 전령!

모든 불안과 긴장에서 벗어나 다리가 되돌아올 것이라는 자신감, 내가 다시 걸을 수 있게 될 것이라는 자신감(언제 어떻게 회복하게 될지는 신만이 아시는 일이지만)을 얻은 나는 갑자기 깊고 행복한 잠에 빠져들었다. 하느님의 품속에서 깊은 신뢰 속에 잠든 것이다. 깊고 깊은 잠은 그 자체로 내 몸을 치유해주었다. 사고를 당한 날 이후로 제대로 쉰 것은, 끔찍한 악몽과 환영들의 방해를 받지 않고 잔 것은 그날이 처음이었다. 순수함과 용서와 믿음, 그리고 되살아난 희망의 잠이었다.

잠에서 깨자 왼쪽 다리를 움직여보고 싶다는 묘한 충동이 생겼다. 그리고 그런 충동이 생긴 것과 동시에 나는 다리를 움직였다! 전에는 불가능하던 움직임이 가능했다. 네갈래근 전체가 활기 있게 수축해야만 가능한 움직임, 지금까지는 불가능할 뿐만 아니라 아예 생각할 수도 없었던 움직임이었다. 그런데 지금은 순식간에 생각대로 다리를 움직일 수 있었다. 뜻을 인지할 필요도, 준비할 필요도, 곰곰이 생각할 필요도 없었다. '노력'할 필요도 없었다. 번개처럼 충동이 느껴졌고, 번개처럼 행동이 이루어졌다. 생각, 충동, 행동이 모두 하나였다. 무엇이 먼저였는지 말하기가 힘들 정도였다. 나는 다리를 움직이는 법을 갑자기 '기억'해냈고, 그 기억이 떠오르는 순간 실천에 옮겼다. 갑자기 무엇을 해야 하는지 알게 된 순간, 그대로 행동한 것이다. 거기에는 이론이 전혀 필요하지 않았다.

그건 순전히 실천적이고 즉각적인 행동이었다. 거역할 수 없는 일이기도 했다. 그런데 그 순간은 사전 계획이나 경고 같은 것이 전혀 없이 찾아왔다. 내가 뭔가를 계산하거나 계획하지도 않았다. 느닷없이 자연스럽게 이루어졌다.

흥분한 나는 벨을 눌러 간호사를 불렀다.

"봐요!" 내가 외쳤다. "해냈어요, 할 수 있어요!"

하지만 내가 간호사에게 보여주려고 하자 아무 일도 일어나지 않았다. 다리를 움직이는 법에 관한 지식과 충동은 처음 나타났을 때처럼 갑자기 사라져버렸다. 이유를 알 수 없었다. 화가 나고 당황한 나는 읽던 책으로 눈을 돌렸다. 그리고 30분쯤 뒤에 갑자기 아무 생각 없이 또 그 충동이 느껴졌다. 충동, 생각, 기억이 번개처럼 돌아와서 나는 다리를 움직였다(전혀 아무 생각 없이 자발적으로 '일어난' 움직임에 '움직였다'는 단어가 너무 고의적인 냄새를 풍기는 것 같기도 하다). 하지만 몇 초 뒤에는 다시 불가능해졌다. 이런 상태가 그날 하루 종일 반복되었다. 다리를 움직이는 힘, 움직이겠다는 생각, 움직이고 싶다는 충동이 갑자기 찾아왔다가 갑자기 사라졌다. 어떤 단어나 사람의 얼굴이나 이름이나 곡조가 금방 생각날 듯하다가 갑자기 사라져버리는 것과 비슷했다. 힘은 돌아오고 있었지만, 아직 불안정했다. 내 신경계와 마음속에 단단히 고정되어 있지 않았다. 기억이 되돌아오기 시작했지만, 아직은 오락가락했다. 갑자기 모든 것이 생각났다가 다시 사라지곤 했다. 실어증과 비슷했다.

'관념운동ideomotor'이라는 용어가 저절로 생각났다. 전에 섬광처럼 다리가 움찔거리던 것은 단순한 움직임, 자극에 민감한 신경과 근육의 파편적인 경련에 불과했다. 내적인 충동이나 생각이나 의도와는 전혀 대응하지 않는 움직임이었다. 그 움직임은 나와 아무런 상관이 없었다. 하지만 지금 섬광처럼 되돌아오는 것, 내가 굳이 생각하지 않아도 저절로 이루어지는 이 현상은 분명히 근본적으로 나와 관련되어 있었다. 이건 단순한 '근육 점프'가 아니라 '나의 기억'이었다. 그리고 여기에는 몸만이 아니라 마음도 분명히 관련되어 있었다. 사실 이 현상은 내 몸과 마음을 결합시켰다. 몸과 마음의 근본적인 합일을 순간적으로 예시해준 것이다. 사고와 부상 이후 내가 잃어버린 것이 바로 그것이었다.

의사가 처음에 했던 말이 떠올랐다. "신경이 끊어져서 우리가 다시 연결할 거예요. 그게 다예요." 그의 말은 단순히 국부적이고 해부학적인 의미보다 (비록 의도적인 것은 아니라 해도) 훨씬 더 광대한 의미를 지니고 있었다는 걸 나는 이제야 알 수 있었다. E. M. 포스터가 "다만 연결하라"라고 말했을 때의 그 의미였다(포스터의 소설 《하워즈 엔드》에 나오는 "Only connect…"를 가리킨다. 여기서 connect는 다의적으로 쓰였으므로 주위 사람, 다른 계층, 주변 상황 등을 향해 마음을 열고 이해하라는 뜻도 포함되어 있다-옮긴이). 끊어졌던 것은 단순히 신경과 근육만이 아니었다. 신경과 근육이 끊어진 결과로 자연스럽고 선천적인 몸과 마음의 결합도 끊어졌다. 그래서 나의 '의지'도 신경과 근육의 연결이 끊어진 것과 정확히 똑같이 끊어진 줄 같은 모습이 되어버렸다. 몸이 찢어진 것과 정확히 똑같이 나의 영혼도 찢어졌다. 둘 다 갈라져서 서로에게서 떨어져 나왔다. '몸'과 '영혼'은 하나가 되었을 때에만 의미를 지니기 때문에, 둘 사이의 연결이 끊어지자 둘 다 무의미해졌다. 그런데 내가 섬광처럼 경험한 관념운동을 통해 그 무엇보다 중요한 재연결, 또는 재결합이 일어났다. 비록 순간적인 현상에 불과했지만, 그것은 몸과 영혼이 경련하듯 재결합한 순간이었다.

하지만 그 의지에는 극단적이고 특이한 한계가 있었다. 첫째, 엉덩이에서 다소 전형적인 움직임이 한 번 일어나는 것 외에는 아무 짝에도 쓸모없는 현상이었다. 레퍼토리가 단 한 번의 움직임밖에 안 되는 의지라니, 그런 의지가 어디 있는가? 둘째, 그 현상에는 항상 '충동'이 동반되었다. 그것도 이상하리만큼 제멋대로이고 내가 처한 상황과는 아무런 상관이 없는 충동이었다. 예를 들어 내가 책을 읽으면서 마음이 아주 멀리 가 있을 때, 그러니까 다리를 움직이는 것과는 전혀 상관이 없는 생각을 하고 있을 때, 갑자기 이 독단적이고 구체적인 충동이 일어나는 식이었다. 나는 그 충동을 환영하고 즐기고 그 충동과 장난을 쳤다. 그리고 결국은 그 충동의 주인이 되었다. 그래도 그것은 대단히 특이한 의지와 행동이었으며, 그 결과 반은 정상적인 행위이고 반은 움찔거리는 경련에 불과한 괴상한 잡종이 생겨났다.

얼마 전에 나는 다친 목 근육을 전기로 자극하는 치료를 받아야 했다. 그건 원래 의사가 네갈래근에 시도해보자고 제안했던 방법이었다. 전류가 목의 등세모근을 자극할 때마다 나는 어깨를 으쓱하고 싶다는 갑작스러운 충동을 느꼈다. 마치 "그래서?"라고 말하듯이 의미심장하게 어깨를 으쓱하고 싶었다. 하지만 그 충동은 등세모근에 전기자극이 가해질 때만 생겨났다. 나는 이 현상이 재미있다고 생각했다. 매혹적이기도 하고, 조금은 충격적이기도 했다. 사람이 느끼는 충동이 주로 생리적인 원인으로 생겨났을 때조차 사람은 그것을 자유의지의 소산으로 느끼거나 착각할 수 있음을 아주 분명하게 보여주었기 때문이다. 사실 그런 경우 사람은 꼭두각시보다 나을 것이 없다. 강제적으로 행동하면서도 그 행동이 자유로이 이루어진 것이라고 생각할 뿐이다. 반쯤은 경련 같던, 그리고 마치 내 의지로 이루어지는 일 같은 착각을 주었던 그 근육의 수축이 바로 그런 현상이었다는 것이 지금의 내 생각이다. 15일 동안 비활성 상태였고, 어쩌면 쇼크 상태일 수도 있었던 신경근 조직들이 다시 회복하면서 임의적으로 신호를 쏘아 보냈을 것이다. 그 주말에 이렇게 신호들이 쏟아지는 현상은 대단히 작고 대단히 국지적인 현상이었으며, 개별 근육다발의 부분 수축만을 야기했다. 그러다가 화요일에는 근육 전체(골반과 연결된 부분도 포함)가 경련하듯이 크게 점프하는 현상이 시작되면서 다리도 크게 움찔거렸다. 이 대규모 수축은 밤에 발생하는 간대성間代性 근경련이나 틱 현상 또는 등세모근에 전기자극이 가해졌을 때의 대규모 수축과 비슷했으며, 내가 내 의지로 움직일 수 있는 부분들에서 발생하는 일종의 누전현상이나 그런 부분에 대한 자극으로 구성되었다. 그런데 자발적인 느낌, 즉 의지를 자극(또는 모방)하지 않으면 기계적으로든 불수의적으로든 수의적인 근육의 상당 부분을 활성화시킬 수 없다.

어쩌면 우리가 의지를 종류별로 구분해서 생각해야 하는 건지도 모른다. 수동-충동적인 의지와 능동-고의적인 의지. 하지만 수동-충동적인 의지는 우리가 제압할 수 있다. 따라서 처음에는 의지의 강압에 따라 꼭두각시처럼 움찔거리는 형태로 시작됐던 그 현상이 하루 동안 의지의 힘으로 통제되는 능동적인 행동으로 바뀌었다. 자극에 쉽게 반응하는 신경 전달 체계가 다시 살아나면서 자체적으로 전기자극을 만들어냈고, 그것이 틱 현상과 비슷하게 경련-충동적인 사지의 움직임으로 이어졌으며, 그 움직임이 다시 진정한 수의적 행동으로 이어졌던 것이다.

이 모든 것이 어떤 의미에서는 암점의 역전이었다. 전에는 내가 의지를 아무리 동원해도 아무 일도 일어나지 않는 것처럼 보였다. 그래서 나는 기묘한 회의에 빠져 계속 자문할 수밖에 없었다. '내가 의지를 행사한 건가? 내게 의지가 있나? 내 의지는 어떻게 된 거지?' 그런데 이제 갑자기 저절로, 느닷없이, 의지의 충동 또는 경련이 발생했다.

하지만 얄궂게도 이 의지의 역전, 전도轉倒, 전복이 바로 회복의 수단이었다. 생리학적인 사고, 즉 부상은 순전히 부상당한 다리와 관련된 부분에서만 내게서 의지를 빼앗아갔다. 그런데 지금 또 다른 생리학적 사고, 즉 되살아난 신경이 쏟아내는 신호들이 그 다리의 의지에 다시 불을 붙이는 역할을 하고 있었다. 처음에 나는 의지가 없었으므로 명령을 내릴 수 없었다. 그다음에는 꼭두각시처럼 내 것이 아닌 의지 또는 명령에 따라 움직였다. 그리고 지금은 비록 내 다리를 움직이는 일에 불과하지만 완전한 신뢰와 확신을 품고서, 마침내 내가 고삐를 쥐고 나의 의지를 행사할 수 있게 되었다.

수요일인 11일은 '그날', 내가 일어나서 걷는 날로 정해져 있었다. 사고를 당한 뒤 처음으로 나는 일어설 수 있다는 희망을 품어도 될 것 같았다. 똑바로 일어서는 것은 물리적인 행동일 뿐만 아니라, 정신적이고 존재론적인 행동이기도 했다. 2주가 넘도록, 그러니까 18일 동안 나는 바닥에 쓰러져서 움직일 수 없었다. 몸도 일어설 힘이 없었고, 마음 또한 환자답게 수동적으로 변해서 의사에게 의존하는 상태로 전락해 있었다.

환자다운 수동성은 의사가 지시하는 기간만큼 지속되기 마련이다. 환자가 몸을 일으키는 순간이 오기 전에는 그 수동성이 사라질 거라는 상상을 할 수 없다. 환자는 그런 순간을 미리 예측하지 못한다. 생각하거나 희망을 품지도 못한다. 환자는 자기 침대 밖의 세상은 보지도 못하고, 아예 생각하지도 못한다. 환자의 정신세계는 온전히 침대 또는 무덤의 세계와 똑같아진다. 실제로 몸을 일으키는 순간이 오기 전에는 자신이 결코 일어설 수 없을 것처럼 보인다. 영원히 쓰러져 있어야 하는 저주를 받은 것과 같다.

의사가 치료해주기 전에는 침대에서 일어날 수 없다. 아니, 의사가 일어나도 된다고 말하기 전에는 내가 일어날 수 있는지조차 모르겠다. 나는 아무것도 하지 않고, 아무것도 모른다. 나 자신에 대해서….

던이 이런 상태였다면, 침대에 누워 있어야 하는 저주를 받은 모든 환자("비참하며 비록 모두에게 공통된 일이라 해도 인간답지 못한 자세…")가 이런 상태라면, 나는 어떻겠는가. 그렇지 않아도 아주 기묘한 장애를 겪고 있어서 다리가 잘려서 사라져버리는 바람에 내가 딛고 설 것이 전혀 없는 듯한 느낌에 시달리고 있는데….

몸을 일으켜 두 발로 서서 걷는 것은 병석에 누워 있는 모든 환자에게 근본적인 도전이 된다. 어른답게 인간답게 똑바로 서는 것, 자기 자신을 위해 일어서서 당당히 걷는 그 물리적이고 정신적인 행동, 자신의 발로 의사들과 부모의 곁을 떠나는 행위, 자신이 지금까지 의존하던 존재들의 곁을 떠나 자유롭고 대담한 걸음으로 어디든 가고 싶은 곳으로 걸어가는 행동을 잊어버리거나 '금지'당하고 있었기 때문이다.

내 경우에는 이런 보편적인 조건에 특정한 조건이 덧붙여졌다. 내가 내 다리의 존재 자체에 의문을 갖게 되었고, 다리에 입은 부상이 이런 기묘한 의문의 근거가 되었다는 것이다. 단순히 침대에서 움직이지 못하는 것만이 아니라 다리에 부상을 입은 사람들에게는 특별한 어려움이 존재한다. 2,500년 전에 히포크라테스도 바로 이 점을 정확하고 신랄하게 표현한 바 있다. 그는 엉덩이뼈가 부서져 50일 동안 침대에서 움직이지 못하는 환자들에 대해 이야기하면서, 이 두 가지 상태의 조합이 "상상력을 억제해 환자들은 일어서는 건 고사하고 다리를 움직이는 법조차 생각하지 못한다. 만약 그들에게 억지로 시키지 않는다면, 그들은 평생 침대에 누워 있을 것이다"라고 말했다. 나도 누군가가 일어서서 걷게 만들어주어야 했다. 하지만 내가 어떻게 일어나서 걸을 수 있을까? 그리고 그것을 시도한다면 어떻게 될까? 특히 내 경우에는 평범한 환자들이 느끼는 모든 두려움과 금제와 망설임에 다리의 근본적인 붕괴와 '분해'라는 문제까지, 생리적이며 동시에 존재론적인 문제가 덧붙여져 있으니 말이다.

내가 이보다 더 역설적인 상황과 맞닥뜨린 적이 있던가? 딛고 설 다리도 없이 어떻게 일어설 수 있을까? 걸을 다리가 없는데 어떻게 걸을 수 있을까? 행동의 도구가 생기 없이 꼼짝도 하지 않는 새하얀 물건으로 변해버렸는데 내가 어떻게 행동할 수 있을까?

나는 A. R. 루리아의 《세상이 무너져버린 남자》 중에서 "전환점"이라는 제목이 붙은 놀라운 장章을 계속 생각했다. 이 장은 환자에게는 기본적으로 회복의 '음악'이다.

처음에는 쓰기가 읽기만큼 힘들었다. 어쩌면 더 힘들었는지도 모르겠다. 환자는 펜을 쥐는 법이나 글자를 쓰는 법을 잊어버렸다. 그는 완전히 무기력했다…. 그러나 어느 날 그가 발견한 사실이 전환점이 되었다. 쓰기가 아주 간단한 일일 수도 있다는 사실. 처음에 그는 아이들이 처음 쓰기를 배울 때처럼 행동했다. 글자를 쓰기 위해 각각의 글자를 시각적으로 그려보려고 노력한 것이다. 그러나 그는 글자를 쓰기 시작한 지 거의 20년이 되었으므로 아이들과 똑같이 각각의 글자를 떠올리며 어떻게 획을 그어야 할지 생각하는 방법을 쓸 필요가 없었다. 어른들에게 쓰기는 자동적으로 이루어지는 기술로서, 내가 '운동 멜로디'라고 부르는 일련의 내재된 동작들로 이루어진다. 그러니 그도 아직 갖고 있는 그 기술을 써보지 않을 이유가 없지 않은가?… 이런 식으로 그는 글자를 쓰기 시작했다. 이제는 글자 하나하나가 어떻게 생겼는지 기억해내려고 애쓰며 괴로워할 필요가 없었다. 그는 굳이 생각하지 않아도 저절로 글자를 쓸 수 있었다.

저절로! 그래, 저절로. 그것이 해답이었다. 저절로 이루어지는 일이 일어나야 했다. 그렇지 않으면 아무 일도 일어나지 않을 것이다.

5장

걸으면
해결된다

Oliver Sacks

A LEG TO
STAND ON

> 모든 질병은 음악적 문제이고, 모든 치료법은 음악적 해법이다.
> ─노발리스

　나는 일어섰다. 아니, 일으켜 세워졌다. 다부진 몸집의 물리치료사 두 명이 내 몸을 들어 세운 것이다. 나는 내게 주어진 두 개의 튼튼한 목발로 최대한 그들을 도왔다. 내게는 기괴하고 무서운 경험이었다. 똑바로 앞을 바라보고 있으면 내 왼쪽 다리가 어디 있는지 전혀 알 수 없었다. 다리가 존재한다는 확실한 느낌도 전혀 없었다. 다리의 존재를 확인하려면 아래를 내려다봐야 했다. 시각으로 확인하는 것이 필수적이었다. 그런데 그렇게 아래를 내려다보더라도 내 오른발 옆에 있는 '물체'가 왼발이라는 사실을 알아차리는 데 순간적으로 어려움을 겪었다. 그 물건은 어떤 식으로든 내게 '속하지' 않은 것 같았다. 그 물건에 무게를 얹거나, 어떤 식으로든 이용할 생각이 전혀 들지 않았다. 그래서 나는 서 있었지만, 그것은 내 다리로 선 것이 아니라 목발과 물리치료사들의 도움으로 세워진 것이었다. 기묘할 뿐만 아니라 조금은 무서운 정적. 뭔가 기념비적인 일이 바야흐로 일어나려는 순간의 그 강렬한 정적 속에서 말이다.

모두가 못 박힌 듯 꼼짝 못하고 있는 이 정적 속으로 기운 찬 목소리가 뚫고 들어왔다.

"어서 해보세요, 색스 박사님! 언제까지 그렇게 서 계실 거예요. 한 다리로 선 황새 같잖아요. 다른 다리도 이용하셔야죠. 거기에도 무게를 실으세요!"

"다른 다리라니요?" 나는 이렇게 묻고 싶었다. 내 엉덩이에 힘없이 매달려 있는 저 유령 같은 젤리 덩어리, 아무것도 없는 것과 똑같은 저 물건을 움직이는 건 고사하고, 그걸 딛고 서서 걷는 일이 어떻게 가능한 건지 알 수 없었다. 설사 깁스라는 겉껍질의 도움을 받아 이 말도 안 되는 부속물이 나를 지탱해줄 수 있다 해도, 내가 어떻게 걸을 수 있겠는가? 걷는 법을 잊어버렸는데.

"어서 해보세요, 색스 박사님!" 물리치료사들이 나를 재촉했다. "일단 시작해보세요."

시작하라니! 어떻게? 하지만 해봐야 했다. 지금이 바로 그 순간, 태초가 시작되는 그 특이점이었다.

나는 도저히 왼쪽 다리에 곧장 무게를 실을 수 없었다. 그건 무서울 뿐만 아니라 결코 생각조차 할 수 없는 일이었다. 내가 할 수 있는 일은 오른쪽 다리를 들어올리는 것뿐이었다. 그러면 (이른바) 왼쪽 다리가 무게를 감당하거나, 아니면 무너지는 수밖에 없을 것이다. 그래서 나는 그렇게 했다.

갑자기 아무런 조짐도 징후도 없이 나는 어지러운 환영 속으로 곤두박질쳤다. 바닥이 몇 킬로미터쯤 떨어진 것처럼 보이더니 이내 십여 센티미터 거리로 가까워졌다. 방이 갑자기 기울어져서 축을 중심으로 빙글 돌았다. 당혹감과 공포가 충격파처럼 나를 사로잡았다. 내가 추락하고 있는 것 같아서 나는 물리치료사들에게 소리를 질렀다.

"날 잡아요. 날 잡아줘요. 난 아무것도 할 수 없어요."

그들이 말했다. "몸에 중심을 잡으세요. 시선을 올려보세요."

하지만 나는 도저히 중심을 잡을 수 없었고, 계속 아래를 쳐다볼 수밖에 없었다. 거기에 이 소란의 원인이 있었다. 내 다리. 아니, 내 다리 역할을 하고 있는, 이렇다 할 특징이 없는 원통형 깁스, 다리를 추상적으로 표현해놓은 분필처럼 하얀 물건, 그 물건이 있었다. 이제는 그 원통형 물체의 길이가 300미터는 되는 것 같더니, 금방 2밀리미터로 줄어들었다. 뚱뚱한가 하고 보면 가늘었고, 이쪽으로 기울었나 하면 저쪽으로 기울어져 있었다. 크기와 모양, 위치와 각도가 계속 변했다. 1초에 네댓 번씩 변화가 일어나는 것 같았다. 변화의 폭은 엄청났다. 연달아 나타나는 '프레임들' 사이에서 천 번쯤은 변화가 일어나는 것 같았다….

변화의 폭이 워낙 기괴하고 놀라웠기 때문에 남의 부축을 받지 않고 내 힘으로 뭔가를 하는 것은 생각할 필요도 없었다. 그토록 불안정한 이미지를 갖고 앞으로 나아가는 것은 불가능했다. 모든 변수들이 예측할 수 없이 다양하게 변화했다. 1~2분쯤 지나자(그동안 이미 수백 번의 변화가 일어났다) 변화들이 조금 덜 거칠고 덜 변덕스러워졌다. 하지만 변화의 속도는 여전했다. 분필 같은 원통형 물체의 변화는 여전히 말도 안 되는 수준이었지만, 점차 그 기세가 누그러지면서 수용 가능한 수준에 접근하기 시작했다.

그 순간에 나는 움직이기로 결정했다. 게다가 두 물리치료사들이 나를 재촉하며 물리적으로 내 몸을 밀어대고 있었다. 그들도 내가 당황한 것을 눈치 채고 약간의 동정을 보여주었다. 그래도 내가 무엇을 경험하고 있는지, 무엇과 맞서 싸우고 있는지 전혀 모르고 있었다(그 순간에는 내 짐작일 뿐이었지만, 나중에 내 짐작이 옳았음을 확인했다). 그런 다리를 움직이는 법을 배우는 것이 상상조차 할 수 없는 일은 아닐 것이다(이제는 그런 생각이 들었다). 비록 엄청나게 불안정해서 기상천외하고 예측 불가능한 변화를 끊임없이 일으키는 로봇을 작동시키는 것 같은 기분이 들겠지만 말이다. 과연 사람이 크기와 모양이 끊임없이 변하는 세계에서 성공적으로 한 발을 내디딜 수 있을까?

여러 감각들과 환상들이 소란스럽게 터져나오자마자 뭔가가 폭발하는 느낌, 절대적인 야성과 혼돈의 느낌, 뭔가 완전히 임의적이고 무질서한 것이 작동하고 있다는 느낌이 들었다. 하지만 도대체 무엇이 내 머릿속에서 그런 폭발을 일으킬 수 있을까? 생전 처음으로 어쩔 수 없이 내 몸무게를 지탱하고 서서 기능을 발휘하게 된 다리에서 그런 식으로 감각이 폭발해버린 걸까? 그렇다고 보기에는 인간의 지각능력이 너무 복잡했다. 인간의 지각능력은 자기 나름의 현실을 구축하는 성질은 있어도, '날 것 그대로의 감각'이나 '감각 데이터' 등을 그대로 전달하지는 않는다. 대신 가설을 세우고, 공간 자체를 인식하고, 기본적이고 선험적인 직관을 느낀다. 그런 직관이 없다면 지각도, 자신만의 세계를 구축하는 것도 불가능할 것이다. 내가 느끼는 혼란은 지각의 혼란이 아니라, 지각에 선행하는 공간 또는 척도의 혼란이었다. 나는 그 혼돈을 경험하는 순간에도 세상의 척도의 근간 그 자체를 목격하고 있다는 느낌이 들었다.

이러한 지각, 아니 선행 지각 또는 직관은 나와 아무런 상관이 없었다.

그것은 자기 나름의 굉장한 방식으로 무자비하게 나아가고 있었다. 그것은 시작할 때부터 기본적으로 임의적인 현상이었으며, 일종의 짝짓기나 시험, 목표 겨냥 또는 추측이라고 할 수 있는 것에 의해 조정되고 있었다. 어쩌면 시행착오 과정이라고 말해도 될 것 같았다. 놀랍고 훌륭하기는 해도 컴퓨터의 계산처럼 다소 기계적인 성질을 띤 과정, 그것은 나와 아무런 상관이 없었다. 내가 그 자리에 있었던 것은 사실이지만, 나는 단지 빅뱅과 같은 태초의 사건을 구경하는 구경꾼일 뿐이었다. 그것은 나의 내면에 있는 공간, 즉 내 안의 소우주가 시작되는 순간이었다. 나는 적극적이라기보다는 수동적으로 그 변화를 겪고 있었고, 세상이 처음 생겨날 때, 세상의 척도와 공간이 처음 확립될 때 그 자리에 있는 것이 어떤 일인지를 목격할 수 있었다. 내 앞에서, 내 안에서 진정한 기적이 이루어지고 있었다. 무無와 혼돈에서 척도가 만들어지고 있었다. 퍼덕거리며 훌쩍훌쩍 뛰어다니는 단위들이 일종의 평균치, 즉 원시 척도를 향해 수렴되고 있었다. 나는 두려웠지만, 그와 동시에 경외감과 흥분을 느꼈다. 내 안에서 우주적 수학이 작용해서 나 자신과는 아무런 상관이 없는 소우주적 질서가 확립되고 있는 것 같았다.

순간적으로 하느님이 욥에게 던진 질문이 떠올랐다. "내가 땅의 기초를 놓을 때 너는 어디에 있었느냐? … 누가 이 땅을 설계했느냐? 그 누가 줄을 치고 금을 그었느냐?"(욥기 38장 4~5절-옮긴이) 나는 경이로운 기분으로 생각했다. 내가 거기에 있다. 내가 그것을 보았다. 그 틀들, 그 퍼덕거리는 틀들을 보니 플랑크와 아인슈타인이 생각나고, 양자성과 상대성이 하나의 탄생에서 어떻게 유래되었는지 생각하게 되었다. 마치 내가 '플랑크 이전의 시간'을 직접 경험하고 있는 듯했다. 우주론 학자들이 말하는 그 상상할 수 없는 시간, 즉 '빅뱅' 이후 첫 10^{-45}초가 지난 순간 말이다. 공간은 아직 불안정해서 양자적으로 퍼덕거렸다. 진짜 시간이 시작되기 전, 준비가 이루어지던 시기.

나는 꼼짝도 못하고 그 자리에 못 박힌 듯 가만히 서 있었다. 현기증 때문에 움직이는 것이 불가능했기 때문이기도 하고, 내 머릿속에 떠오른 이미지들로 인해 얼어붙은 때문이기도 했다. 내 영혼은 경이로움에 홀린 듯이 꼼짝도 못하고 있었다. '이렇게 굉장한 건 경험한 적이 없어.' 나는 속으로 생각했다. '이 놀라운 순간을 절대로 잊지 말아야겠다. 이걸 혼자 속에만 담아두는 것도 가능할 것 같지 않아.' 이런 생각이 들면서 곧바로 욥기의 구절이 더 생각났다. "아, 누가 있어 나의 말을 기록해 두랴? 누가 있어 구리판에 새겨두랴?"(욥기 19장 23절―옮긴이) 그 순간 나는 내 경험을 반드시 남들에게 들려줘야 한다는 것을 깨달았다.

내 생각이 그토록 빠르게 휙휙 진행된 적은 없었다. 내가 무엇이든 그토록 빨리 인식한 적도 없었다. 그런데 이 모든 것을 말로 설명하려면 시간이 몹시 오래 걸린다. 다리에서 감각에 불이 지펴지고, 그보다 상위의 사용하지 않던 조정 시스템도 살아나던 느낌. 처음에는 그토록 거칠고 혼란스럽던 이 변화들이 시행착오를 통해 조정되고 수정되던 것. 내 마음에 여러 가지 인식들이 급류처럼 흘러 들어오던 것. 내가 인식하는 것들에 대한 가정과 계산이 상상도 할 수 없을 만큼 빠른 속도로 연달아 이루어지던 것.

착한 물리치료사들의 눈에 나는 틀림없이 이상하게 보였을 것이다. 아무리 봐도 불안정한 모습으로 휘청거리며 혼란에 빠진 모습이었을 테니 말이다. 처음에는 당황한 표정이더니 점차 평형을 되찾는 모습, 처음에는 당황하고 두려워하는 표정이더니 이내 뭔가에 홀린 듯이 열중하다가 점차 기쁨과 평화를 느끼는 표정이 보였을 것이다.

"뭔가 변화를 겪으신 것 같아요, 색스 박사님." 두 물리치료사 중 한 명이 말했다. "이제 첫 발을 떼어보시는 게 어떨까요?"

첫 발! 서서 몸을 내 뜻대로 움직이는 능력을 회복하려고 애쓰는 동안 나는 그저 버티면서 이겨내는 것만 생각했지 움직일 생각은 하지 못했다. 하지만 이제는 움직임을 시도해봐도 괜찮을 것 같다는 생각이 들었다. 물리치료사들도 나를 재촉하고 있었다. 어쩌면 부드럽게 나를 밀어댔던 것 같기도 하다. 그들은 한 가지만은 분명히 알고 있었다. 사람이란 모름지기 "할 일은 해치워야 한다"는 것, 첫 발을 떼어서 반드시 앞으로 나아가야 한다는 것을 말이다. 그들은 '행동'을 대신할 수 있는 것은 하나도 없다는 것을 알고 있었다. 때로 머리가 잊어버리기는 해도 "태초에 행동이 있다"는 것, 그리고 직접 행동하는 것 외에는 달리 행동으로 이르는 길도 행동하는 길도 없다는 것, 이것은 가치를 헤아릴 수 없는 지식이었다.

나의 첫 발! 말이야 쉽지.

"저, 색스 박사님, 무슨 문제라도 있나요?"

"움직일 수가 없어요." 내가 대답했다. "움직이는 법이 생각나질 않아요. 첫 발을 어떻게 떼어야 할지 전혀 모르겠어요."

"왜요?" 물리치료사가 말했다. "어제 엉덩이에서 굴곡운동이 있었잖아요. 어제 그렇게 좋아하셨는데, 이제는 발을 뗄 수 없으시다니요!"

"침대에서 다리를 구부리는 것과 첫 발을 떼는 건 다른 문제예요." 내가 대답했다.

물리치료사는 나를 한참 바라보더니 말로는 소용없다는 것을 깨달았는지 아무 말없이 자기 다리로 내 왼쪽 다리를 밀어 새로운 위치로 옮겨 놓았다. 그렇게 해서 내 왼쪽 다리가 말하자면 발을 떼게 되었다. 아니, 억지로 그렇게 만들었다고 해야 할 것이다. 어쨌든 일단 그렇게 다리가 움직이고 나자 나는 방법을 알 수 있었다. 말로 설명을 들을 때는 소용이 없었지만, 행동으로 직접 보여주었을 때는 금방 알 수 있었다. 물리치료사는 다리의 움직임이 어떻게 이뤄지는지를 내게 보여주었다. 그 전날 처음에는 틱 현상처럼 비자발적으로 이루어졌던 굴곡운동을 통해 엉덩이 굴곡운동이 어떤 것인지를 눈으로 보고 알 수 있었던 것과 같았다. 그래서 나는 기운을 내서 내 힘으로 직접 다리를 움직일 수 있었다. 비록 자발적인 '걸음'이 아니라 남이 움직여준 것이기는 해도 그렇게 첫 걸음을 떼고 나니 방법이 보였다. 엉덩이를 어떻게 구부려야 다리가 앞을 향해 적당한 거리로 뻗어나갈지 알 수 있게 된 것이다.

'적당한 방향'으로 '적당한 거리'가 어느 정도나 되는 건지 판단하기 위해서는 시각적으로 보이는 외부의 표식들, 바닥의 표시나 가구나 벽을 기준으로 삼각측량을 하듯이 표시된 것들에 전적으로 의존했다. 나는 한 발을 뗄 때마다 미리 거리를 완전히 계산해야 했고, 그다음에 조심스레 실험적으로, 내가 계산에 따라 안전하다고 판단한 지점에 다리가 닿을 때까지 다리를 뻗었다.

나는 왜 이렇게 웃기는 방식으로 '걸음'을 걷는 걸까? 내게는 달리 선택의 여지가 없었다. 아래를 내려다보지 않고 다리가 '제 힘으로 움직이게' 한다면, 다리가 한 번에 겨우 10센티미터를 나아갈 수도 있고 1미터가 넘는 거리를 훌쩍 나아갈 수도 있었다. 게다가 옆으로 다리를 뻗는 식으로 방향도 엉뚱해질 수 있었다. 하지만 멋대로 비뚤비뚤 걸을 때가 가장 많앉다. 실제로 내가 다리의 움직임을 미리 '프로그램'화하고 끊임없이 감시해야 한다는 것을 깨닫기 전에는 다리가 '길을 잃은' 적이 여러 번 있었다. 어찌 된 영문인지 다리가 뒤로 처져서 움직이지 않는 바람에 내가 하마터면 넘어질 뻔하거나, 정상적인 오른쪽 다리와 왼쪽 다리가 엉켜버리는 식이었다.

비현실적인 느낌은 여전히 극단적으로 강했다. 이건 '내' 다리가 아니었다. 거대하고 어색한 보철물(또는 가설), 기괴한 부속물, 다리 모양의 석회 원통이었다. 게다가 그 원통의 모양과 크기가 여전히 쉴 새 없이 변하고 있었다. 마치 내가 유난히 어색하고 불안정한 로봇 장치를 작동시키는 것 같았다. 그건 정말이지 우스꽝스럽기 짝이 없는 인공 다리 같았다. 그때의 그 가짜 보행이 어땠는지 이런 식으로밖에 설명할 길이 없다. 감각은 전혀 없고, 기가 막힐 정도로 기계적인 정밀함과 신중함이 나를 짓누르고 있었다. 내게는 다리를 움직이는 일이 그 무엇보다 정교하고 힘들고 지루한 계산의 문제였다. 일종의 움직임이기는 했으나 동물이나 인간의 움직임은 아니었다. '이게 걷는 거야?' 나는 속으로 자문했다. 그러고는 순간적으로 공포가 밀려왔다. '내가 앞으로 평생 이런 걸 참고 살아야 하는 건가? 진짜로 걷는 느낌을 다시는 회복하지 못하는 건가? 자연스럽고 자유로운 걷기를 다시는 경험하지 못하는 거야? 지금부터는 계속 다리를 움직일 때마다 미리 생각을 해야 하는 건가? 모든 게 꼭 이렇게 복잡해야 돼? 간단해질 수는 없어?'

그러다 갑자기, 얼어붙은 듯 꼼짝도 하지 않은 채 재잘거리던 침묵 속으로 음악이 들어왔다. 멘델스존의 찬란한 음악. 포르티시모('매우 세게'를 뜻하는 음악 용어-옮긴이)! 생기, 사람을 도취시키는 움직임! 갑자기 나는 생각하지 않았는데도, 그 어떤 의도를 품지 않았는데도, 음악과 함께 편안하게 걷고 있었다. 그리고 갑자기 머릿속에서 이렇게 음악이 시작되던 그 순간에, 내 영혼이 멘델스존을 불러와 환상처럼 들려주던 그 순간에, 나의 '운동' 음악, 운동의 멜로디인 걷기가 되돌아온 바로 그 순간에, 내 다리도 돌아왔다. 아무런 조짐도, 과도적인 변화도 없이 다리에서 생기가 느껴졌다. 다리가 정말로 내 것처럼 느껴졌다. 다리가 실체화한 그 순간은 다리가 저절로 소생해서 걷던 순간, 음악이 들려오던 순간과 정확히 일치했다. 느닷없이 이 기적이 일어났을 때 나는 복도에서 내 입원실을 향해 막 돌아서던 참이었다. 그때 음악 소리, 걷기, 다리의 소생이 동시에 이루어졌다. 그리고 갑자기 나는 절대적으로 확신할 수 있었다. 내 다리를 믿어도 된다고, 나는 걷는 법을 알고 있다고….

나는 물리치료사들에게 말했다. "방금 굉장한 일이 일어났어요. 이제 걸을 수 있습니다. 손을 놓아요. 그래도 일단 옆에서 지켜보는 게 좋을 겁니다!"

그러고 나서 나는 걸었다. 비록 힘도 없고 아직 깁스도 달려 있고 목발도 짚고 있지만, 그 밖에도 여러 문제들이 있었지만, 나는 편안하게 자동적으로 리듬에 맞춰 걸었다. 나만의 리듬이 돌아왔다. 어찌 된 영문인지는 잘 모르겠지만, 멘델스존의 멜로디가 나의 리듬을 이끌어내서 자신과 동조시킨 것이다.

나는 나만의 방식으로 걸었다. 아무도 흉내 낼 수 없는 나만의 걸음걸이였다. 내 모습을 본 사람들은 내 느낌과 똑같은 말을 했다. "전에는 로봇처럼 기계적으로 걸었는데, 이제는 사람처럼 걷고 있네요. 정확히 말하자면, 당신 자신의 걸음걸이예요."

마치 내가 갑자기 걷는 법을 기억해낸 것 같았다. 아니, '같았다'가 아니라, 정말로 걷는 법을 기억해냈다. 걷기의 자연스럽고 무의식적인 리듬이 갑자기 떠오른 것이다. 한때는 잘 알고 있었지만 오랫동안 잊고 있던 노래가 갑자기 생각날 때처럼 그 리듬이 나를 찾아왔다. 그것은 멘델스존의 리듬과 곡조와 손에 손을 잡고 내게로 왔다. 그 순간 갑자기 절대적인 도약이 이루어졌다. 점진적인 변화나 과도기 같은 것도 없이 갑자기 일어난 변화였다. 한 발을 뗄 때마다 의식적으로 계산하고 헤아려야 했던 어색하고 인위적이고 기계적인 걸음걸이가 무의식적이고 자연스럽고 우아하고 음악적인 움직임으로 순식간에 변했다.

이번에도 나는 《세상이 무너져버린 남자》에 나오는 자제츠키를 금방 떠올렸다. 루리아는 그가 어느 날 새로운 사실을 갑작스레 알게 된 것, 즉 전에는 글자를 하나씩 쓸 때마다 절망적일 만큼 힘들었는데, 의식적인 노력을 버리고 글자 쓰기의 자연스러운 흐름과 리듬에 무의식적으로 완전히 자신을 맡기면 글자 쓰기가 엄청나게 쉬워진다는 사실을 깨닫게 된 순간이 '전환점'이었다고 말했다. 나는 자제츠키의 경험만큼 화려하지는 않지만, 나 자신의 헤아릴 수 없이 많은 경험을 생각해봤다. 달리기를 하거나 수영을 할 때 처음에는 발놀림과 팔놀림을 의식적으로 헤아리며 계산하지만 어느 순간 내가 움직임에 '동화'되어 전혀 애쓰지 않아도 움직임의 '감'을 잡고 '리듬'과 '느낌'을 타고 있음을 갑자기 깨달았던 경험말이다. 지금도 나는 의식적인 계산 같은 것은 전혀 없이 걷기라는 움직임 자체의 템포와 리듬에 나 자신을 맡기기만 했을 뿐인데, 편안하고 완벽하게 걷고 있었다. 이런 경험이 워낙 흔했기 때문에 전에는 별로 생각해보지 않았지만, 지금은 그 경험이 대단히 중요하다는 사실을 순간적으로 알 수 있었다.

멘델스존의 음악과 걷기와 다리의 소생이 동시에 이루어진 것을 단지 괴상한 일, 그러니까 특별한 의미가 없는 우연의 일치로 생각했다 하더라도, 나는 겨우 40초 뒤에 그 생각을 버려야 했다. 자신감에 가득 차서 당당히 걷던 내가 갑자기 뜻하지 않게 이전 상태로 돌아가버렸기 때문이다. 걷기의 리듬과 걷는 법을 나는 갑자기 잊어버렸다. 그와 동시에 마치 누가 레코드에 닿아 있던 바늘을 들어올리기라도 한 것처럼 내 머릿속에서 울리던 멘델스존의 음악도 그쳤다. 내 걸음도 멈췄다. 다리는 안정성과 현실성을 잃고 화면 속에서 크기와 모양이 미친 듯이 날뛰며 변하던 환상 같은 상태로 돌아갔다. 음악이 그치자마자 걷기도 멈췄고, 다리 역시 실체를 잃고 퍼덕거리는 환상으로 돌아갔다. 그러니 내가 이 모든 것의 의미를 어떻게 의심할 수 있을까? 음악, 움직임, 현실은 모두 하나였다.

나는 다시 무기력해져서 서 있기도 힘들었다.

두 물리치료사가 나를 난간까지 데려다주었고, 나는 난간을 움켜쥐고는 온 힘을 다해 매달렸다.

왼쪽 다리는 신경이 끊어지기라도 한 것처럼 힘없이 덜렁거렸다. 손으로 만져 봐도 반응이 없고 실체가 있는 것 같지도 않았다.

"걱정 마세요." 한 물리치료사가 말했다. "국소적인 피로현상이에요. 신경 말단에 휴식을 좀 주면 금방 다시 살아날 거예요."

반쯤은 난간에 몸을 기대고, 반쯤은 오른쪽 다리에 체중을 실은 채로 나는 왼쪽 다리에 휴식을 주었다. 환상이 조금 약해져서 변화의 폭이 줄어들었지만, 속도는 여전했다. 2분쯤 지난 뒤에 안정성이 충분히 돌아온 것 같았다. 나는 물리치료사들의 부축을 받으며 다시 용기를 내서 앞으로 나아갔다. 그랬더니 조금 전에 그랬던 것처럼 또 갑자기 음악이 돌아왔고, 그와 함께 생각하지 않아도 자연스럽게 걸을 수 있는 능력이 돌아왔다. 다리도 실체를 갖고 되살아났다. 다행히 내 방까지의 거리가 겨우 몇 미터밖에 안 되었기 때문에 나는 그동안 내내 음악을 유지할 수 있었다. 그렇게 내 휠체어까지 간 뒤 침대로 올라갔다. 몸은 기진맥진했지만 기분은 의기양양했다.

황홀한 기분이었다. 기적이 일어난 것 같았다. 다리의 실체를 느끼고, 내 다리로 서서 걸을 수 있는 능력이 은총처럼 내게 주어졌다. 이제 다리와 재결합한 나는 파문당해서 오지로 쫓겨나 있던 나의 일부를 되찾고는 나도 모르게 다리에 지극한 애정을 느끼며 깁스를 어루만졌다. 잃어버렸다가 되찾은 이 다리가 얼마나 반가운지 가늠할 수 없을 정도였다. 다리는 집으로, 내게로 돌아왔다. 내 몸은 지금까지 고장 난 채로 움직였다. 행동이 다시 완전해진 지금에야 몸도 다시 완전해진 것 같았다.

음악 소리가 들리기 전에는 아무런 느낌이 없었다. 그러니까 그 현상 자체에 대해 기본적으로 아무 느낌이 없었다는 뜻이다. 환상이 정신없이 번쩍번쩍 지나가던 그 몇 분 동안이 특히 그랬다. 환상은 화려하기 그지없었다. 내 평생 그렇게 화려한 광경은 본 적이 없었다. 하지만 그것은 그저 구경거리에 불과했고, 나 역시 구경꾼에 불과했다. 내가 그 안으로 들어가지도 않았고, 들어갈 생각도 없었고, 가능성도 없었다. 그 환상은 순전히 감각적이고 지적인 현상이었다. 그것을 바라보고 있어도 불꽃놀이를 구경하거나 하늘을 바라볼 때와 똑같은 기분이었다. 차갑고 비인간적인 아름다움, 수학이나 천문학이나 하늘의 아름다움과 똑같았다.

그러다가 갑자기 아무런 사전 징후도 없이 별이 반짝이는 그 차갑고 비인간적인 우주, 그리고 그에 못지않게 마음의 소우주로 음악이 쑥 들어왔다. 따스하고 생기 있고 생생하고 감동적이고 인간적인 음악이었다. 내가 주말에 꿈꿨던 것처럼, 음악은 신의 메시지이자 생명의 전령이었다. 그것은 본질적으로 생생했다. 칸트가 말한 '소생의 예술'처럼 나의 영혼을 소생시켰고, 나는 갑자기 나만이 인식하는 운동의 리듬으로 자연스럽게 깨어나 움직이게 되었다. 음악이 준 내면의 생기 덕분에 나도 다시 살아난 것이다. 그 순간, 몸이 곧 행동이 되었을 때 내 다리도 생생하게 살아나 음악이 되었다. 분명한 음악으로 화했다. 나의 모든 것, 몸과 영혼이 모두 그 순간 음악이 되었다.

당신은 음악
음악이 계속되는 동안에는
—엘리엇

모든 것이 그 순간에, 차갑게 퍼덕거리며 번쩍번쩍 지나가던 환상이 따스하게 흘러오는 음악과 흐르듯이 이어지는 행동과 생기로 확 변해버린 그 순간에 절대적으로 변했다. 내가 보았던 그 환상, 혼란, 만화경, 영화 같은 장면들은 본질적으로 생명이 없고, 지속적이지 않았다. 반면 흐르듯이 이어지는 음악과 행동과 생기는 본질적으로 그리고 전적으로 결코 분리될 수 없는 흐름이었으며, 갈라진 틈 하나 없이 생기로 연결된 유기적인 전체였다. 완전히 새로운 원칙이, 라이프니츠가 "통일의 새로운 적극적 원칙"이라고 했던 것이 효력을 발휘하기 시작했다. 오로지 행동

속에만 존재하고 행동에 의해서만 주어지는 통일이다.

　무엇보다 놀라운 것은 마치 천상에 있는 듯한 편안함과 확신이었다. 나는 무엇을 해야 할지, 이 다음에 어떤 일이 일어날지 알고 있었다. 내가 의식적으로 생각하거나 계산하지 않아도 계속 이어지는 음악이 나를 싣고 앞으로 나아갔다. 그 모든 것의 느낌이 나를 싣고 앞으로 나아갔다. 조금 전까지 내가 했던, 정교하고 힘든 계산과 절대적으로 다른 점이 바로 이것이었다. 내가 계산을 할 때는 모든 것을 미리 헤아리고 계획해야 하며, 프로그램과 전략과 절차를 짜야 한다는 느낌, 아무 생각 없이 간단하게 할 수 있는 일은 하나도 없다는 느낌이 들었다. 그런데 그냥 순수하게 행동하는 것의 기쁨과 아름다움과 단순성은 계시와 같았다. 그것은 세상에서 가장 쉽고 가장 자연스러운 일이었다. 그러면서도 세상에서 가장 복잡한 계산과 프로그램을 초월한 곳에 있었다. 이렇게 행동함으로써 나는 세상에서 가장 복잡한 계산을 우회한 뒤, 아니 어쩌면 묻어버린 뒤 그것을 초월해버린 은총에 의해서 단번에 확실성을 성취했다. 이제는 모든 것이 그냥 제대로 이루어지고 있는 것처럼 느껴졌다. 실제로도 그랬다. 내가 일부러 애쓰지 않아도 당연한 듯한 편안함과 기쁨 속에서 제대로 이루어졌다.

　그것은 도대체 무엇이었을까? 멘델스존의 음악, 그 찬란한 포르티시모 음악 속에 구현되어 갑자기 되살아난 그것은 무엇이었을까? 그것은 2주 동안 심연에서 길을 잃고 헤맸고, 2분 동안 환상 속에서 길을 잃고 헤매던 본질적인 '나'의 당당한 귀환이었다. 데카르트의 말처럼 유령 같은, 머리를 굴리는, 자기중심적인 '나'가 아니었다. 느껴본 적도 없고, 행동한 적도 없고, 아무것도 아니고, 아무것도 하지 않는 '나'가 아니었다. 내 머리가 만들어낸 그 무능력한 허상이 아니었다. 되살아나서 그토록 생생하고 찬란하게 존재를 드러낸 그것은 온전하고 생기 있는 느낌과 행동, 원래부터 존재하며 명령을 내리고 의지를 행사하던 '나'에게서 유래한 느낌과 행동이었다. 주마등처럼 스쳐가던 환상은 조직도 없고, 중심부도 없었다. 반면 음악과 함께 나타난 것은 조직과 중심부를 갖추고 있었으며, 모든 행동의 조직과 중심부는 '나'였다. 이 순간에 모습을 드러낸 그것은 육체를 초월해버렸지만, 순식간에 육체를 다시 조직해서 이음매 하나 없이 완벽한 전체를 만들어냈다. 육체를 초월한 이 새로운 원칙이 은총이었다. 내가 부르지도 않았는데 나타난 이 은총은 나의 중심이 되어 상황을 바꿔놓았다. 은총이 으레 그렇듯이 모든 것의 한복판, 쉽게 다가갈 수 없게 숨겨진 내면 깊숙한 곳의 중심부로 들어와 순식간에 모든 현상을 조정해서 자신에게 종속시켰다. 그리고 내가 확신을 갖고 자연스럽게 움직이게 만들었다. 은총은 모든 행동의 선행조건이자 정수였다.

그것은 걸으면 해결된다$^{solvitur\ ambulando}$. 걷기라는 문제의 해법은 걷기다. 이것을 실행하는 유일한 방법은 실행하는 것이다. 이 역설의 열쇠가 바로 은총이라는 수수께끼다. 여기서 행동과 생각이 끝에 이르러 휴식을 취한다. 방금 내가 경험한 10분은 내 인생에서 가장 파란만장하고 중요한 순간이었다.

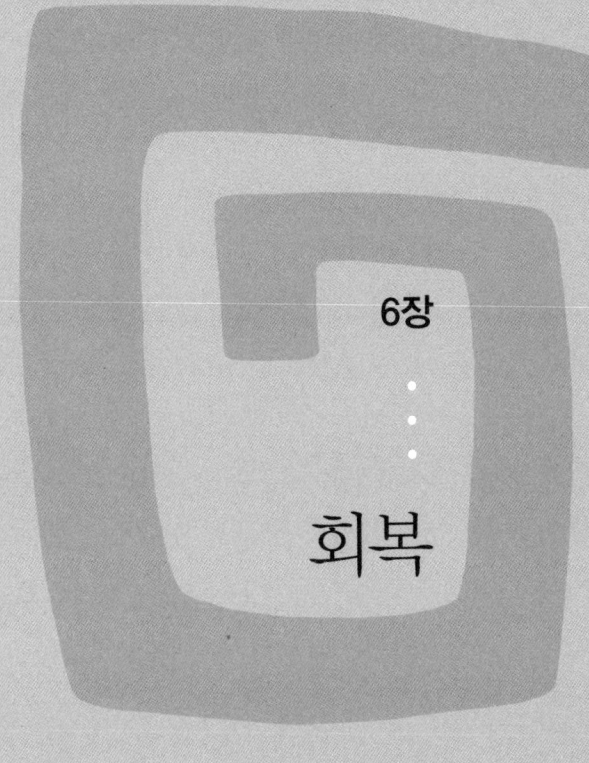

6장

회복

Oliver Sacks

A LEG TO STAND ON

> 감사의 마음이 계속 쏟아져 나온다. 마치 기대하지 않은 일이 방금 일어난 것 같다.
> 회복에 대한 감사의 마음. 회복을 기대하지 못했으므로… 희망이 한꺼번에 나를 공격한다….
> 회복의 흥분… 오랫동안 결핍과 무기력에 시달렸으니.
> 되살아나는 힘, 내일과 또 그다음 날에 대해 다시 깨어난 믿음,
> 갑자기 미래를 의식하고 품게 된 기대, 이제 곧 다가올 모험, 내 앞에 다시 열린 대양,
> 내게 다시 허락되고 믿을 수 있게 된 목표들이 반갑다.
> ―니체

자유! 어느 순간 갑자기 나는 걸을 수 있게 되고, 자유가 되었다. 어느 순간 갑자기 나는 다시 완전해지고, 건강해졌다. 전에는 그런 것을 상상할 수도, 생각할 수도, 바랄 수도 없었는데, 이제 적어도 완전하고 건강한 몸이 어떤 것인지 느낄 수는 있었다. 지금은 걸으면서 신체적 자유, 즉 동물적 자유를 다시 경험하고 있었다. 아마도 이것이 다른 모든 사유의 전주곡 격이라고 해도 될 것이다. 이제 내 앞에 새로운 가능성들이 열렸다. 전에는 비록 나 자신은 깨닫지 못했지만, 그 어떤 가능성도 보이지 않았다. 나는 마치 몸이 마비된 사람처럼 사실상 꼼짝도 못한 채 입원실에서 눕거나 앉아서 18일을 보냈다. 그 18일 동안 생각은 강렬했지만, 행동을 하거나 어디로 가지는 못했다. 나는 자유가 아니었다. 신체적으로 행동을 하거나 어디에 갈 자유가 없었다. 하지만 이제는 마치 기적처럼 일어설 수 있게 되었다. 이렇게 일어설 수 있게 되었다는 것만으로도, 나

의 '자리'가 모든 면에서 급격하게 변했다.

처음으로 일어서서 걷던 순간, 아니 좀더 정확히 말해서 그 직후의 순간에 나는 내 기분이 완전히 달라졌음을 알아차렸다. 이제 나는 환자처럼 바닥에 널브러져서 수동적으로 남에게 의존하는 존재가 아니라, 똑바로 서서 활발히 움직이며 새로운 세상을 마주볼 수 있었다. 진짜 세상이었다. 환자로서 갇혀 지내며 지금까지 경험했던 변덕스러운 반쪽짜리 세상이 아니라, 진짜 세상이 내 앞에 있었다. 나는 일어서서 앞으로 걸음을 내딛거나, 한 지점에서 다른 지점으로 움직일 수 있으며, 갇혀 지내던 환자의 처지에서 진짜 세상, 진짜 자아를 향해 나아갈 수 있었다. 믿을 수 없는 일이고 무서운 일이기도 하지만, 나는 그동안 그 자아의 존재 자체를 반쯤은 잊고 지냈다. 입원실에 갇혀서 꼼짝도 못하고 안달했으며, 암점과 절망의 심연 속에서 안달했고, 끝나지 않는 밤의 어둠 속에서 안달했다. 그러면서 한낮의 햇빛이 어땠는지 잊어버렸다. 더이상 상상조차 할 수 없었다.

다시 내 입원실로 돌아와 침대에 자리를 잡은 나는 되찾은 다리, 아니 사실은 깁스를 끌어안았다. 이제는 다리의 생기가 깁스에도 스며들어서 깁스조차 살아난 것처럼 보일 지경이었다. "아, 이 귀여운 녀석. 이 예쁜 녀석." 나는 나도 모르게 이렇게 중얼거리고 있었다. "네가 돌아왔구나. 다시 진짜가 됐어. 이제 내 몸의 일부가 됐어." 다리가 진짜라는 느낌, 다리의 존재감, 다리의 소중함이 모두 하나였다. 나는 더할 나위 없는 행복을 느끼며 다리를 지그시 바라보았다. 내 몸에 대한 강렬한 느낌이 나를 가득 채웠다. 눈부시게 빛나다 못해 거의 초자연적인 느낌이었다. 이제 다리는 으스스하고 유령 같은 반죽 덩어리가 아니라 '거룩하고 찬란한 살'로 되돌아와 있었다. 나는 놀라움, 감사, 기쁨으로 불타올랐으며 사랑, 예배, 찬양으로 불타올랐다. "하느님 감사합니다." 나는 이렇게 외쳤다. "하느님을 찬양하라." 이런 소리를 마구 질러대는 것조차 이제는 의미를 지니고 있었다.

나는 적어도 14일 동안 생각을 통해 다리를 되살리려고 애쓰고, 또 애썼다. 하지만 아무 짝에도 쓸모없는 노력이었다. 아무리 열심히 애써도 소용없었다. 그런데 지금은 아무 생각도, 아무 노력도 하지 않는데도 다리의 존재가 느껴졌다. 놀랍고 멋지고 결코 부정할 수 없는 사실이었다. 그 압도적이고 생생한 존재감으로 다리가 빛나는 것 같았다. 그 존재감은 생각으로 닿을 수 있는 곳이 아니었다. (다리는 수동적으로 존재하는 것이 아니라 능동적으로 존재했다. 그 존재감에는 몸으로 구현된 힘이 있었다. 나는 이제 그 힘을 내 뜻대로 움직일 수 있었다.)

나는 300시간 동안 내 입원실 내 침대 위에서 꼼짝도 하지 않고 누워서 생각했다. 사람은 '잠시 하던 일을 멈추고 생각에 잠긴다.' 문득 떠오른 생각에 하던 일을 멈춘다. 그렇게 감각과 몸이 멈춰버려서 행동할 수 없는 상태가 되었기 때문에 나는 어쩔 수 없이 생각을 할 수밖에 없었다. 이제 생각하는 시간은 끝났다. 행동하는 시간이 왔다. 지금부터 앞으로 몇 주 동안 나는 재빠르고 직관적으로 깊은 생각 없이 날아오를 것이다. 나는 내 몸, 내 존재, 이 세상, 회복과 재탄생이라는 특별한 모험으로 돌아갈 것이다. 나는 다시 살아나서 전에는 한 번도 경험해보지 못한 방식으로 삶을 경험할 것이다.

그 뒤로 며칠 동안 나의 걸음걸이가 훨씬 더 나아졌다. 하루하루 날이 갈수록 걷기가 더 편안하고 자연스럽고 음악적으로 변했다. 하지만 몸이 피곤해지면 나는 다시 '환상' 속으로 빠져들곤 했다. 내적인 감각이나 움직임이 없는데도 이미지들이 번쩍번쩍 지나갔다. 하지만 걸을 때마다, 하루가 지날 때마다 내 몸은 점점 강해졌고, 환상이 시작되기 전에 더 먼 거리를 걸을 수 있었다. 환상이 마지막으로 나타난 것은 수술 후 한 달쯤 됐을 때였다. 켄우드재활원의 널찍한 정원을 돌면서 몇 킬로미터나 걸은 뒤였다. 그 뒤로는 한번도 환상이 나타난 적이 없다.

하루하루 날이 갈수록, 성공이 거듭될수록, 나는 점점 대담해졌다. 나중에는 지나치게 대담해져서 내가 다리를 지나치게 밀어붙이는 것을 누군가가 말려주어야 했다. 이제는 환상이 나타나지는 않았지만, 그래도 다리가 부어오르고 상할 수 있었다. 건강과 힘이 돌아오는 느낌에 나는 도취했다. 그래서 내가 할 수 있는 일, 해야 하는 일에 대해 계속 잘못된 판단을 내렸다. 회복 과정은 매끄럽게 이어진 길이 아니라 계단 같은 길이었다. 한 계단에서 다음 계단으로 나아가는 것은 저절로 이루어지는 일이 아니었다. 나는 내 차트를 몰래 훔쳐보다가 거기에 "이렇다 할 사건이 없는 순조로운 회복"이라고 적혀 있는 것을 보고 속으로 생각했다. "이 사람들 미쳤군. 회복 자체가 사건이야. 예측할 수 없는 놀라운 사건들의 연속이라고. 회복은 사건, 아니 상상도 할 수 없는 새로운 힘의 도래야. 사건과 힘의 도래, 그건 탄생 또는 재탄생이지."

회복 과정을 매끈한 언덕길로 상상할 것이 아니라, 경사가 급한 계단들이 이어진 길로 봐야 했다. 각각의 계단은 아랫단에서 보면 상상도 할 수 없고 불가능해 보였다. 따라서 감히 희망을 품을 수 없었다. 우리가 바랄 수 있는 것은 무엇이 됐든 자신이 이미 가진 것을 더욱 늘려가는 일뿐, 상상조차 할 수 없는 다음 계단을 바랄 수는 없었다(희망이라는 말에는 약간의 상상이 내포되어 있다). 따라서 각각의 계단이 마치 기적 같았다. 다른 사람들의 재촉이 없었다면 나는 다음 계단으로 올라서지 못했을지도 모른다.

계단을 하나씩 올라서 앞으로 나아갈 때마다 시야가 넓어지고, 나는 좁은 세상 밖으로 나왔다. 내가 있던 세상이 그렇게 좁아든 곳일 줄은 전혀 생각도 하지 못했다. 생리적인 면에서든 존재론적인 면에서든, 모든 면에서 그런 생각이 들었다. 특히 한 가지 사례가 떠오른다. 내가 처음으로 걸은 지 사흘 째 되던 날에 나는 20일 동안 지내던 작은 입원실에서 널찍한 새 입원실로 옮겨졌다. 기쁜 마음에 방을 정리하고 있는데, 갑자기 몹시 이상한 점이 눈에 띄었다. 나와 가까운 곳에 놓인 모든 물건들은 적당한 단단함, 공간감, 높이를 지니고 있었지만, 멀리 떨어져 있는 것들은 모두 완전히 납작했다. 열려 있는 내 방 문 뒤에는 반대편 병실의 문이 있고, 그 문 뒤에는 휠체어에 앉은 환자가 있었다. 그리고 그 남자 뒤에는 창턱과 꽃병, 그 뒤의 길 건너편에는 맞은편 집 다락의 박공창이 있었다. 거리로 따지면 아마도 60미터쯤 될 듯 싶은 이 모든 풍경이 팬케이크처럼 납작해서 거대한 컬러사진이 허공에 누워 있는 것 같았다. 색감과 세부 묘사는 매우 훌륭하지만, 완전히 납작했다. 나는 원래 높이를 인식하는 능력이 상당히 좋은 편이라서 높이와 입체를 알아보는 감각에 뭔가 문제가 생겼음을 알아차렸다. 그 감각이 갑자기 내 앞 몇 미터쯤 되는 곳에서 딱 멈춰버린 것이다. 그렇다면 나는 시각적으로는 투명한 상자에 여전히 갇혀 있는 셈이었다. 상자의 가로, 세로, 높이가 대략 3미터, 2미터, 1.8미터쯤 되니까, 내가 20일 동안 지내던 그 '감방'과 정확히 똑같은 크기였다. 감각적으로 나는 여전히 그 방에 있었던 것이다. 다른 방으로 옮겨 왔는데도 나의 시각적인 공간은 여전히 지독하게 제한되어 있었고, 그 공간 안에서는 입체감이 완벽히 작동했지만 그 너머에서는 흔적도 없이 사라졌다. 이 기괴한 경험에 나는 강한 흥미를 느꼈다. 무섭지는 않았다. 다리의 경우처럼 끔찍한 외상이나 두려움이 얽혀 있지는 않았기 때문이다. 나는 정상적인 상태라면 '높이'로 인식되었을 시차이동(視差移動, 한 눈으로 외부의 한 점을 응시하면서 머리나 몸을 좌우로 움직이면 그 점보다 멀리 있는 것은 같은 방향으로, 가까이 있는 것은 반대 방향으로 이동하는 것처럼 보이는 현상-옮긴이)을 관찰하고 심지어 측정할 수도 있었다. 하지만 이런 사실을 알아차렸다고 해서 높이에 대한 감각이 돌아오지는 않았다. 깊이와 입체감은 불쑥불쑥 되돌아왔다. 마치 시각적인 콘서티나(아코디언과 비슷한 육각형 악기-옮긴이)를 휙휙 거칠게 펼치는 것 같았다. 그것이 대략 두 시간 동안 계속되었다. 그리고 그 뒤에도 내 입체감은 완벽히 돌아오지 않았다. 침대에서 돌아누워 창밖을 바라보자(이렇게 기쁠 데가! 지난 20일 동안 나는 창문이 없어서 풍경도 볼 수 없었다) 마치 망원경을 반대편에서 들여다봤을 때처럼 병원 정원이 작은 보석 같이 보였지만, 완전히 납작했다. 각도도 전부 엉망이라서 일그러진 사다리꼴 같았다. 사실은 정사각형인데 말이다. 내가 내 시야의 한계점 너머에 존재하는 이 정원을 두 시간 동안 응시한 뒤에야 비로소 거리감과 입체감이 불쑥 정상으로 돌아오고, 정원의 모양도 원래대로 회복되었다.

    나는 이 시각적인 현상에 놀라움과 흥미를 느꼈다. 내가 보기에는 이것이 어떤 의미에서 다리의 경우와 비슷한 것 같았다. 내가 지금까지 볼 수 있었던 시각적 한계점에서 정확히 입체감이 일부 사라졌다. 다리가 감각과 운동 능력을 모두 잃고 완전히 사라져버렸던 것과 같았다. 나는 이 시각적 변화에 대해서는 아무런 두려움 없이 흥미만을 느낄 수 있었다. 하지만 그럼에도 불구하고, 그리고 다른 차이점들에도 불구하고, 두 경험 사이에 묘한 유사성이 있는 것 같았다. 내 다리와 눈 모두 예전에 누리던 것을 박탈당하고, 예전에 하던 일을 하지 않게 되면서 놀랍고도 기괴한 현상을 일으킨 것이다(다리의 경우에는 상당히 무섭기도 했다). 입체감을 잃은 것은 전혀 무서운 일이 아니었지만, 그래도 상당히 극적이고 급격한 변화이기는 했다. 나는 입체감 또한 제한될 수 있다는 것을 그때 처음 알았다. 작은 감방에 갇힌 죄수들은 과연 어떤 일들을 겪는지 궁금했다. 나는 즉시 입체경立體鏡을 사서 병원에 기증했다. 나중에 작은 공간에 갇히게 될 환자들이 이 '죄수 신드롬' 때문에 발생하는 시각적 축소를 예방하는 데 그것이 쓰였으면 좋겠다는 생각에서였다.

 방, 공간, 확장. 계속 확대되는 생리 기능과 세상, 계속 늘어나는 개인적(그리고 사회적) 공간이 주는 자유가 지극히 선명하게 느껴졌다. 몸이 나아서 회복되는 것의 요체가 바로 이것이었다. 단순히 내 다리가 나아서 움직이게 되는 것만이 아니라, 입체감과 시각의 회복만이 아니라 전체적으로 다시 생기를 찾는 것, 아픈 몸으로 좁은 방에 갇혀서 자기 사신만 들여다보던 환자의 처지에서 건강하고 온전한 존재로 돌아와 다시 진짜 세상으로 나아가는 것이었다. 내가 환자로 보낸 겨우 3주 동안 그 세상을 거의 잊고 있었다는 건 좀 무서운 일이었다.

 내가 그동안 두려움을 느끼지 못했다는 것도 적잖이 무서웠다. 나는 내가 얼마나 좋아들어 있었는지, 나의 병실과 침대만으로 나의 세상이 얼마나 줄어들어 있었는지 전혀 느끼지 못했고, 깨닫지도 못했다. 그동안 나의 세계는 문자 그대로도, 생리학적으로도 줄어들어 있었을 뿐만 아니라, 상상력과 느낌 면에서도 역시 줄어들어 있었다. 나는 피그미, 포로, 피수감자, 즉 환자가 되어 있었다. 그 사실을 눈곱만큼도 알아차리지 못한 채. 우리는 '입원'이라는 말을 그럴듯하게 쓰지만 사실은 그것이 과연 무엇을 의미하는지, 그러니까 자기도 모르는 사이에 모든 면에서(사기士氣라는 측면도 적지 않다) 세상이 줄어드는 그런 현상이 누구에게든 얼마나 빠르게 일어나는지 전혀 알지 못한다.

나는 오랜 세월 동안 입원해 있다가 비로소 '깨어난' 내 환자들에게 자주 물어보았다. 갇혀 있다는 느낌에 지독히 괴롭지 않았는가? 저 바깥의 넓은 세상을 갈망하지 않았는가? 환자들이 조용히 아니라고 대답하면 나는 믿을 수 없는 심정으로 깜짝 놀라곤 했다. 그 사람들이 모두 제정신이 아니라고 볼 수는 없었지만, 그렇게 고분고분 상황을 받아들이는 태도는 거의 보편적으로 나타났고, 그것이 삶이 지닌 원래의 폭과 깊이 속으로 온전히 돌아오는 것을 지연시키고 방해했다. 엘도파(파킨슨병 치료제-옮긴이)를 통해 물리적으로 그런 환경을 만들어주어도 마찬가지였다. 그런데 이제는 그런 퇴화현상이 정말로 보편적이라는 사실을 알 것 같았다. 몸을 움직일 수 없는 사람, 환자, 갇힌 사람이라면 누구에게든 그런 일이 일어났다. 그렇게 존재가 졸아드는 것은 피할 수 없는 자연스러운 일이었으며, 사람이 그것을 직접적으로 깨달을 수 없기 때문에 그런 상황을 견딜 수 있게 됨과 동시에 치료 또한 불가능해졌다. 기준으로 삼을 만한 틀 자체가 졸아들어버린 상황에서 자신 또한 졸아들었음을 어찌 인지할 수 있겠는가? 그럴 때는 누군가가 그에게 '잊어버린' 넓은 세상을 일깨워줘야 한다. 그러고 난 뒤에야 비로소 존재가 다시 확장되고 증상을 치료할 수 있게 된다.

그 행복했던 토요일, 그러니까 내가 창문도 없고 크기도 작은 독방에서 정형외과의 널찍한 병실로 옮겨진 날, 시각적인 공간을 내가 다시 회복한 날, 내가 800미터쯤 걸은 덕분에 움직임에 필요한 힘과 공간을 생생히 느낄 수 있었던 날, 바로 그 행복했던 토요일(내가 사고를 당한 지 겨우 3주 뒤였다. 내 인생에서 가장 길었던 동시에 가장 짧았고, 가장 충만했던 동시에 가장 공허했던 3주)에 나의 마음도 해방되었다.

그동안 나를 비참하게 만들었던 것은 두 가지였다. 아마 모든 환자들이 나와 똑같은 처지일 것이다. 그것이 바로 환자의 조건이니까 말이다. 그 두 가지 괴로운 일은 서로 합쳐져 있으면서도 또한 또렷이 구분되었다. 하나는 나의 존재와 공간이 유기적으로 단호하게 부식되는 신체적인('신체-존재론적인') 장애였다. 나머지 하나는 환자로 전락하면서 생겨난 마음의 문제(그다지 적절한 단어는 아니다)로, 특히 '그들'과의 갈등 및 '그들'에게 항복해야 한다는 점이었다. 여기서 '그들'이란 의사, 병원 체제 전체, 병원 자체를 뜻한다. 증오가 담겨 있을 뿐만 아니라 편집증 증세까지 보이는 주위 환경과의 갈등. 이것이 심각하기는 하지만 중립적인 신체적 고통에 덧붙여지면서 신체적 고통 또한 훨씬 더 참기 힘들어졌다. 사기의 문제는 해결하기가 불가능했기 때문이다. 나는 몸만이 아니라 마음도 늘씬하게 뻗어버린 것 같았다. 그래서 몸만이 아니라 마음 또한 '그들', 특히 주치의 앞에서 당당히 일어설 수 없었다. 내 주치의가 괜찮은 사람이며 나 또한 그렇다는 것과 주위의 모든 사람들이 내게 선의를 품고 최선을 다하고 있다는 것을 속으로는 처음부터 줄곧 알고 있었는데도 악몽이 나를 덮친 듯한 느낌을 떨쳐버릴 수 없었다. 처음 입원했을 때부터 그런 느낌이 어느 정도 있었지만 의사소통이 단절되면서, 그러니까 주치의가 권위 있는 목소리로 아무런 문제도 없다고 말하면서 나의 (가장 기본적인) 느낌을 반박하고 의심했을 때 그 느낌은 더욱 예리하고 구체적인 것으로 변했다. 나의 느낌이야말로 나 자신에 대한 가장 기본적인 인식의 바탕을 이루고 있었기 때문이다. 몸을 움직이지 못하고 갇혀 있어서 신체적으로 무기력해지다 보니, 마음도 마비되고 좁아든 채 갇혀서 무기력해진 느낌이 들었다. 아니, 마음이 좁아들었을 뿐만 아니라 일그러지기까지 해서 아주 비참한 상황과 역할들을 연기하고 있는 것 같았다.

하지만 그 토요일에 나는 주치의를 불렀다. 그 전에는 그가 찾아오기를 수동적으로 기다리기만 했기 때문에 '회진'이라는 불쾌한 환경 속에서만 만남이 이루어졌다. 회진 때 의사는 대규모의 팀 앞에서 모르는 것이 없는 사람의 역할을 해야 하고, 나는 수동적이기 짝이 없는 환자 역할을 해야 했다. 하지만 이번에는 내가 먼저 의사를 불러서 '좋은 이야기'를 나눴다. 그 현명하고 인간적인 대화 덕분에 우리 둘 다 무거운 짐을 벗었다.

이제 그런 대화가 가능해진 것은 내가 예전만큼 그를 필요로 하지 않기 때문이었다. 이제 나는 결정적으로(그리고 속으로는 분개하면서) 그에게 의존하지 않았다. 내 세계가 다시 커졌기 때문에 가능한 일이었다. 그래서 의사와 병원 시스템이 합리적이고 적절한 수준까지 줄어들었다. 의사에게도 이런 상황이 분명 안도감을 준 것 같았다. 초조해하면서 귀찮게 구는 환자를 원하는 사람은 아무도 없기 때문이다. 게다가 내 꿈속에서 괴물 역할을 하는 것 역시 그가 원하는 일은 아니었다. 그렇게 해서 적절하고 품위 있는 평화가 확립되었다. 그리고 즐겁지만 절제된 우정 같은 것도 살짝 생겨난 것 같았다.

이제 나는 자유였다. 몸만이 아니라 마음도 자유였다. 아직 해보지는 않았지만, 한참 동안 걷다가 돌아오는 것도 내 자유였다. 이제는 신체적 어둠, 그림자, 암점만이 아니라 마음의 모호함과 어둠 또한 걷혔다. 이제 빛과 생명의 땅으로 통하는 길이 내 앞에 열려 있었다. 나는 아무런 갈등도 방해물도 없이 그 탄탄대로를 점점 더 빨리 달려서 충만하고 달콤한 삶 속으로 들어갈 것이다. 내가 잊어버렸던, 아니 어쩌면 전에도 결코 알지 못했던 삶 속으로 들어갈 것이다. 수요일에 기적처럼 걷게 된 뒤로 나는 점점 기운이 나고 있었다. 그래서 토요일에는 기뻐서 날아갈 것 같았다. 그 기쁨은 6주 동안 지속되며 더욱 더 깊어졌고, 그 덕분에 세상이 바뀌면서 모든 것이 새삼 경이로운 축제처럼 느껴졌다.

 내 창 밖의 정원에 특별히 즐거운 광경이 펼쳐졌다. 전에는 밖이라는 것을 사실상 볼 수가 없어서 낮의 햇빛도, 일출과 일몰도, 잔디도, 나무도, 공간감각이나 생기도 전혀 느끼지 못했다. 갈증 때문에 바싹 말라버린 사람처럼 나는 커다란 갈망을 담고 초록색 사각형 모양의 정원을 바라보았지만, 그동안 내가 그 창문 하나 없고 메마른 인공적인 방에서 삶과 얼마나 단절되어 있었는지 절실히 느낄 뿐이었다. 그 어떤 그림도 충분하지 않았다. 내 눈으로 직접 보아야 했다. 하지만 아직도 몸을 움직이기가 몹시 힘들어서 하루에 적어도 몇 시간씩은 침대에서 보내고 있었기 때문에 나는 높이 들어 올린 면도용 거울에 비친 풍경을 응시했다. 작지만 실제로 존재하는 그 거울을 통해 나는 정원에 앉아 있거나 산보를 즐기는 사람들을 보았다. 내가 처음으로 본 바깥세상, 진짜 세상, 인간 세상의 모습이었다. 작은 거울에 비친 그 모습을 끌어안고 그 정원으로 내려갈 수 있게 되기를 무엇보다 소망했다(언젠가 실제로 그렇게 할 수 있을 거라는 생각은 들지 않았다. 아직도 그런 일은 왠지 도달할 수 없는 목표, 또는 금지된 일처럼 보였다). 한 걸음을 뗄 때마다, 한 번 앞으로 나아갈 때마다, '허락'이 필요했다. 이렇게 갇혀 있다는 느낌이 너무나 강렬했다. 그동안 이런 것을 깨닫지 못하고 의식하지 못했다는 점 때문에 더욱 그랬다. 게다가 자유로운 발언과 행동을 스스로 삼가고 금지하는 것이 바로 나 자신인 경우가 많았다. 병원 생활을 완전히 받아들인 나의 일부가 그러고 있었다. 그런데 지금은 입원한 뒤 처음으로 다른 환자들과 함께 있었다. 그러면서 나 자신에게서는 미처 보지 못했던 그런 모습을 다른 환자들에게서 보았다. 무엇인가가, 또는 누군가가 그 금제의 벽을 깨주어야 한다는 것을 알 수 있었다. 그것이 '허가'를 해주는 사람이든, 아니면 '허가'가 필요하지 않다는 갑작스러운 깨달음이든 상관없었다. 이 점 역시 회복 과정을 계단식으로 만든 요인이었다. 말하자면 한단 한단 올라가야 하는 자유의 사다리가 있는 것 같았다. 그런데 그 사다리를 오르려면 두 가지 선행조건이 필요했다. 그것은 몸이 어느 정도 회복되어야 한다는 것, 그리고 대담성 또는 허가 또는 마음의 자유가 있어야 한다는 것이었다.

'이렇다 할 사건이 없는 순조로운 회복 과정.' 이런 말도 안 되는 소리를 하다니! 회복이란 (그 착한 레지던트의 말처럼) '순례여행'과 같았고, 그 여행을 하는 사람은 단계를 밟아가며 움직였다. 각각의 단계는 완전히 새로운 것이어서 새로운 시작이나 새로운 탄생 같은 것이 필요했다. 자꾸만 다시 시작하고, 다시 태어나야 했다. 회복은 탄생에 전혀 뒤처지지 않는 사건이었다. 지상의 평범한 인간들이 질병과 죽음이라는 단계를 밟아나가듯이, 회복 과정에서 새로 태어난 사람도 단계별로 건강을 되찾아 소생한다. 절대적이고 새로우며, 급격하고 실존적인 단계들이다. 예상할 수도 없고, 계산할 수도 없어서 놀라운 단계들이다. 회복 과정에 이렇다 할 사건이 없다고? 회복 과정은 온갖 사건들로 구성되어 있다!

토요일 이후로는 일이 더욱 빠르게 진행되었다. 아니, 더 광범위하고 역사적인 맥락에서 획획 진전되었다고 해도 될 것이다. 나는 세세하게 일기를 쓰는 것을 그만두었고, '관찰'과 기록 또한 어느 정도까지는 그만두었다. 엄청난 속도로 쑥쑥 나아가는 회복 과정에 휩쓸린 탓이었다. 게다가 내가 이제는 혼자가 아니라는 중요한 사실이 있었다. 나는 수많은 환자들의 공동체에 속해 있었다. 이제 나는 세상에 혼자 남은 존재가 아니었다. 아마 모든 환자들이 병으로 인해 절대적인 고독을 느낄 때 자신이 혼자 남은 듯한 기분이 들 것이다. 하지만 이제 나는 나만의 텅 빈 세상에 갇혀 있지 않고, 다른 사람들이 살고 있는 세상에 속해 있었다. 나를 포함해서 서로서로 이런저런 관계를 맺고 있는 진짜 사람들이었다. 예전에 나를 돌봐주던 사람들이 그랬던 것처럼 그저 맡은 역할을 수행하고 있는 것이 아니었다. 이제야 나는 주치의가 내게 했던 무서운 말, "당신은 참 독특하네요!"를 몰아낼 수 있었다. 이제는 나와 같은 처지의 환자들과 자유로이 이야기를 나눴다. 그들과 나는 같은 처지여서 서로 형제 같았으므로 체면을 위해 뭘 감추거나 뒤틀 필요가 없었기 때문에 우리는 자유로이 이야기를 나눌 수 있었다. 이렇게 입원한 뒤 처음으로 자유로운 소통을 즐기면서 나는 나의 경험이 전혀 독특한 것이 아님을 알 수 있었다. 팔다리에 부상을 입거나 수술을 한 뒤 깁스를 해서 다친 팔다리를 보지도 못하고 움직이지도 못했던 거의 모든 환자들이 적어도 어느 정도까지는 다친 팔다리가 낯설어지는 현상을 경험했다. 환자들은 자기 손이나 발이 '이상했다' '뭔가 잘못된 것 같았다' '진짜 같지 않았다' '으스스했다' '몸과 분리된 것 같았다' '절단된 것 같았다'고 말했다. '지상의 그 어느 것과도 달랐다'는 말도 자주 들을 수 있었다. 나는 환자들 사이에서 엿새를 보내며 그곳의 모든 환자들과 자유로이 마음껏 대화를 나눴다. 나와 같은 경험을 한 환자들이 확실히 많은 것 같았다. 그리고 그 경험을 주치의에게 제대로 전달할 수 있었던 사람 또한 확실히 한 명도 없었다. 나처럼 의사에게 말하려고 시도했다가 면박을 당한 사람도 일부 있었지만, 대부분은 조용히 침묵을 지켰다. 의사에게 자신의 느낌을 제대로 전달한 사람은 하나도 없었다. 그런 상황이 무서워서 죽는 줄 알았다는 사람도 있고, 그냥 조금 무서웠을 뿐이라고 말하는 사람도 있었다. 둔감해서든 참을성이 강해서든, 그런 현상에 무심한 사람도 몇 명 있었다. 그들은 "에이, 난 걱정 안 했어요. 원래 그런 건데요, 뭐" 하고 말했다. 만약 내가 '독특한' 사례라는 말이 맞다면, 그것은 그 경험 때문이 아니라 내가 그 경험에 대해 끊임없이 곰곰이 생각했다는 점 때문일 것이다. 나는 '이성이 침해당했다'고 느꼈으며, 그것이 근본적으로 중요한 현상이라고 생각했다.

이 점을 확인하자마자 나의 조사관 기질이 마침내 휴식에 들어갔고 나는 좀더 정상적인 인간관계에 섞여들 수 있었다. 하지만 이 단계까지 온 환자들도 아직은 모두 약간의 고독과 고립감을 느끼고 있었다. 병이라는 것이 원래 고독하고 개인적인 일이기 때문이기도 했지만, 병원의 딱딱한 '수직' 구조 때문에 고립감이 더 강화되기도 했다.

환자들 사이에서 보낸 엿새는 사교적이었지만, 거기에도 어쩔 수 없이 한계가 있었다. 나중에 재활원에 가서 '분위기'가 달라진 뒤에야 비로소 고립감과 병원에 갇혔다는 느낌이 나쁜 꿈처럼 떨어져나가고 즐겁고 아늑한 집 같은 분위기가 그 자리에 대신 들어섰다. 그곳에서 나는 동료의식과 우정을 때로는 강렬하게 느낄 수 있었으며, 다른 사람들과 함께 살면서 건강을 되찾고 있다는 쾌활하고 공동체적인 삶을 경험했다.

햄스테드에 있는 켄우드재활원으로 옮기기 전날, 나는 그토록 갈망을 담고 바라보았던 작은 정원으로 갔다. 환자복 차림으로 누가 밀어주는 휠체어에 앉아 내려간 것이다. 너무나 기뻤다. 이렇게 밖에 나올 수 있다는 것이. 밖에 나와본 것이 거의 한 달 만이었다. 햇볕이 내 얼굴에 닿는 느낌, 바람이 머리카락을 스치는 느낌, 새소리, 살아 있는 식물들을 보고 만지는 느낌은 정말이지 순수하고 강렬한 기쁨이자 축복이었다. 무시무시한 고립과 소외를 겪은 끝에 자연과 나 사이에 꼭 필요한 교류가 다시 확립되었다. 내가 그 정원으로 나갔을 때 나의 일부가 되살아났다. 그동안 줄곧 굶주려서 아마 나도 모르는 사이에 죽어버린 듯한 나의 일부가 되살아난 것이다. 전에 자주 느끼던 강렬한 느낌이 갑자기 되돌아왔다. 병원에 있는 동안 나 자신에게 적용할 생각은 해보지도 못했던 그것, 즉 시골의 숲속 야외에 정원이 있는 병원이 있으면 좋겠다는 생각이었다. 내가 뉴욕 주의 시골에서 일하는 '작은 아씨들' 재활원 같은 곳, 요새나 '기관' 같은 느낌이 아니라 집 같은 느낌을 주는 병원, 집 또는 마을 같은 병원이 필요했다.

하지만 태양의 축복을 기쁘게 받아들이면서도 나는 정원에 있는 사람들 중에 환자가 아닌 사람들이 나를 피하는 것을 알아차렸다. 그들은 학생들, 간호사들, 병원을 찾아온 방문객들이었다. 나는 그들과 따로 떨어져 있었다. 우리는 그들과 따로 떨어져 있었다. 하얀 환자복을 입은 우리 환자들을 사람들은 비록 무의식적이지만 마치 나병환자를 보듯 분명히 피하고 있었다. 내가 환자라는 계급에 속한다는 사실, 사회에서 동떨어져 쫓겨난 존재라는 사실을 그렇게 생생하게 느껴본 적이 없었다. 사람들이 우리의 환자복을 보고 드러내는 연민, 혐오…, 그들과 우리 사이에 분명히 커다란 틈이 있다는 감각. 사람들의 예의 바른 행동은 그 틈을 오히려 더 강조해주기만 할 뿐이었다. 과거 건강하던 시절에 나도 몸을 부르르 떨며 환자들에게서 멀어졌음을 깨달았다. 무의식적인 행동이라서 나 자신은 그것을 전혀 인식하지 못했다. 하지만 이제 환자가 되어 환자복을 입은 처지가 되니, 사람들이 부르르 떨면서 나를 피하는 것, 환자가 아닌 건강한 사람들이 나와 거리를 유지하는 것을 강렬히 의식하게 되었다. 입원할 때 내가 그토록 두려움에 차서 내 생각에만 몰두하지 않았더라면, '입원'이라는 말에 무엇이 포함되어 있는지 더 분명히 알아차렸을지도 모른다. 병원에서 지급하는 환자복, 이름표, 개성의 제거, 일반적이고 포괄적인 지위로의 전락…. 하지만 묘하게도 우리가 다른 사람들과 얼마나 동떨어진 존재인지를 분명하게, 거의 희극적으로 보여준 것은 바로 정원에서 본 그 광경이었다. 우리가 사람들의 세상에 완전히 다시 합류하려면 그들과 우리 사이의 그 커다란 틈을 메우거나 뛰어넘어야 했다.

환자와 건강한 사람 사이의 그 틈, 그 심연. 재활원이 생겨난 것은 바로 그것 때문이었다. 우리는 병자가 됨으로써 약자가 되었다. 우리는 환자 상태에 너무 오래 머물렀다. 우리는 그 상태를 품에 품었을 뿐만 아니라, 우리 자신조차 병들어서 병든 피수용자의 태도를 갖게 되었다. 이제 우리에게는 신체적 회복과 정신적 변화, 두 종류의 회복이 필요했다. 몸만 낫는 것으로는 충분하지 않았다. 우리가 환자의 두려움과 근심을 여전히 지니고 있다면 소용없었다. 우리는 각각 자기만의 방식으로 병과 부상 때문에 약해지고, 건강한 사람의 무모함과 대담함, 자유를 잃었다.

이대로 세상 속으로 곧장 내동댕이쳐질 수는 없었다. 우리에게는 과도기가 필요했다. 의학적인 면에서 뿐만 아니라 존재론적인 면에서도 제한적인 환경 속에서 지나친 스트레스에 시달리지 않고 보호받으며 살 수 있는 곳이 필요했다. 제한된 환경이지만 꾸준히 폭이 넓어지는 곳에서 다시 넓은 세상으로 돌아갈 준비가 될 때까지 머물러야 했다. 급한 환자들이 있는 병원은 세상이라고 하기 힘들었다. 급한 부상이나 질병을 삶이라고 할 수는 없으니까. 이제 우리는 몸이 예전보다 좋아졌으므로 세상과 삶이 필요했다. 하지만 삶의 모든 요구들, 분주하고 무정하고 무심하고 거대한 세상과 마주했다가는 그대로 망가질 터였다. 우리에게는 조용한 장소, 우리가 차츰 자신감과 건강을 회복할 수 있는 피난처가 필요했다. 자신감도 건강 못지않게 중요했다. 마음과 몸을 모두 강하게 다듬을 수 있는 안식의 세계, 평화로운 간주곡, 대학과 비슷한 곳이 필요했다.

병원에서 보낸 그 마지막 날에 내가 깨달은 것이 또 있다. 회복과 회복을 위한 장소는 개인만이 아니라 사회에도 필요하다는 것이다. 새로 환자가 된 우리가 세상과 마주할 수 없다면, 질병과 고통이라는 우리의 특징 때문에 세상도 우리를 마주할 수 없다. 우리는 사람들에게 두려움과 공포를 불러일으켰다. 나는 그것을 분명히 볼 수 있었다. 그러니 우리만이 아니라 세상을 위해서라도 우리를 이대로 세상에 내보낼 수는 없었다. 우리에게는 환자라는 낙인이 찍혀 있으며, 우리는 고통과 죽음, 수동성과 신경상실과 의존성에 대한 용납할 수 없는 지식을 갖고 있었다. 세상은 그런 것을 일깨워주는 존재를 싫어한다. 고프먼이 '전체주의적인 기관들', 즉 보호시설이나 감옥 같은 곳을 완전히 떼어놓아야 한다고 말한 것은 잘한 일이다. 그는 근본적으로 무시무시하지만 사회에 꼭 필요한 그 기관들을 떼어놓아야 한다고 말했다. 아픈 사람, 유죄판결을 받은 사람, 낙인이 찍힌 사람이 대중의 눈에 띄지 않게 말이다. 하지만 재활원은 대학이나 수도원처럼 그런 곳과는 달리 기본적으로 호의적이고 다정한 성격을 지녔다. 재활원은 참을성과 이해, 연약한 몸과 마음을 보살펴서 다시 무장시키는 일에 헌신하는 기관(이 말 자체가 모순이 아닌지 모르겠다)이다. 즉 각각의 개인을 보살피는 일에 가장 헌신하는 기관이다. 이런 재활원은 정말로 피난처이자 집처럼, 진정한 의미의 가장 훌륭한 보호시설처럼 느껴질 것이다. 고프먼이 말한 무시무시한 '보호시설'과는 완전히 달랐다. 하지만….

여기에도 양면적인 면이 틀림없이 있을 것이다. 비록 병원에서 환자로 있을 때 마음이 유아 수준으로 퇴화하긴 했지만, 그것은 나쁜 의미의 퇴화가 아니라 상처 입은 생명체에게 생물학적인 면이나 영적인 면에서 필요한 일이었다. 자신이 좋아하든 싫어하든, 스스로 원한 일이든 아니든, 아이처럼 무기력한 상태가 되었으니 과거로 퇴행하는 수밖에 없었다. 병원에서 환자는 다시 부모님 슬하의 아이가 되었다(부모가 좋은 사람일 수도 있고 아닐 수도 있다). 이것이 '어린애 취급을 당하는' 것처럼 느껴질 수도 있고, 자신에게 너무나 필요한 다정한 보살핌으로 느껴질 수도 있다. 지금 나는 그다음 단계였다. 성장이 필요한 시기. 병원에서는 정신적으로 어린아이가 되었지만, 재활원에서는 다른 대우를 받을 터였다. 아마도 사춘기 아이처럼 덜 부드럽고, 더 무뚝뚝하게.

물론 나의 의식은 병원을 졸업하고 성장을 시작하고 싶어 했다. 하지만 그 마지막 날 밤에 나의 무의식이 일부러 사고가 날 뻔한 상황을 만들어냈다. 만약 그 시도가 성공해서 정말로 사고가 일어났다면, 나는 계속 병원에 있어야 했을 것이다. 나는 여드레 만에 상당한 자신감과 힘을 회복해서 목발을 짚고 한 번에 400미터씩 걸어다닐 수 있었다. 기운차게 허세를 부리면서 몸의 균형을 잡을 수도 있었다…. 내가 그 마지막 날 밤에 갑자기 옥상으로 올라가고 싶은 충동을 느낀 것은 순전히 지나친 흥분 탓이었을 것이다. 나는 그때 막 계단을 오르는 기술을 터득한 참이었는데, 옥상으로 올라가려면 단순히 계단만이 아니라 뚜껑문과 사다리도 다룰 수 있어야 했다. 옥상으로 올라가 런던의 밤하늘을 화려하게 장식한 불빛들을 보는 것은 얼마나 짜릿한 모험이 될 것인가? 하지만 아직도 신경이 반쯤 줄어 있는 다리에 깁스를 한 채 목발을 짚고 옥상에 오르는 것은 완전히 미친 짓이었을 뿐만 아니라, 자칫하면 치명적인 사고로 이어질 수도 있었다. 다행히 내가 너무 멀리까지 가버리기 전에 누가 나를 발견하고 끌어내린 뒤, 왜 그런 멍청한 짓을 했느냐며 따끔한 훈계를 했다. 그제야 비로소 내 의식이 깨어나서 병원을 떠나는 것이 너무 무서워서 실제로 사고를 당하려 했다는 사실을 깨달았다. 환자들이 이런 행동을 하는 경우가 꽤 흔하다는 사실을 알게 되지 않았다면, 내가 순전히 내면의 충동 때문에 이런 행동을 한 것에 대해 굳이 말하지 않았을 것이다. 우리 모두는 한 사람도 빠짐없이 "병원을 떠나고 싶어 안달"이었다. 빨리 병원에서 나가 다음 단계로 나아가고 싶어 했다. 하지만 그러려면 이미 익숙해진 생활, 즉 아이처럼 소중하게 보살핌을 받는 생활을 포기해야 했다. 우리의 의식은 젖을 떼고 싶어 했지만, 무의식은 그것이 두려워서 막으려고 했다. 특별한 취급을 받으며 응석을 부릴 수 있는 생활을 연장하고 싶은 것이다.

그런 충동적인 행동을 했어도 어쨌든 나는 다음 날 아침 여섯 명쯤 되는 다른 환자들과 함께 퇴원했다. 알고 보니 여섯 명이 모두 마지막 순간에 충동적인 사고를 친 뒤였다. 우리들 중에 몸을 움직일 수 있는 사람은 나뿐이었다. 다른 사람들은 모두 몸에 이런저런 줄을 달고 있거나, 안색이 창백하거나, 숨이 가쁘거나, 그냥 누가 봐도 환자처럼 보였다. 이 한심하고 불쌍한 사람들이 힘들게 직접 버스에 오르거나, 남의 손에 들려 버스에 실렸다. 우리가 탄 버스는 유령선이나 죽음의 배처럼 소외되고 고립되고 저주받은 길을 요리조리 달려서 햄스테드로 가고 있는 것 같았다.

나는 겁에 질려 있다는 것을 깨달았다. 아마 다들 마찬가지였을 것이다. 바깥세상의 번쩍거리는 빛과 분주함, 자동차들의 속도와 무지막지함, 엄청나게 많은 사람들, 소음이 무서웠다. 복잡하고 분주한 세상이 무서웠다. 우리는 모두 소스라치게 놀라서 창문에서 고개를 돌렸다. 아직 이런 세상에 내동댕이쳐지지 않은 것이 고마웠다. 아까까지는 '재활원'을 비웃는 사람도 있었지만("재활원이라니 웃기지 말라고 해. 난 나가고 싶어"), 바깥세상을 한 번 본 뒤에는 그러고 싶어 하는 사람이 하나도 없었다. 이제 더이상 '입원' 상태가 아니라는 사실은 엄청난 안도감과 해방감을 가져다주었지만, 우리는 바깥세상으로 나갈 준비가 전혀 되어 있지 않다는 것을 깨달았다. 과도기의 필요성이 분명해졌다. 그리고 웃기는 곳이었던 재활원은 우리에게 소중하고, 꼭 필요하고, 반드시 원하는 곳이 되었다. 분주한 시내 중심가를 벗어나 햄스테드의 조용한 오르막길로 들어서자 엄청나게 마음이 놓였다. 장원 같은 정문에 다다랐을 때는 순간적으로 두려움과 매혹이 교차했다. 문은 삐걱거리며 열렸다가 우리를 들여보낸 뒤 등 뒤에서 닫혔다. 우리는 차를 타고 계속 길을 올라가 오래된 저택 앞에서 내렸다. 거대하고, 역사가 유구하고, 산만하고, 담쟁이덩굴이 얽혀 있는 저택이 광활한 초록색 땅에 서 있었다. 도시에서 보고 느꼈던 모든 것이 깡그리 사라져버릴 정도였다. 우리는 충격 때문에 약해진 마음으로 고마움을 느끼며 허겁지겁 차에서 내렸다. 상냥한 어머니 같은 부인이 우리를 맞이했다. 그녀는 우리가 녹초가 됐다는 것을 알고는 방으로 안내해주었는데 우리 모두 안도감을 느끼며 곧장 곯아떨어졌다.

내가 눈을 뜨자 완전히 마법 같은 광경이 펼쳐져 있었다. 나직하게 떠 있는 보름달, 한가을의 환한 보름달이 사방에 빛을 비추고 있었다. 숲이 우거진 나지막한 산들이 사방에서 달빛을 받아 빛났다. 내가 사고를 당하기 바로 전날 밤에 이런 보름달 밑에서 노를 저어 하르당게 피오르를 건넜으니, 그날로부터 음력으로 꼬박 한 달이 지났다는 사실이 문득 머릿속에 떠올랐다. 매혹적이고 신비로우면서도 또한 불길했던 그날 밤에 나는 피오르의 잔잔한 물 위에서 음악 소리를 들었다. 꿈이었을까? 아니면 환상? 아니, 현실이었다. 마법 같은 현실. 호숫가의 성당에서 음악 소리가 들려오고 있었다. 나는 주문이 깨질까봐 두려워서 숨도 제대로 쉬지 못한 채 배를 정박시키고 조심조심 걸어서 성당 마당을 지나갔다. 달빛을 받은 마당의 무덤들을 지나 환하게 불이 켜진 성당으로 갔더니, 그곳은 모차르트의 훌륭한 미사곡으로 터질 듯 가득 차 있었다.

정말로 한 달이, 꼬박 한 달이 지난 걸까? 내가 병원에 누워 거품을 물고 안달하는 동안에도 하늘의 천체들은 위풍당당하지만 무심하게, 내 생각에만 몰두해서 날뛰고 있는 나를 장엄하게 내려다보며 계속 움직였다. 헤아릴 수 없는 차분함과 더할 나위 없는 평화가 눈앞의 광경을 감쌌다. 불안과 초조가 독이 몸에서 빠지는 것처럼 내게서 빠져나갔다. 내가 주위를 감싼 그 헤아릴 수 없는 차분함과 하나가 된 것 같았다. 그날 저녁

잠에서 깬 뒤에 나는 축복 같은 평화를 느꼈다. 안식일 같은 은총이 하늘에서 내려왔다.

9월의 옅은 안개 때문에 빛이 조금 흐려져서 모든 윤곽선이 부드럽게 보였다. 안개가 우리를 감싸고 보호해주는 것 같았다. 이것도 다정한 축복처럼 느껴졌다. 이제부터 나를 기다리고 있는 차분한 과도기와 잘 어울렸다. "고마워요, 고마워요, 고마워요, 안개님."

부드럽고 조심스럽게(거칠고 폭력적인 충동은 내게서 사라졌다) 나는 침대에서 몸을 일으켜 목발을 짚었다. 늦은 시각이었다. 내가 저녁식사 시간을 넘긴 채 계속 잠을 잤기 때문에, 환자들은 모두 잠자리에 들어 있었다. 부드럽고 조심스럽게 나는 웅대한 계단을 내려갔다. 이 오래된 저택이 지금의 내게 얼마나 안성맞춤인지 아래층은 사방이 조용했다. 평화와 휴식과 안식일의 침묵, 온화한 침묵이었다. 나는 눈을 감고 감사와 찬미의 기도를 드렸다.

정말로 이 기도를 듣는 존재가 있든 없든 무슨 상관인가? 중요한 것은 내가 누군가에게 감사와 찬미를 바친다는 것, 겸허한 마음으로 감사하는 마음을 갖는 것이었다.

지난번 보름달과 오늘의 보름달 사이에, 음력으로 딱 한 달이라는 기간 사이에 나는 거의 죽음의 문턱까지 갔다가 마지막 순간에 구조되었다. 짓이겨진 살을 의사들이 꿰매주었고, 아무것도 느껴지지 않는 불안 속에서 내 다리를 잃었으며(혹시 영원히?), 회복이 불가능하다고 생각했을 때 기적처럼 다리를 되찾았다. 내 내면 세계의 기초가 되던 것이 뒤흔들렸다. 아니, 완전히 파괴되었다. 나는 '이성이 수치를 당하고', 마음이 굴욕을 당하는 것을 경험했다. 내 몸, 나의 인식, 몸과 영혼, 몸과 마음의 자연스러운 결합이 깨어지면서 나는 심연에 떨어졌다. 그러나 나의 이해력과 이성의 한계를 넘어선 힘이 나를 심연에서 들어올려 다시 태어나게 해주었다. 나는 완전히 망가졌지만 신비롭게 구원받았다. 그리고 지금은 이 감미로운 피난처, 햄스테드에 있는 이 오래된 저택에 와 있다. 촛불들이 따스하게 어렴풋이 빛나고, 차분히 달빛을 받고 있는 풍경이 주위의 낮은 산들에 넓게 펼쳐져 있었다. 나는 문을 열었다. 이런 자유를 누릴 수 있다니. 병원에서는 나 스스로 오고 갈 수 있는 자유가 없었다. 나는 부드러운 공기 속에 잠시 서서 그 섬세함과 숲의 달콤한 향내를 음미했다. 저 멀리 도시 중의 도시이며 나의 어머니인 런던의 야경이 보였다.

이유는 잘 모르겠지만, 병원에서는 울고 싶어도 울기가 힘들었다. 곧잘 비참한 기분에 빠져들어 고뇌하면서도 눈은 보송보송하기만 했다. 그런데 지금 갑자기 눈물이 흘러내렸다. 나는 이유도 모른 채 울었다. 기쁨 때문인가? 아니면 감사 때문?

나는 아침식사 때가 돼서야 비로소 이곳의 다른 환자들을 만날 수 있었다. 이곳에서 요양하며 몸을 회복하고 있는 환자들이 모두 한 자리에 모였다. 신참인 나는 아직 이곳에서 지위가 낮았기 때문에 구석자리를 배정받았다. 고참들의 눈에는 호기심과 염려의 대상이었다. 어쩌면 날 깔보는 사람들도 있었을지 모른다. 군대나 학교에 들어갔을 때처럼 모두 한 자리에 모이자마자 금방 이 집단의 위계질서가 느껴졌다. 하지만 그 저변에는 따스한 동지애가 흐르고 있었다.

나는 금방 문제에 부딪혔다. 식탁까지 목발을 가져갈 수 없다는 것이었다. 하지만 목발 없이 어떻게 식탁까지 갈 수 있단 말인가?

"이봐요." 내 옆에 있던 사람이 당황해서 어색하게 서 있는 나를 보고 말했다. "우선 앉아요. 내가 당신 목발을 구석에 놓아줄 테니. 여기서는 다들 서로를 도우며 살고 있어요."

나는 고맙다고 인사했다. 그는 머리가 약간 세었고, 당뇨병 환자였다. 바로 얼마 전에 다리 절단수술을 받았는데, 아직도 다리가 그대로 붙어 있는 것 같은 생생한 환상에 자주 시달린다고 그가 직접 고백했다. 우리는 자신의 증상에 관해 의학적인 용어를 써가며 자기소개를 한 뒤에야 비로소 개인적인 이야기를 시작했다.

"당신은 어때요? 어쩌다 그렇게 됐습니까?" 그가 내 깁스를 눈짓으로 가리키며 물었다.

나는 사연을 이야기해주었다.

"세상에 그런 일이!" 그가 다른 사람들에게 말했다. "여기 의사선생한테는 다리가 붙어 있는데, 그게 느껴지지 않는답니다. 나는 다리를 느낄 수 있는데, 정작 다리는 없어요! 그러니까…." 그가 다시 내게 시선을 돌렸다. "우리 둘이 합치면 건강한 다리가 하나 만들어지겠어요. 나는 다리의 감각을 내놓을 테니, 의사선생은 다리를 내놔요."

우리는 웃음을 터뜨렸다. 모두 웃었다. 서먹하던 분위기도 사라졌다. 특별한 지식이라고는 전혀 없는 이 남자가 자신과 나의 문제 모두에 대해서 곧장 문제의 핵심을 짚어냈다는 생각이 들었다. 우리 둘이 기본적으로 서로 반대되는 환상에 시달리고 있다는 코믹한 상황을 알아차린 것이다. 하지만 그는 거기서 멈추지 않았다.

"이 망할 놈의 환상 말인데…" 그가 말했다. "아주 미치겠어요. 누구 필요한 사람 없소? 이걸 멈출 방법은 없는 거요? 아이고, 정말이지." 그가 외쳤다. "의사선생 당신이 나한테는 정답이에요. 의사들이 내 다리를 자르기 전에 다리를 마취한 뒤에 신경을 잘라내고 깁스를 했어야 하는 건데. 그러면 나도 다리 감각이 사라졌을 텐데, 의사선생처럼 말이오. 그렇게 감각이 사라진 뒤에 다리를 자르면 되잖소! 감각을 먼저 없애고, 다리가 있다는 생각을 없앤 뒤에 그 물건을 잘랐어야지!"

나는 그의 명석함에 감탄했다. 그의 생각은 흠 잡을 데가 없었다. 아니 눈이 부실 정도였다. 내가 그를 위해 그의 말을 '의학적으로' 바꿔서 "환상지 현상의 간단한 예방법"이라는 제목으로 전문 학술지 〈랜싯〉에 그의 이름으로 알려줘야 할 것 같았다.

그런데 이곳의 환자들이 모두 그와 같았다. 그들 모두 그들을 치료한 의사들보다 훨씬 더 현명했다! 적어도 급한 환자들을 치료하는 병원에서 일하는 의사들 사이에는 환자들이 아둔하다고 보는 시각이 퍼져 있다. 하지만 '아둔한' 사람은 하나도 없었다. 환자를 아둔하다고 보는 멍청이들이 아둔할 뿐이다. 만성 질환자들을 치료하는 병원에서 같은 환자들을 몇 년씩 대하다 보면, 환자들을 훨씬 더 존중하게 된다. 그들이 인간으로서 기본적으로 갖고 있는 지혜와 그들만의 특별한 '마음의 지혜' 때문이다. 하지만 재활원에서 내 '형제들'(그들은 전문가 동료들이 아니라 나와 같은 환자들, 나와 같은 생명체였다)과 처음으로 아침식사를 한 그 순간부터 재활원에 머무는 동안 내내 '환자가 되는 것'이 과연 무엇을 의미하는지 조금이라도 제대로 이해하려면, 환자들이 느끼는 감정의 복잡함과 깊이를 이해하려면, 아무리 생각이 단순한 환자일지라도 고뇌, 분노, 용기 등등 모든 건반을 누를 때마다 그들의 영혼이 어떻게 공명하며 어떤 생각을 떠올리는지(환자는 무엇을 경험하든 반드시 생각을 할 수밖에 없다) 이해하려면, 반드시 자신이 직접 환자가 되어 환자들 속에 섞여서 환자 공동체와 고독 속에 들어가 보아야 한다는 것을 깨달았다.

재활원에서 우리는 즉시 깊이 있는 의사소통을 할 수 있었다. 여느 때 같으면 사람들 사이에 세워져 있을 벽들이 우리 사이에서는 사라져버리고, 모든 것이 투명하게 드러났다. 우리는 서로의 사정에 대해(의사선생의 다리, P 부인의 난소 등등) 잘 알고 있을 뿐만 아니라 서로의 느낌과 감정을 알고, 느끼고, 예측할 수 있었다. 평소 같으면 각자 자기만의 것으로 감추고 있었을 감정들, 아니 사실은 자기 자신에게도 감췄을 감정들을 함께 나누며 서로를 깊이 염려하고 동료애를 경험하는 것, 가치를 헤아릴 수 없이 귀하고 소중한 유머와 용기를 서로에게 나눠주는 것, 이 모든 일들이 정말이지 놀라울 따름이었다. 이런 일은 경험한 적도 없고, 상상한 적도 없었다. 우리 모두 아픔과 두려움을 겪었고, 우리들 중 일부는 죽음의 그림자가 드리워진 계곡을 걸어보기도 했다. 우리 모두 아파서 남들과 떨어져 지낼 때의 궁극적인 고독, '지옥에도 존재할 것 같은' 그 고독을 알고 있었다. 우리 모두 지독히 어둡고 깊은 곳까지 내려갔다가 다시 위로 올라와 있었다. 마치 같은 길을 걸은 순례자들 같았지만, 여기까지 오는 길은 반드시 혼자 걸어야 했다. 하지만 우리 앞에 놓인 길은 지금까지와는 상당히 다를 것 같았다. 우리가 함께 여행할 수 있을 테니까 말이다.

우리가 서로를 만난 것은 우연이었다. 여기서 나가면 십중팔구 다시 볼 일도 없을 것이다. 하지만 이 만남이 지속되는 동안에는 우리 마음속의 아주 깊은 곳까지 영향을 미쳤다. 말로 하지는 않았지만 서로를 이해하고, 연민의 정을 나누고 있었기 때문이다. 우리가 함께 나누고 있는 것에 대한 확신과 직관, 우리의 관계가 깊이 튼튼하게 뿌리를 내리고 있다는 확신은 굳이 말로 하지 않아도 우리 모두 공유하는 비밀과 같았다. 사실 대개 우리는 가벼운 이야기만 주고받았다. 서로 농담을 하기도 하고, 상대를 놀리기도 하고, 당구를 치거나 밴조를 연주하기도 했다. 뉴스와 축구 경기 결과에 대해, 재활원 직원들의 편애에 대해서도 이야기했다. 겉으로 보기에는 모든 것이 즐겁고 경쾌했다. 외부 사람이 우리의 대화를 들었다면, 경박한 사람들이라고 생각했을 것이다. 하지만 우리의 가벼움 밑에는 깊고 깊은 심오함이 감춰져 있었다. 우리의 대화 속에, 가볍고 편안하기 짝이 없는 익살과 장난 속에 그 심오함이 남몰래 암시되어 있었다. 우리가 경박해보였다면 그것은 새로 태어난 기쁨에, 깊디깊은 어둠을 경험한 뒤라 들떴기 때문이다. 하지만 외부인은 이런 것을 전혀 알아보지 못했을 것이다. 그의 눈에는 표면 뒤에 감춰진 깊이 대신 표면만 보였을 것이다. 그래서 우리의 경박함 속에 깊이가 감춰져서 살짝살짝 드러난다는 사실을 짐작조차 못했을 것이다.

아침식사를 마친 뒤 나는 한들한들 밖으로 나갔다. 정말이지 화창한 9월 아침이었다. 나는 사방이 탁 트인 곳에 놓인 돌의자에 앉아 내 파이프에 담배를 채우고 불을 붙였다. 이것은 새로운 경험, 아니 거의 잊었던 경험이었다. 전에는 파이프에 불을 붙일 수 있을 만큼 한가한 적이 없었으니까. 적어도 지난 14년 동안은 그랬던 것 같았다. 그런데 지금은 한가롭기 짝이 없었다. 거의 잊고 있던 느긋함과 자유가 느껴졌다. 이렇게 다시 돌아온 느긋함과 자유가 내 인생에서 가장 귀한 것처럼 보였다. 충동과 욕망에서 풀려나서 '지금 현재' 속에서 적막함, 평화, 순수한 기쁨이 강렬하게 느껴졌다. 가을 색으로 물들어 땅에 떨어진 이파리 하나하나가 강렬하게 인식되었다. 내 주위에 펼쳐진 에덴동산과 그 너머에 넓게 펼쳐진 햄스테드 히스, 그리고 하늘을 향해 뾰족탑들이 높이 솟아 있는 햄스테드와 하이게이트의 교회들이 강렬하게 인식되었다. 세상은 얼어붙은 듯이 꼼짝도 하지 않았다. 모든 것이 단순히 존재하고 있다는 강렬함에 집중되어 있었다. 완벽한 평화와 공감이 땅 위에 펼쳐져 있었다. 그리고 그 속에 감사와 찬양이 들어 있는 것 같았다. 소리 없고 거룩한 강렬함 같은 것. 하지만 그 침묵은 감사의 인사이자 노래였다. 내 주위의 풀, 나무, 히스(진달랫과 에리카에 속하는 소관목을 통틀어 이르는 말-옮긴이)가 모두 느껴졌다. 이 땅 전체와 모든 생명체가 찬양 속에서 솟아나는 것이 느껴졌다. 이 세상 전체가 거대한 찬송가 같았고, 나의 평화로운 영혼도 그 일부인 것 같았다.

주위의 모든 것이 무한히 친숙했다. 내가 햄스테드 히스 근처에서 어린 시절을 보내며 사방을 뛰어다니지 않았던가? 이곳은 언제나 마법의 땅 같았고 소중하고 친숙한 고향 같았다. 하지만 지금은 마치 창조가 시작된 첫날 아침처럼 내가 아담이 되어 경이의 눈으로 새로운 세상을 바라보고 있는 것 같았다. 매 순간이 이토록 아름답고, 이토록 완전할 수 있을 줄은 몰랐다. 아니, 잊고 있었다고 해야 할 것이다. 나는 이어지는 '순간'들을 하나하나 인식한 것이 아니라, 시간을 초월한 '지금', 즉 nune stans(지금 이 순간이라는 뜻-옮긴이)의 완벽함과 아름다움만을 느끼고 있었다.

시간을 초월한 마법의 땅이 시간 속에 지금 이곳의 강렬한 느낌을, 대개는 과거와 미래가 집어삼켜버리는 그 느낌을 끼워 넣었다. 나는 나를 괴롭히던 과거와 미래의 압박에서 갑자기 풀려나서 완전하고 완벽한 지금이라는 무한한 선물을 음미하며 감탄하고 있었다. 한가롭지만 한가롭지 않게, 이렇게 여유를 즐길 때는 한가로움도 서두름도 존재하지 않으니까, 나는 내 파이프에서 나온 연기가 천천히 둥글게 말리면서 적막한 허공으로 올라가는 것을 지켜보았다. 한 시간이 지날 때마다 사방에서 들려오는 종소리도 한가롭게 들렸다. 햄스테드가 하이게이트를 부르며 종을 치고, 하이게이트는 햄스테드를 부르며 서로를 향해 그리고 세상을 향해 종을 쳤다.

나는 그렇게 앉아서 생각에 잠겼다. 내 머리는 활발하게 움직였지만, 나는 평화로웠다. 그러면서 내가 '혼자'가 아니라는 것, 이 낙원에서 다른 환자들도 서두름이나 걱정 없이 산책을 하거나 가만히 앉아서 쉬고 있다는 것을 깨달았다. 우리 모두 영혼의 놀라운 안식일을 즐기고 있었다. 그때는 짐작일 뿐이었지만, 이곳에서 시간을 잊은 채 감미로운 한 달을 보내며 내 짐작이 옳았음을 확인했다. 이곳에는 마치 수도원이나 대학처럼 독특하게 차분한 분위기가 있어서, 그 부드럽고 다정한 손으로 우리 모두를 잡아주고 있었다. 각자의 처지나 형편과 상관없이, 우리 모두를 위한 특별한 막간극 같았다. 이런 일을 경험하는 것은 우리 모두 처음이었다. 우리는 병이라는 폭풍과 공포, 비참함을 뚫고 나왔다. 다시 건강해질 수 있을지 모르겠다는 불안한 마음이 우리를 갉아먹는 것도 이겨냈다. 하지만 아직은 일상생활로 돌아가지 못했다. 적어도 구원받지 못한 세상에서 일상으로 인정받는 생활, 그러니까 한없는 의무와 고민과 기대가 있는 생활로는 돌아가지 못했다. 지금 우리에게는 환자 생활과 세상으로의 복귀 사이에 마법 같은 막간극이 허용되었다. 환자 생활과 가장의 의무, '안'에 수용된 사람과 '밖'에 있는 사람, 과거와 미래 사이의 막간극이었다. 토요일 아침 같은 분위기가 계속 이어졌다. 일주일, 한 달이 지나도 그 눈부신 빛은 사라지지 않았다.

다른 해의 다른 9월에 나는 또 한바탕 불안한 시기를 겪은 끝에 평화를 되찾아 해나 아렌트의 《과거와 미래의 사이: the nunc stans》를 읽었다. 사실 이 책이 회상 중간중간에 끼어 들었다. 과거의 기억을 되살리며 글을 쓰다가, 잠시 쉬면서 해나 아렌트를 읽는 식이었다. 아렌트는 "시간을 초월한 곳, 인간의 시계와 달력을 완전히 초월한 완벽한 조용함 속의 영원한 존재, 시간에 이리저리 부대끼는 인간의 삶 속에서 지금의 조용함… 시간이 존재하지 않는 이 작은 공간이 바로 시간의 핵심"이라고 말한다. 그곳이 바로 마음과 영혼과 예술의 고향, 유일한 고향이며, 과거와 미래가 한데 모이고 전체의 의미와 패턴이 분명해지는 유일한 지점이다. 바로 이렇게 시간을 초월한 공간이 지금 내게 주어졌다. 이것은 켄우드의 특별한 선물이었다.

학생 시절에는 애석하게도 옥스퍼드의 분위기를 당연한 것으로 생각했기 때문에 시간을 초월한 듯한 그곳의 분위기와 특별함을 제대로 음미하지도, 누리지도 못했다. 하지만 지금은 내가 어떤 특권을 누리고 있는지 생생히 인식하고 있다. 몸을 회복하는 동안 특별한 막간극이 내게 허락되었다는 것, 나는 이것을 강렬하게 느꼈다. 재활원의 모든 사람들도 마찬가지였다. 일에 치이고, 가족에 치이고, 근심과 걱정에 만성적으로 시달리던 많은 사람들에게 재활원 생활은 최초의 진정한 여가, 최초의 휴가였다. 생전 처음으로 생각할 시간, 또는 느낄 시간이 생긴 것이다. 우리 모두 자기만의 방식으로 이 점을 깊이 생각했다. 그리고 그 덕분에 깊은 변화를, 때로는 영원한 변화를 겪는 것 같다.

병원에서 우리는 세상에 대한 감각을 잃어버렸다. 우리가 처음으로 세상과 다시 조우한 것은, 비록 멀리서 아주 작고 희미하게 보이는 세상을 보았을 뿐이지만, 재활원에서였다. 이곳에 온 첫날 오전에 나는 햇볕을 듬뿍 받고, 정원을 탐험하듯 짤막한 소풍을 즐겼다. 이때쯤에는 목발을 짚고 몇 분 정도씩 걸을 수 있었다. 오후에는 재활원 정문까지 걸어가는 데 성공했다. 가는 길에 비탈진 곳도 있었기 때문에 나는 완전히 녹초가 되었다. 몸을 부들부들 떨고 숨을 몰아쉬면서 정문 옆에 털썩 주저앉았다. 나의 무능력과 부족함이 새삼 느껴지면서 나를 압도했다. 길 건너편에 자리 잡은 하이게이트 운동장에서는 어떤 학교의 럭비 팀이 연습 중이었다. 평소 같으면 내가 즐거워했을 모습이었다. 하지만 그때는 내 안에서 발작처럼 솟아오른 증오에 놀라서 경악하고 말았다. 그들의 건강, 그들의 튼튼한 젊은 육체가 증오스러웠다. 그들의 태평함과 생생함, 자유 그리고 지금 내가 압도적으로 느끼고 있는 한계를 그들은 느끼지 않는다는 것이 증오스러웠다. 나는 적의로 가득 찬 시기심, 비열한 원한, 독기 서린 앙심을 품고 그들을 바라보았다. 그것은 환자의 마음이었다. 그러다가 나는 시선을 돌렸다. 더이상 그들을 견딜 수 없었다. 내 감정도, 거기서 드러난 나의 추악함도 견딜 수 없었다.

나는 어떻게든 스스로를 위로하기 위해 이렇게 말했다. "이런 건 내가 아냐. 진짜 내가 아냐. 내 몸이 아파서 이렇게 된 거야. 이런 현상은 이미 많이 보고돼 있어. 병자가 증오에 차서 앙심을 품는 것."

그러고는 또 말을 덧붙였다. "이런 감정을 느낄 수는 있지만, 겉으로 드러내면 안 돼."

엄청난 충격과 경악에 휩싸인 채 나는 비틀거리며 내 자리로 돌아왔다. 여전히 햇빛이 화창했지만, 내 마음에는 먹구름이 끼어 있었다.

바로 그다음 날에도 비슷한 경험을 했다. 나는 재활원 구내를 이리저리 돌아다니다가 우연히 토끼우리를 발견했다. 이번에도 증오심이 발작처럼 솟아올라서 나는 깜짝 놀랐다. "나는 제대로 움직이지도 못하는 신세가 됐는데, 저놈들이 감히 까불면서 소란을 피워?" 나중에 아름다운 고양이를 봤을 때도 녀석의 아름다움과 우아함 때문에 또 증오가 치솟았다.

나는 이런 반응에 경악했다. 내가 이렇게 독기에 차서 화를 내며 삶에서 고개를 돌리다니. 그렇게 들떠서 서정적인 감정을 느꼈는데 갑자기 이런 분노가 쏟아져 나오다니. 하지만 이런 감정에는 교훈이 숨어 있었으므로, 나는 반드시 그 감정들과 정면으로 부딪힐 필요가 있었다. 다른 사람들을 이해하기 위해서 그 감정들을 고백하는 것도 중요했다. 나의 재활원 친구들은 정말 놀라운 사람들이었다. 내가 수치스러운 표정으로 더듬거리며 내 감정을 고백하자, 그들은 이렇게 말했다. "걱정 마세요. 우리도 다 겪은 일이니까. 우리 모두 지금도 겪고 있어요. 금방 괜찮아질 겁니다."

그들의 말이 옳으면 좋을 텐데. 하지만 나는 확신할 수 없었다. 내가 확신할 수 있는 것이라고는 나 자신의 증오뿐이었다. 나는 이 재활원에서 지내고 있는 노인들과 환자들에게 상냥한 미소를 지어 보였다. 사실 그들 외의 다른 사람들은 도저히 참아줄 수가 없었다. 아파서 고통스러워하는 사람에게는 안쓰러운 마음이 들었지만, 눈부시게 건강한 사람들 앞에서는 내 마음이 찰칵 하고 닫혀버렸다.

하지만 월요일에 물리치료를 시작하면서 치료사들이 긍정적인 태도로 나를 크게 격려해주고, 어쩌면 내 몸이 거의 완전하게 회복될지도 모른다는 희망을 주자 나의 증오가 사라졌다. 나는 고양이를 쓰다듬어주고,

토끼들에게 먹이를 주고, 젊은 럭비 선수들을 기쁜 마음으로 한 시간 동안 지켜보았다. 이제 나는 삶을 향해 급격하게 돌아서는 중이었다.

그 뒤로 몇 년이 흘렀는데도 그때 일을 글로 쓰기가 힘들다. 살면서 겪은 좋은 일들, 마음이 넓어지고 행복했던 시기, 모든 것이 상냥함과 사랑에 싸여 있던 시기를 떠올리기는 쉽다. 삶의 좋은 점들, 자신의 고귀한 행동, 관대함, 역경 앞에서 나타나는 용기 등을 떠올리기도 쉽다. 하지만 자신이 얼마나 증오를 품고 있었는지를 떠올리는 건 쉽지 않다.

나는 자신을 위로하려고 "이런 건 내가 아냐. 진짜 내가 아냐. 내 몸이 아파서 이렇게 된 거야"라고 중얼거렸지만 그건 거짓말이었다. 아픈 몸이 아니라, 고약한 내가 문제였으니까. 나의 선함, 고귀한 감정들만이 '진짜 내 모습'이고 증오와 악의는 순전히 몸이 '아파서' 생긴 것이라고 어찌 주장할 수 있을까?

우리는 자신에게서 보고 싶어 하지 않는 것, 또는 감히 보지 못하는 것을 남에게서는 금방 찾아낸다. 내가 치료하는 환자들은 만성질환에 시달리고 있다. 그들은 회복할 가망이 거의 없거나 아예 없으며, 본인들도 그 사실을 알고 있다. 개중에는 그런 현실을 초월해서 유머와 용기, 어느 한 군데도 손상되지 않은 사랑, 삶을 긍정적으로 바라보는 자세를 보여주는 사람들이 있다. 하지만 원한과 적의와 독기로 가득 찬 사람들도 있다. 그들은 살기와 증오를 품고 악마처럼 군다. 그런 모습이 드러나는 것은 병 때문이 아니라 그 사람 때문이다. 삶의 잔인함에 그 사람이 무너졌거나 타락했기 때문이다. 젊음과 아름다움, 축복받은 재능, 힘을 지닌 사람이라면, 명성과 재산, 사랑, 성공을 누리는 사람이라면, 남을 친절하게 대하고 세상을 향해 따뜻한 마음을 갖는 것이 그다지 어렵지 않다. 하지만 사랑과 외모와 능력을 잃고 부상을 당하면, 건강과 힘과 재산과 사랑을 잃는다면, 병에 걸려 비참하게 살아가면서 회복할 거라는 희망도 확실히 손에 잡히지 않는다면, 우리의 용기와 도덕이 한계까지 시험을 받게 된다.

나도 그 시험을 겪었다. 그것도 아주 약하게. 그런데도 나는 추악한 반응을 보였다. 그 반응이 곧 사라지기는 했다. 내가 영원히 장애를 안고 살아야 할 처지도 아니었다. 그러니까 영원히 불구의 몸으로 비참하게 살아갈 거라는 기분을 느낄 필요가 없었다는 뜻이다. 식당에서 나와 같은 식탁에 앉은 환자 중에 오랫동안 점점 악화되는 심장질환으로 시달리다가 심장절개수술을 받은 젊은 화가가 있었다. 그는 대개 육체적인 고통에 지친 모습이었다. 얼굴은 초췌하고 늙어 보였으며, 표정도 스컹크처럼 비열했다. 그는 악의를 억제하느라 안간힘을 쓰고 있었고, 그 악의가 그를 더 비참하게 만들었다. 그는 자신이 그런 악의를 품었다는 사실을 수치스럽게 생각했다. 하지만 그가 말을 참으려고 혀를 깨물 때조차 그의 눈빛 속에서 그 악의가 겉으로 드러났다. 그를 그다지 탐탁지 않게 여기던 내 감정 또한 겉으로 드러났는지, 어느 날 그가 폭발하고 말았다. "당신이야 괜찮겠지. 몸이 점점 나아가고 있으니까. 금방 건강해질 거잖아. 그러면 뭐든 하고 싶은 대로 할 수 있잖아. 그런데 당신들 의사들이 눈으로 나한테 무슨 말을 하는지 알아? 내 심장은 제대로 일을 못하고, 혈관은 썩었고, 수술로 만든 우회로는 작동하지 않아. 그래, 나도 여기서 나가기는 하겠지. 하지만 다시 올 거야. 벌써 다섯 번째 여기 온 거니까. 그 사람들도 이젠 나를 잘 안다고. 사람들은 내 얼굴을 보려고 하지 않아. 내 얼굴에서 사형선고를 보거든. 내가 그걸 잘 받아들이지 못한다는 것도 보고. 파랗게 변한 내 입술만이 아니라 내 비열함까지 보는 거야.

그런데 그걸 보면서도 아무것도 못 본 척해. 착하지 않고, 보기 좋은 광경도 아니고, 품위도 없고, 좋지도 않으니까. 도대체 내가 어떻게 해야 하는 건데? 말 좀 해봐."

대학처럼 재활원에도 나름의 구조가 있고 자유가 있었다. 그런데 그 둘의 상태가 다른 곳과는 좀 다르다고 해야 할 것 같다. 이곳에는 식사시간이 정해져 있고, 식당에서 환자들이 앉는 자리도 정해져 있고, 물리치료를 비롯한 여러 활동도 시간이 정해져 있었다. 의사들을 만나 진찰받는 시간도 정해져 있고, 처음에는 면회시간에도 제한이 있었다. 밖으로 나가는 것은 애당초 허용되지 않는 일이고, 나중에 외출이 허용된다 해도 역시 제한이 있었다. 외출허가를 받고 정해진 시간까지 돌아와야 하는 것이다. 이렇게 무슨 수도원처럼 제한이 많은 한편, 수도원의 자유와 이상주의, 시간을 초월한 듯한 분위기도 존재했다. 여기서 우리를 하나로 묶어주는 것은 한 가지 생각, 또는 감정이었다. 우리가 건강을 되찾아 집으로 돌아가게 해줄 긴 순례여행을 하고 있다는 것. 이것은 믿음인 동시에 현실적인 생각이었다. 이것이 우리를 하나로 묶어주고, 우리 삶의 중심이 되었다. 어쩌면 이것 또한 수도원과 그리 다르지 않은 점이었는지도 모른다. 최대한 좋게 봐준다면 대학과 비슷한 것 같기도 하지만, 우리는 남들이 실수나 사악함을 경험하듯이 질병을 경험했다. 그리고 이제는 건강과 삶의 균형을 되찾으려 애쓰고 있었다. 남들이 선함이나 진실을 찾아 헤매듯이.

매일의 일정, 우리에게 가해지는 제한은 중요했다. 그런 것들이 없었다면 우리는 흐지부지 흐트러져서 혼란 속으로 빠져들었을 것이고, 자신의 능력을 잘못 판단하고 빈둥거리며 오히려 뒷걸음질을 치거나 아니면 자신의 능력으로 감당하지 못할 만큼 스스로를 몰아붙였을지도 모른다. 우리들 중 누구도 아직은 건강한 사람 같은 회복력이 없었다. 우리는 여전히 쉽게 깨질 수 있는 위험한 상태였다. 그래서 정해진 틀과 보살핌이 필요했다. 우리는 아직 건강한 사람의 자유, 생각 없이 무심하게 행동하는 것, 활기 등을 즐길 수 없었다. 그래서 우리의 일상에 규제를 가하면서 점진적으로 정상적인 상태를 향해 나아가도록 조금씩 규제를 풀어주어야 했다.

나는 자꾸만 규제를 벗어나 지나치게 자신을 밀어붙였다. 아래를 향해 경사진 넓은 잔디밭에 홀려서 아주 먼 거리까지 산책을 나가기 일쑤였다. 바닥에 탄력이 있어서 편안하게 걷고 있는 것 같았지만, 개울이 흐르는 아래쪽까지 내려가고 나면 완전히 탈진해버리고 말았다. 그런 상태로 고통스럽게 다시 잔디밭을 오르다 보면 왼쪽 다리의 힘과 감각이 점점 사라져갔다. 그리고 나중에는 무릎에 엄청나게 물이 차서 24시간 동안 꼼짝 못하고 침대에 누워 있기도 했다. 나는 이렇게 뭐든 편안하고 쉽게 할 수 있을 것 같은 기분에 잘 속아넘어갔지만, 한편으로는 아주 간단한 일을 하면서 엄청 힘들어하기도 했다. 침대에 들거나 침대에서 일어나는 것, 화장실 변기나 의자에 앉을 때 자세를 잡는 것이 쉽지 않았다. 항상 목발을 손이 닿는 곳에 두어야 했고, 멀리 있는 물건을 집기 위해 1미터 길이의 집게도 옆에 두어야 했다. 아침에 왼발에 양말을 신는 일도 힘들었다. 제물 낚시질을 할 때처럼 특별한 도구를 멀리 던져 발에 양말이 걸리게 한 뒤 끌어올려야 했기 때문이다.

우리는 이곳에 몸을 회복시키려고 왔으니, 반드시 몸이 좋아져야 했다. 하지만 몸이 낫는 것은 자동적으로 이루어지는 간단한 과정이 아니다. 비록 병이 드는 건 저절로 이루어지는 경우가 있지만. 우리가 쓰는 어휘 중에 '건강해지기'에 해당하는 단어가 별도로 없는 것이 어쩌면 의미심장한 일인지도 모른다. 그런 단어 대신 우리는 '치유'라는 단어를 쓴다. 치유를 뜻하는 healing은 '완전해지다'라는 뜻인데, 여기에는 치유가 하나의 과정이 아니라 여러 행동들로 이루어져 있음이 암시되어 있다.

물론 자동적으로 몸이 회복되는 경우도 있기는 하다. 예를 들면, 몸속의 조직이 그렇다. 외과 의사들은 회복이라는 말을 오로지 이런 의미로만 사용했다. 절단된 조직을 다시 잇고는 자신이 할 일을 다했다고 생각하는 것이다. 조직의 치유는 저절로 이루어지는 일이니까. 엄밀히 말하자면, 외과 의사에게는 옳은 생각이다. 그래도 그는 마지못해 '수술 후 물리치료'를 처방한다. 마치 그것이 순전히 의학적이고 기계적인 과정이라는 듯이….

예나 지금이나 거기에 기계적인 측면이 있기는 하다. 근육을 꾸준히 움직여주지 않으면 힘과 감각이 사라지기 때문이다. 운동은 근육에 꼭 필요하고 이롭다. 하지만 그것만으로는 충분하지 않다. 복잡한 동작이나 활동 같은 건 고사하고, 일어서서 걷는 행위만 해도 단순히 근육의 문제가 아니다(내 경우처럼 근육이 1차적으로 부상을 입었을 때도 그렇다). 재활에는 행동이 포함된다. 재활 과정에서는 반드시 행동의 성격이 가장 중시되어야 한다. 흩어져서 '사라져버린' 동작들, 또는 '잊힌' 동작들을 어떻게 불러낼 것인가 하는 점이 중요하다. 이런 것이 없을 때 히포크라테스가 말한 그대로 나는 꼼짝 없이 침대에 붙들려 있었다.

하지만 의지력이나 나의 힘만으로는 해낼 수가 없었다. 최초의 자극은 반드시 외부에서 주어져야 했다. 새로운 동작과 행동을 탄생시키는 것은 나 자신이지만, 내게 "이제 시작하세요!"라고 말해주는 사람들이 있어야 했다. 그들이 행동을 허락해주고 처방해주었으며, 행동이 태어나는 것을 산파처럼 도와주었다. 물론 행동을 지지하고 격려하는 역할도 했다. 이건 단순히 환자의 신경증이나 수동성 때문이 아니었다. 모든 환자는 아무리 의지가 굳고 강인한 사람이라도 첫 발을 뗄 때, 무엇이든 새로운 일을 시작할 때(또는 옛날에 하던 일을 다시 시도할 때) 똑같은 어려움에 봉착한다. 그 행동을 머리에 떠올릴 수 없다는 것, '상상력이 억압되어 있다는 것', 그때 이런 상황을 이해하는 다른 사람들이 환자를 살짝 밀어서 행동하게 만들어야 한다. 말하자면 수동성과 행동 사이에서 중개 역할을 하는 것이다.

  이것이야말로 회복의 절정, 최고의 순간이다. 하지만 끝이 아니라 시작일 뿐이다. 내가 그 순간 이후로도 6주를 더 재활원에 머물러야 했던 것은 비슷한 종류의 다른 행동이 필요했기 때문이고, 그보다 더 높은 수준의 기능을 회복하는 과정이 자동적으로 매끄럽게 이루어지지 않기 때문이다. 이런 의미에서 재활은 과거의 반복, 두 번째 유년이다. 유년시절처럼 여기에도 학습을 위한 단호한 행동들, 갑작스레 다음 단계로 올라가는 비약적 발전이 있다. 다음 단계로 올라서기 전에는 그 단계를 상상할 수 없다는 점도 마찬가지다. 생리적인 작동원리, 아니 적어도 높은 단계의 생리적인 원리는 경험과 행동에 배어 있어서, 경험과 행동이 있어야만 알 수 있다. 따라서 경험과 행동이 가능하지 않은 상황(이런 것을 가능하게 해주는 것이 치료사나 교사의 가장 기본적인 역할이다)에서는 신경계와 조직 전체가 성숙해지지도 치유되지도 못할 것이다.

  재활원에서 나는 날이 갈수록 건강해져서 같은 일을 하더라도 점점 더 쉽고 힘 있게 할 수 있게 되었지만, 새로운 일이나 다른 일은 할 수 없었다. 새로운 행동을 하고 싶다면 항상 남의 도움을 받아야 했다. 이 점이 분명히 드러난 것은 놀랍게도 내가 '졸업'할 때가 왔을 때, 즉 목발 두 개에서 한 개로 그리고 나중에는 지팡이로 옮겨갈 때였다.

대단히 훌륭하고 이해심이 깊은 젊은 외과 의사가 일주일에 세 번씩 재활원에 와서 환자들을 진찰했다. 그는 환자들을 이해했기 때문에 우리와 의사소통을 할 수 있었다. 그래서 나는 그에게 이 점에 대해 물어보았다(병원에서 나를 담당했던 외과 의사에게는 아무것도 물을 수 없었지만, 이 의사에게는 그런 질문을 할 수 있었다).

"그건 간단합니다." 의사가 대답했다. "아마 선생님도 답을 짐작하고 계실 텐데요. 저도 이걸 경험한 적이 있습니다. 다리가 부러졌었거든요…. 그래서 이 경험이 어떤 건지 알고 있습니다."

그래서 아문센이라는 이름의 그 의사는 내가 목발 두 개를 졸업하고 목발 하나로 옮겨가야 할 때가 오자 아주 권위 있는 목소리로 내게 지시를 내렸다. 경험과 이해심이 함께 있는, 진짜 권위였다. 나는 그의 말을 믿었다. 그를 믿었다. 하지만 그가 내게 지시한 것은 불가능한 일이었다.

"그건 불가능해요." 나는 말을 더듬었다. "상상도 할 수 없는 일이에요."

"상상하실 필요는 없어요. 그냥 하시면 됩니다."

나는 긴장으로 떨면서도 마음을 다잡고 시도해보았다. 그리고 곧바로 발을 헛디뎌 얼굴을 바닥에 박으며 쓰러졌다. 나는 다시 시도했다. 그리고 다시 쓰러졌다.

"걱정 마세요." 의사가 말했다. "곧 살아날 겁니다. 두고 보세요." 의사

말대로 그것이 '살아난' 것은 그날 밤이었다. 하지만 꿈속에서 살아났다는 것이 문제였다.

이 무렵 친구에게서 전화가 걸려왔다. 웨스트민스터 수도원에서 W. H. 오든의 1주기 추모 미사가 열리는데 오겠느냐는 내용이었다. 나는 오든을 사랑하고 존경했으므로 가고 싶었다. 아니, 오든에게 마지막으로 인사를 해야 한다는 의무감이 느껴졌다. 마음의 갈등이 고통스러울 정도였지만, 결국 두려움이 승리를 거뒀다.

"정말 미안하다." 내가 말했다. "물리적으로 가능하다면야 당연히 가야지. 하지만 지금은 좀 겁이 나서 상상도 할 수 없어. 정말로 가고 싶지만, 생각할 수 없는 일이야." 그래, 나는 이렇게 말했다. 정확히 이렇게.

다음 날 아침 물리치료사가 나를 보러 왔다. 내가 오든에 대해 쓴 글의 교정지를 내 탁자에서 이미 본 적이 있기 때문에 그녀는 이렇게 말했다. "수도원 미사가 정말 감동적이었대요. 전부 얘기해주세요. 선생님은 당연히 다녀오셨죠?"

나는 벼락에 맞은 것 같았다. 나의 정신세계가 부들부들 떨리는 것 같았다. "내가 거길 어떻게 가요." 나는 말을 더듬었다.

"어떻게 가다니요?" 물리치료사가 다그치듯 물었다.

"오라는 말도 들었고, 가고 싶기도 했지만, 그건 생각도 할 수 없는 일이죠. 생각하면 안 되는 일이었어요."

"생각도 할 수 없다니요!" 물리치료사가 폭발했다. "생각하면 안 된다니요? 가려면 당연히 갈 수 있잖아요. 반드시 가셨어야죠. 도대체 왜 안 가신 거예요? 왜 안 나가신 거예요?"

세상에, 그녀의 말이 옳았다. 도대체 왜 안 갔을까? '생각하면 안 되는 일'이라는 헛소리를 늘어놓다니. 물리치료사가 왜 안 갔느냐는 말을 하는 순간 커다란 장벽이 사라졌다. 비록 나는 그것을 장벽으로 생각하지 못하고 그냥 '생각하면 안 되는 일'로만 보았지만. 내가 '금기'를 느낀 건가? 아니면 나의 '상상력이 억압'되어 있었던 건가?

이유가 무엇이든 나는 물리치료사의 말 덕분에 해방되어 이렇게 말했다. "젠장, 지금 당장 나가야겠어요!"

"잘 생각하셨어요." 물리치료사가 대답했다. "당연히 나가셔야죠."

나는 깊이 생각하지 않고 재빨리 정문을 걸어나가 하이게이트로 이어진 오르막길을 올라갔다. 굉장했다. 황홀했다. 처음으로 밖에서 걷는 기분이라니. 지금 이 순간까지 밖에 나가는 것은 '생각도 할 수 없는 일'이었다. 나는 안에 갇힌 환자라는 생각에 빠져서 다른 생각을 하지 못한 것이다. 그래서 이 중요한 첫발을 내디딜 능력을 모두 잃어버렸다. 내가 이렇게 넓은 세상으로 발을 내딛는 데에는 물리치료사의 "왜 안 돼요?"라는 한마디가 필요했다.

나는 하이게이트 언덕 꼭대기에서 작은 찻집을 발견하고 주저 없이 대담하게 안으로 들어갔다.

"해내셨군요." 웨이트리스가 말했다. "드디어 해내셨어요."

"날 아세요?" 나는 깜짝 놀라서 물었다.

"선생님과 직접 아는 사이는 아니죠." 웨이트리스가 말했다. "그래도 여기까지 오신 길은 알아요. 모두들 재활원 안에만 앉아 계시다가 안에서 갑자기 뭔가가 폭발하는 순간이 오죠. 그러면 그 폭발의 힘으로 가파른 오르막길을 올라 하이게이트로 오시는 거예요. 바로 이 찻집으로, 밖에서 먹는 첫 식사를 하시러요!"

"그래요." 내가 말했다. "속속들이 옳은 말씀입니다."

그러고 나서 나도 차만이 아니라 나의 해방을 축하하기 위한 진정한 만찬을 주문했다.

"모두들 이렇게 하세요!" 웨이트리스가 선언하듯 말했다.

'모두들'이라는 말에 내가 신경 쓸 필요가 뭐 있을까. 사실 나는 나보다 먼저 이 길을 거쳐간 많은 사람들처럼 나도 행동에 나섰다는 사실이 기뻤다. 그 덕분에 나는 세상과 덜 동떨어지고, 덜 소외되고, 덜 '독특한' 사람이 된 것 같았다. 이제 다른 사람들과 마찬가지로 세상의 일부가 된 것 같았다.

나는 메뉴에 있는 거의 모든 음식을 주문했다. 앤초비 토스트에서부터 럼볼(밀가루와 럼주 등으로 만든 달콤한 과자-옮긴이)과 머랭(달걀 흰자와 설탕을 섞은 것, 또는 그것을 구운 과자-옮긴이)에 이르기까지. 모든 것이 굉장했다. 이건 사랑의 음식이었다(입에 닿는 음악이라고나 할까). 굉장할 뿐만 아니라 신성하기도 했다. 이 식사가 세상과의 첫 접촉인 일종의 성사聖事 같았다. 나는 6주가 넘도록 세상에 굶주려 있었다. 그래서 이것이 무슨 잔치 같았다. 신성한 음식을 한 입 먹을 때마다(나는 감사와 존경을 담아 음식을 크게 한 입씩 먹었지만 속도는 아주 느렸다) 이 세상이라는 신성한 잔치를 함께 나누고 있는 것 같았다. 음식 그 자체와 음식의 감각도 영적인 경험이었다. 음식과 음료가 축복을 받았으니, 나의 식사는 신성한 잔치였다.

이때부터 거칠 것이 없었다. 나는 줄곧 밖으로 나갔고, 세상과 사랑에 빠졌다. 외국에서 온 세도가처럼 돈 따위에는 신경 쓰지 않고 택시를 전세내기도 했다. 어떤 의미에서는 정말로 외국의 권력자가 된 것 같은 기분이었다. 오랜 망명 생활 끝에 돌아와 세상의 환영을 받고 있는 왕 같은 기분이었다. 나는 친숙하고 사랑스러운 건물들을 끌어안고 싶었다. 길에서 우연히 마주치는 낯선 사람들도 끌어안고 싶었다. 찻집에서 처음 식사를 할 때처럼 그들을 끌어안고 삼켜버리고 싶었다. 그들 역시 이 놀라운 잔치의 일부였으니까. 이 무렵 내가 행복과 사랑을 마구 내뿜었거나, 아니면 엄청나게 많이 웃었던 것 같다. 그 보상으로 나도 많은 것을 받았다. 특히 햄스테드 주위의 주점들에서 그런 기분을 많이 느꼈다. 따뜻한 햇볕 속에서 차양과 정원이 밝게 빛나고 사람들이 가득 찬 유쾌한 주점들, 그곳의 사람들은 세상에서 가장 친절하고 나와 죽이 잘 맞았다. 나의 목발(택시를 타고 내리려면 목발 두 개가 다 필요했다)과 깁스는 어디서나 나의 정당성을 증명해주는 여권 노릇을 했다. 나는 어딜 가나 사람들의 환영을 받았고, 중요한 인물로 대접받았다. 그것이 좋았다. 그동안은 그토록 위축돼서 수줍음이 많았는데, 이제는 나도 모르게 노래를 하거나 다트 게임을 하거나 음담패설을 늘어놓거나 소리 내어 웃곤 했다.

어디서든 그리고 내 안에서도 라블레 풍(음담패설을 곁들인 유머와 날카로운 풍자를 뜻한다—옮긴이)의 거칠지만 축제 같은 활기가 느껴졌다. 하지만 철저히 정숙한 활기였다. 나는 또한 명상에 적합한 숲속의 조용한 빈터나 달빛 속의 산책 같은 삶의 샛길들도 찾아보았다. 나는 언제나 감사하고 싶은 마음이었다. 기운이 넘칠 때도, 조용히 있을 때도, 사람들과 같이 있을 때도, 혼자 있을 때도, 친구들과 함께 있을 때도, 낯선 사람들과 함께 있을 때도, 행동할 때도, 생각할 때도. 정말이지 놀라울 정도로 강렬한 시기였다. 하지만 내게는 건강한 시간으로 보였다. 지나치게 들뜨지도 않았고, 몸이 아프지도 않았다. 우리가 세상을 마땅히 이렇게 바라보아야 한다는 생각이 들었다. 이것이 세상의 본 모습이었다. 우리가 피로에 지쳐 싫증을 내거나 눈이 흐릿해지지만 않는다면 볼 수 있는 모습. 나는 갓난아기처럼 명랑하고 순수한 기분이었다.

만약 이것이 세상의 '진실한' 모습이라면, 사람들은 왜 세상을 '재미없고 지루한' 곳으로 생각하는 걸까? 우리가 보통 '정상'이라고 부르는 것이 사실은 일종의 재미없고 지루한 상태가 아닌가 하는 생각이 들었다. 감각과 영혼의 문을 닫아버리는 것과 같다고까지는 할 수 없어도, 그것들을 무감각하게 죽여버리는 상태. 이제 나는 어두운 밤과 심연에서 빠져나와 해방되었으므로 빛과 사랑과 건강에 취해 있었다.

내가 인생의 엄청난 위기를 겪어냈으며, 이제부터는 나 자신이 깊은 곳에서부터 영원히 달라질 거라는 생각이 들었다. 나는 이제 주위의 그 어느 것도 그냥 당연하게 여기고 무심히 넘기지 않을 것이다. 나는 인생 자체를, 존재 자체를 무엇보다 소중한 선물, 무한히 약하고 불안정해서 무한히 소중하게 여겨야 할 선물로 볼 것이다.

10월 7일 월요일, 그러니까 수술을 받은 지 6주째 되던 날에 나는 다시 병원으로 실려갔다. 검사를 받고 깁스를 풀기 위해서였다. 검사 결과가 좋다면 이제 다시는 깁스를 할 필요가 없었다. 걱정은 없었다. 모든 것이 잘 굴러가고 있다는 걸 알고 있었으니까. 나는 내가 한때 저주를 퍼부었던 주치의와 그의 팀을 호의적인 시선으로 바라보고 싶었다.

다행히도 정말로 그렇게 되었고, 아무런 문제도 일어나지 않았다. 스윈 앞에 선 나는 감사한 마음으로 환하게 미소 짓고 있었다. 과거에 그에게 화를 냈던 것을 후회하며 오로지 상냥하게 그를 대할 뿐이었다. 그도 똑같이 상냥하게 나를 대할 수밖에 없었다. 하지만 조금 수줍어하며 말을 아끼는 느낌이 들기는 했다. 그가 미소를 짓기는 했지만 활짝 웃는 표정은 아니었다. 나와 악수를 하기는 했지만 손길이 따뜻하지는 않았다. 친절했지만 붙임성 있게 굴지는 않았다. 내가 전에 그를 그토록 미워했다는 사실이 놀라웠다. 사실 그는 특별히 사랑스러운 사람도 아니었지만 미워할 만한 사람도 아니었다. 그는 그저 품위 있고 조용하며, 말수가 적고, 전문가다운 태도를 보이는 사람이었다. 실력도 좋았다. 나는 단 한 번도 그의 실력을 의심한 적이 없지만, 그는 내가 느끼는 강렬한 감정들을 불편하게 여겼으므로 나의 감정적인 요구를 충족시킬 능력이 없었다. 적어도 고뇌에 빠진 나의 극단적인 요구에 대처할 능력이 없었던 것은 분명했다. 이제 나는 고뇌를 느끼지도 않고 두려움도 잠잠해졌고 몸도 나아졌으므로 그에게 아무것도 요구하지 않았다. 그는 이것을 크게 기뻐하며 희미한 미소를 지었다. 그가 나 때문에 바뀌었듯이, 나도 그 때문에 달라진 부분이 있을 것이다. 나는 그가 나중에 자기 '팀'과 가벼운 이야기를 나누는 모습을 상상해보았다. "나쁜 사람은 아냐, 그 색스라는 친구. 물론 조금 감정적이기는 하지. 병원에 있을 때는 조금 짜증스러웠어. 하지만 그때는 힘들어서 그랬을 거야. 나도 그런 처지가 되는 건 싫으니까. 하지만 지금은 나은 것 같던데, 안 그래? 다리도 아주 좋은 것 같아. 끝이 좋으면 다 좋은 거지." 이 말과 함께 그는 나를 머릿속에서 지워버릴 것이다.

실제로 깁스를 떼어낸 내 다리는 아주 좋아 보였다. 비록 다른 다리보다 여전히 가늘기는 했지만(온도도 조금 낮았다) 그래도 그동안 멋지게 살이 붙어 있었고, 수술 흉터는 깔끔했다. 흉터 역시 나름 멋지게 보였다. 특히 그것을 전투에서 입은 영웅적인 상처의 흔적이라고 생각하면 그런 기분이 더해졌다. 4주 전 내게 그토록 충격을 안겨주었던, 다리가 내 것이 아닌 듯한 낯선 느낌은 전혀 없었다. 다리는 확실히 살아 있었고, 확실히 진짜였으며, 확실히 내 것이었다. 무릎 주위가 조금 모호하다고나 할까 이상하다고나 할까, 그런 느낌이 남아 있을 뿐이었다. 그래서 피부에 감각이 없는 것을 알았을 때 나는 조금 놀랐다. 깁스에 감싸여 있던 부분 전체가 마취라도 된 것처럼 전혀 감각이 없었다. 자기수용감각은 제대로 작동하고 있는 것 같으니까(다리가 낯설지 않고 정상적으로 느껴지는 것에 동반되는 감각) 감각마비가 심한 것은 아니었다. 하지만 표피에서는 강도가 심했다.

구급차를 타고 켄우드로 돌아오면서 나는 손으로 다리를 문지르고 주물렀다. 그러면서 피부와 신경이 자극된 덕분인지 시간이 갈수록 감각이 돌아와서 켄우드에 도착할 무렵에는 거의 모두 회복되어 있었다. 감각이 사라진 것이 깁스 안에서 일상적인 감각에 노출되지 못한 탓이었는지, 아니면 깁스의 압박 때문이었는지는 알 수 없었다. 알고 보니 다른 환자들도 나와 비슷하게 감각이 마비된 상태를 겪었다고 했다. 피상적이고 일시적이라서 별로 중요한 일 같지는 않았다. 하지만 깊은 곳의 감각과 자기수용감각이 사라지는 것은 그와는 달리 무서운 일이었다….

내가 감각이 '거의' 회복됐다고 말한 것은 허벅지와 무릎 바깥쪽이 나의 손길에 굴복하지 않고 여전히 아무것도 느껴지지 않는 상태였기 때문이다. 바로 수술 때 넙다리 신경의 피부 쪽 지선이 잘린 곳이었다.

깁스를 벗었지만, 무릎을 움직이는 마지막 문제가 하나 남아 있었다. 무릎은 엄청나게 큰 흉터 조직 때문에 쭉 뻗은 채로 고정되어서 도저히 움직일 수 없을 만큼 딱딱해 보였다. 나는 매일 30분씩 억지로 힘들여서 무릎을 굽히려고 애쓰며, 굳어진 흉터 조직을 부드럽게 만들어 풀어지도록 애썼다.

모든 일이 잘되고 있었기 때문에 나는 금요일에 집에서 하룻밤을 보내도 좋다는 허락을 받았다. 나를 환영하기 위해 온 식구가 한 자리에 모였다. 안식일 전날이기도 했다. 다음 날 아침에 나는 아버지, 형제들과 함께 시나고그에 갔다. 그리고 다 함께 부름을 받고 나가 율법을 읽게 되었다. 이건 말로 표현할 수 없는 경험이었다. 식구들 뒤에서는 공동체가 나를 감싸고 있었고, 그 뒤에서는 오랜 전통의 아름다움이 나를 감쌌으며, 그 뒤에서는 율법의 궁극적이고 영원한 기쁨이 나를 감싸고 있는 듯했다. 우리가 읽은 것은 창세기의 구절이었다. 창세기 첫머리에 가까운 그 구절은 다시 태어난 기분을 느끼고 있는 사람에게 가장 적합했다. 바로 얼마 전, 심차트 토라(율법 축하하기)에 1년간의 율법 읽기가 끝나고 다시 시작되었기 때문이다. 사람들은 뿔피리를 불고 크게 외쳤다. "이제 세상이 새로 창조되었다"(심차트 토라는 토라, 즉 율법을 1년간 읽는 주기가 끝나고 바로 다시 시작되는 것을 축하하는 유대교 명절—옮긴이).

예배, 의식, 성경 이야기 등이 이제 이해가 되었다. 전에는 결코 완전히, 진정으로 이해할 수 없었는데 말이다. 지난 한 달은 이 세상이 신의 선물이므로 신에게 감사해야 한다는 느낌으로 범신론적인 감정에 빠져 있었다. 나는 나 자신의 경험과 상황이라는 진정한 우화를 찾아냈다. 그것은 고통과 구원, 어둠과 빛, 죽음과 재탄생의 경험이자 행운, 그러니까 나의 부상이 내게 억지로 강요한 '순례여행'이었다. 나는 성경의 상징과 이야기 속에서 전에 없이 의미를 찾아냈다. 나 자신의 이야기가 보편적인 존재론적 경험의 형태, 그러니까 영혼이 지하세계에 내려갔다가 다시 돌아오는 여행과 같은 형태를 지니고 있는 것 같았다. 신경학적인 현상에 근간을 둔 영적인 드라마였다.

어떤 의미에서 나의 경험은 종교적인 것이었다. 확실히 나는 문제의 다리를 잃어버렸을 때 그 다리가 하느님께 버림받았다고 생각했으며, 다리를 되찾았을 때는 초월적인 의미의 회복이라고 생각했다. 그 경험은 또한 황홀한 과학적 경험이자 인지적 경험이기도 했다. 하지만 나중에는 과학과 인지의 한계를 초월했다. 아무래도 이것이 나를 영원히 바꿔놓을 것 같았다. 나로 하여금 과학적 열정과 엄격함을 조금도 누그러뜨리지 않은 채 철학과 종교에 공감하게 만들 것 같았다. 이것들이 내 안에서 어떻게 하나가 될지 벌써 눈에 보이는 듯했다.

12일 뒤에 나는 켄우드에서 퇴원했다. 모범적인 회복 사례로서 이제 세상에 나가도 된다는 판정을 받은 것이다. 나는 켄우드가 좋았고, 다른 환자들과도 진정한 유대를 쌓았다. 그래서 작별인사를 하는 것이 몹시 힘들었다. 정말 마음이 아팠다. 우리는 비록 짧은 기간이지만 깊은 의미를 지니는 여행을 함께 했다. 흔히 볼 수 없는 친밀함과 솔직함으로 서로의 감정을 공유했다. 그런데 이제는 서로 헤어져 각자 자신의 길을 가면서 인생이라는 여행을 잘 해나가기를 기원해주었다.

나는 켄우드에서 커다란 행복과 커다란 평화를 맛보았지만, 그것은 삶의 막간극이었으므로 반드시 끝날 수밖에 없었다. 나는 아직 완전히 자유롭게 몸을 움직이지 못했기 때문에 다른 의사, 그러니까 새로운 눈으로 나를 진찰하고 미래를 위한 조언을 해줄 경험 많은 정형외과 의사의 의견을 들어보고 싶었다.

할리 거리의 W. R. 박사에게 전화를 걸었더니, 그가 다음 날 나를 봐주겠다고 했다.

나는 희망을 품고 그를 만나러 갔지만, 구체적인 기대 같은 것은 없었다. W. R. 박사는 건장하고 친절한 사람으로 만나자마자 편안한 기분이 들었다. 그는 주의 깊게 내 얘기를 들으며, 가끔 정곡을 찌르는 질문을 던졌다. 나를 단순히 환자로만 대하는 것이 아니라, 인간으로서도 관심을 갖고 있다는 느낌이 들었다. 그는 또한 영국에서 가장 바쁜 사람 중 한 명이라는 사실을 내가 분명히 알고 있는데도, 세상 모든 시간이 자기 것이라도 되는 것처럼 굴었다. 그는 예의 바르게 완전히 집중하는 자세로 내 말에 귀를 기울이고는 재빨리 하지만 권위 있게 내 몸을 자세히 살펴보았다.

이 사람은 대가다. 나는 속으로 이렇게 말했다. 이 사람이 내 말에 귀를 기울였듯이, 나도 귀를 기울여야겠다.

"대단한 경험을 하셨군요, 색스 박사님." W. R. 박사가 결론짓듯 말했다. "그걸 책으로 쓸 생각은 해보셨습니까?"

한편으로는 당황스럽고, 한편으로는 기분이 좋았다. 나는 생각해본 적이 있다고 말했다.

"다친 부위가 낯설어지는 것은…" 그가 말을 이었다. "흔한 현상입니다. 환자들에게서 자주 보지요. 그래서 미리 경고를 해줍니다."

이 사람은 정말로 대가다. 나는 속으로 생각했다. 만약 이 사람이 내 수술을 맡았다면 일이 다르게 풀렸을까?

"박사님의 경우에는 물론 낯설어짐 현상이 심했습니다. 자기수용감각의 결함이 심했으니까요. 지금도 무릎으로 그 점을 증명해보일 수 있습니다. 이제는 증상이라고 할 정도는 아니지만요. 하지만 다리를 너무 심하게 몰아붙이면 증상이 생길 수도 있습니다. 최소한 1년 동안은 조심하셔야 합니다. 그리고 걷기와 무릎에 대해 말하자면, 박사님은 아직도 깁스를 하고 있는 사람처럼 걷습니다. 무릎이 없는 사람처럼 다리를 뻣뻣하게 움직여요. 하지만 벌써 다리를 15도쯤 구부릴 수 있습니다. 크지는 않지만, 그 정도면 충분해요. 박사님이 그 각도를 제대로 이용하기만 한다면 정상적으로 걸을 수 있습니다."

나는 고개를 끄덕였다.

"왜 꼭 무릎이 없는 사람처럼 걷는 걸까요? 깁스를 하고 있을 때의 습관 때문이기도 하고, 제 생각에는 박사님이 무릎의 존재를 '망각'해서 무릎을 이용하는 것이 어떤 일인지 상상조차 못하기 때문인 것 같기도 합니다."

"나도 알아요." 내가 말했다. "그건 나도 느끼고 있습니다. 하지만 의도적으로 무릎을 사용하려고 하면 움직이질 않아요. 시도를 해볼 때마다 어색한 느낌이 들어서 휘청거립니다."

박사는 잠시 생각에 잠겼다. "어떤 활동을 좋아하세요? 자연스럽게 할 수 있는 동작이 뭐죠? 신체 활동 중에 어떤 걸 가장 좋아하세요?"

"수영이요." 나는 주저 없이 대답했다.

"좋습니다. 저한테 생각이 있어요." 그의 얼굴에 조금은 개구쟁이 같은 미소가 희미하게 떠올랐다. "수영을 하러 가시는 게 최선인 것 같습니다. 잠시 실례해도 될까요? 전화를 걸 데가 있어서요."

W. R. 박사는 곧 돌아왔다. 미소가 더 뚜렷해졌다.

"5분 뒤에 택시가 올 겁니다." 그가 말했다. "그게 박사님을 풀장으로 데려다줄 거예요. 내일 같은 시간에 뵙겠습니다."

택시가 와서 나를 시무어 홀 배스로 태워다주었다. 나는 수건과 수영복을 빌린 뒤 오들오들 떨면서 풀장 옆으로 갔다. 젊은 인명구조원이 다이빙대 옆에서 어슬렁거리다가 의아한 표정으로 나를 보며 말했다. "왜 그러세요? 무슨 문제라도 있어요?"

"수영을 하라는 말을 듣고 왔어요." 내가 말했다. "의사한테서. 그런데 난 수술을 받아서 장애가 있어요. 조금 무섭네요."

인명구조원은 천천히 늘쩍지근하게 몸을 펴서 내게 기울였다. 그리고 장난기가 배인 표정으로 갑자기 "시합해요!"라고 말하면서 동시에 오른손으로 내 지팡이를 빼앗고 왼손으로 나를 밀었다.

나는 뭐가 어떻게 된 건지 깨닫기도 전에 물에 빠져서 화가 났다. 그런데 그 뻔뻔한 도발이 효과가 있었다. 나는 수영을 잘한다. 수영에 소질을 타고 나서 어렸을 때부터, 아니 갓난아기 때부터 수영을 잘했다. 수영 챔피언인 아버지가 겨우 여섯 달밖에 안 된 나를 물속에 던져넣었기 때문이다. 그때는 본능적으로 수영을 할 수 있기 때문에 굳이 배울 필요가 없었다. 나는 인명구조원에게 도전을 받은 느낌이었다. 그래, 내 실력을 보여주마! 인명구조원은 마치 나를 도발하듯이 나보다 조금 앞선 거리를 유지했다. 나는 올림픽 규격의 수영장을 네 번이나 오가며 재빨리 헤엄치다가 그가 "됐어요!" 하고 외치는 소리를 듣고서야 멈췄다.

나는 물에서 나왔다. 그리고 정상적으로 걸었다. 무릎이 제대로 움직이고 있었다. 완전히 '돌아온' 것이다.

다음 날 W. R. 박사에게 갔더니 박사는 크게 웃으며 "굉장해요!" 하고 말했다.

그가 내게 자세한 것들을 물어보았고, 나는 대답했다. 그러자 박사는 더 크게 웃었다.

"좋은 청년인데요!" 그가 말했다. "일을 아주 제대로 했어요."

그제야 나는 그 모든 일이 박사가 짠 각본이었음을 깨달았다. 그가 인명구조원에게 정확히 뭘 어떻게 해야 하는지 일러준 것이다. 나도 웃음을 터뜨렸다.

"진짜 웃기는 일이죠?" 박사가 말했다. "그 방법이 항상 효과가 있는 것 같으니 말입니다. 이런 환자들에게 필요한 건 무의식 중에 자발적으로 움직이는 겁니다. 그래서 살짝 속임수를 써서 움직이게 만드는 거죠. 그런데 그것 아십니까?" 그가 몸을 앞으로 기울였다. "개들도 똑같습니다!"

"개라고요?" 나는 멍청한 표정으로 눈을 깜박이며 물었다.

"네, 개요." 박사가 대답했다. "제가 키우는 개도 그랬습니다. 요크셔테리어로 귀여운 암컷인데 멍청하게 다리가 부러졌어요. 제가 다리를 맞춰줘서 완벽하게 나았는데도 녀석은 세 다리로만 걷는 겁니다. 부러진 다리를 사용하는 방법을 잊어버리고 계속 그 다리를 안 쓰는 거죠. 그렇게 두 달이 지났습니다. 녀석은 제대로 걸을 생각을 안 했어요. 그래서 저는 녀석을 데리고 보그노로 가서 바다로 나갔습니다. 이 멍청한 녀석을 함께 데리고서 말이죠. 최대한 멀리까지 나간 뒤에 녀석을 바다에 던져 넣고는 혼자 헤엄쳐서 돌아오게 했습니다. 녀석은 양쪽 다리를 균형 있고 강하게 움직여서 헤엄쳐 돌아오더니 해변을 따라 재빨리 달려갔습니다. 네 다리로요. 두 경우 모두 같은 치료법입니다. 뜻밖의 상황에서 자발적으로 움직이게 해주면 어찌 된 영문인지 자연스러운 움직임이 돌아와요."

나는 이 이야기를 듣고 아주 즐거웠다. W. R. 박사의 모든 것이 마음에 들었다. 내가 개와 비교당한 것도 즐거웠다. '독특한' 사례라는 말을 듣는 것보다는 훨씬 더 좋았다. 또한 동물의 영혼과 움직임의 기본적인 본질, 자발적인 움직임, 음악성, 활기 등에 대해서도 절실히 깨닫게 되었다.

자발성! 바로 그거야! 하지만 자발성을 어떻게 계획할 수 있을까? 이 말 자체가 모순 아닌가. 자발성과 장난기가 W. R.의 가설과 치료법의 핵심을 차지하고 있다는 사실이 코믹할 정도로 분명했다. 그것은 자연스럽고 의미 있는 행동을 찾아내고 그 자체로 기쁨을 느끼는 의지를 표현하는 것이었다. 던스 스코터스(1266~1308, 스코틀랜드의 스콜라 철학자-옮긴이)의 말을 빌리자면, '즐거운 일condelectari sibi'이었다. "즐기는 게 무엇인가요?" "무엇을 하면 기쁜가요?" 그가 물었다. W. R.의 치료법은 기본적으로 스코터스의 생각을 따른 것이다. 그리고 그는 모든 기능이 행동 속에 배어 있으며, 따라서 행동이 모든 치료법의 열쇠라는 생각에 직관적으로 도달했다. 장난스러운 것이든, 열성적인 것이든, 충동적인 것이든, 자발적인 것이든, 음악적인 것이든, 연극적인 것이든, 움직이는 것에 의미가 있었다.

다음 날 나는 킬번에 있는 동네 수영장에 갔다. 40년 전 아버지가 나를 던져 넣은 곳이다. 그곳에서 나는 스코터스의 말에 따라 즐겁게 수영을 즐겼다. 어찌나 즐거운지 영원히 수영을 할 수도 있을 것 같았다. 노동으로 느껴지는 활동과는 반대로 즐거운 활동을 할 때는 굳이 힘을 낼 필요도 없고 지치지도 않는다. 오로지 기쁨과 휴식이 있을 뿐이다. 마침내 수영장을 나설 때 나는 지치기는커녕 오히려 기운이 났다. 그때 내가 탈 버스가 모퉁이를 도는 것이 보였다. 아무 생각 없이 무의식적으로 나는 버스의 뒤를 따라가서 버스를 따라잡고 버스에 올라 계단을 뛰어올랐다. 스코터스가 두 번이나 승리를 거둔 셈이었다. 나는 내가 달리기를 하거나 점프를 할 수 있을 줄은 몰랐다. 만약 내가 의도적으로 시도했다면 완전히 실패하고 말았을 것이다. 사실 그날 아침에 나는 서글프게 혼잣말을 했다. "넌 이제 걸을 수 있어. 하지만 결코 달리기나 점프는 못할 거야."

금요일 저녁 때 나는 감히 크리클우드 무도장으로 갔다. 그리고 사람들이 춤추는 모습을 즐겁게 지켜보았다. 5주 전 내가 하이게이트에서 증오심을 느끼며 젊은 럭비 선수들을 외면했을 때의 심술궂은 기분과는 대조적이었다. 나는 춤을 추고 싶어서 몸이 근질거렸지만, 감히 그럴 수 없었다. 바로 얼마 전에 깁스를 벗은 중년 남자가 아니던가. 그런데 춤을 추던 사람들이 내 팔을 붙잡고 즐겁게 나를 끌어들여 억지로 리듬을 타게 했다. 미리 생각할 필요 같은 건 없었다. 뭔가 결정을 내릴 필요도 없었다. 나는 뭐가 어떻게 돌아가는 건지 깨닫기도 전에 자연스러운 나의 의지로 즐겁게 몸을 움직이고 있었다.

다음 날 나는 늦잠을 잤다. 형이 들어와 "모스크바에 있는 네 친구 루리아 교수가 편지를 보냈다"고 말했을 때에야 비로소 일어났다.

나는 몸이 떨릴 만큼 들떠서 편지를 받아 들었다. 내가 루리아에게 편지를 보낸 것이 7주 전이었다. 오로지 루리아만이 내 편지 내용을 이해할 수 있을 것이라는 생각이 들었기 때문이다. 그런데 몇 주가 지나도 답장이 오지 않아서 슬슬 걱정이 되었다. 그는 항상 내 편지를 받자마자 답장을 보내는 사람이었다(이번에 답장이 늦은 것은 심각한 이유 때문이 아니라,

그가 여름 별장에 가 있었기 때문이었다). 루리아가 뭐라고 썼을까? 틀림없이 자기 생각을 솔직히 썼을 것이다. 그는 시치미를 뗄 줄 모르는 사람이었고 고약하게 굴지도 못하는 사람이었다. 내가 히스테리를 부리는 거라고, 미친 거라고 그가 조심스레 편지에 썼을까? 나는 이런 생각들을 두려워하며 편지봉투를 뜯었다.

그렇지, 그렇지, 오, 하느님, 루리아는 나를 믿어주었다! 그는 내 말을 믿어주었을 뿐만 아니라, "무엇보다 중요해!"라고 말했다. 그는 나의 관찰 결과가 놀랍다면서도 궁극적으로는 일리가 있다고 보았다. 유기체는 기능적인 통일성을 갖고 있으므로 사람도 통일성을 기대하게 마련이라며, 그는 내가 "새로운 분야를 발견하는 중"이니 내 이야기를 사람들에게 반드시 들려주어야 한다고 말했다.

세상에, 이런 편지를 보내다니! 세상에서 가장 아름답고 이해심이 넘치는 너그러운 편지였으며, 내게 인사를 건네고 내 말을 깊이 인정해주는 편지였다. 이 편지는 나의 가장 소중하고 가장 깊은 소망을 충족시켜주었다. 나의 소망은 현실에, 과학에, 철학에, 진실에 대한 사랑에 바탕을 두고 있었으므로, 소망과 현실이 하나가 되었다.

행복감에 취해 있다가 정신을 차려보니 내가 히스로 걸어가는 중이었다. 어렸을 때 햄스테드 히스는 나의 놀이터이자 꿈의 장소였으며, 내가 어린 시절에 품었던 온갖 공상과 놀이의 장소였다. 사춘기 때와 청년기에도 나는 히스와 다시 사랑에 빠졌다. 이곳에서 나는 차분한 분위기 속에 시간을 잊고 친구들과 하루 종일 걷기도 하고 이야기도 나눴다. 하지만 그보다 중요한 것은 아마도 내가 나중에 햄스테드 히스에서 명상에 빠져 한참 동안 거닐곤 했다는 점일 것이다. 그때 어린 시절의 공상들이 청년의 과학적인 꿈과 이론으로 변했다.

나는 사방의 풍경이 훤히 바라다 보이는, 이 일대에서 가장 높은 곳 중 하나인 팔러먼트 언덕으로 걸어갔다. 그리고 지난 9주 동안 일어났던 일들을 모두 돌이켜보았다. 엄청난 모험이 이제 막바지에 다다르고 있었다. 나는 흔히 볼 수 없는 골과 마루를 모두 보았다. 나는 그 안에서 살면서 사람이 경험할 수 있는 최극단까지 그곳을 탐험했다. 이제 어떤 의미에서 나는 다시 지상으로 내려와 지난 몇 주 동안의 거칠고 극단적인 일들과 직관적인 깨달음 같은 것 없이 좀더 평범하고 정상적인 삶을 살게 될 것이다. 상실감이 느껴졌다. 내 모험이 끝나가고 있었다. 하지만 나는 그동안 뭔가 굉장한 일이 일어났음을 알고 있었다. 이것은 내게 흔적을 남겨 앞으로 나를 결정적으로 바꿔놓을 것이다. 삶 전체, 우주 전체가 압축되어 지난 몇 주에 모두 요약되어 있었다. 대부분의 사람들은 이렇게 밀도 높은 경험을 할 기회도 없고, 그런 것을 바라지도 않을 것이다. 하지만 내게는 이미 그런 일이 일어났으므로, 앞으로 나를 새로운 모습으로 변화시키고 인도할 것이다.

"자네가 그런 일을 겪은 것은 유감이야." 루리아는 편지에 이렇게 썼다. "하지만 이미 일어난 일이니 반드시 이해하고 활용할 수 있을 걸세. 그 일을 경험하는 것이 어쩌면 자네의 운명이었는지도 모르지. 어쨌든 이제 그것을 이해하고 탐구하는 건 자네의 의무가 되었네…. 자네는 정말이지 새로운 분야를 개척하고 발견해내고 있어."

7장

이해하기

Oliver Sacks

A LEG TO STAND ON

> 세상의 진실은 결국 충만하게 사는 것이다.
> 언젠가 (이전) 세대의 사람들에게는 불가능했던 유리한 시각에서
> 후손들은 우리의 분석적인 조사의 성과들 덕분에 자연을 좀더 높은 곳에서
> 좀더 쉽게 바라보는 경지에 도달할 것이다.
> —윌리엄 제임스

 몸을 추스르던 행복한 몇 주 동안 나는 생각을 멈췄다. 뭐든 조사하고 싶어 하는 기질도 휴식을 취했다. 나는 하루가 다르게 회복되고 있었다. 활발히 몸을 움직였고 세상을 즐겼다. 내가 더이상 문제로 취급되지 않는 상황을 즐겼다.
 하지만 문제에 관한 감각, 즉 내가 직면했던 많은 문제들에 대한 생각들은 단지 뒤로 미뤄졌을 뿐이다. 그래서 루리아의 편지를 받았을 때 그 생각들에 정확히 초점이 잡혔다. 나를 담당한 의사는 "색스 박사님은 참 독특한 분이군요. 환자한테서 이런 이야기를 들은 건 처음입니다" 하고 말했지만, 루리아는 "자네 편지는 내가 지난 50년 동안 단편적으로 들은 것들을 한데 모아 통일시켜주었네…"라고 편지에 썼다. 그리고 그는 그런 경험이 왜 그토록 드물게 드러나는 건지, 그런 경험의 기반이 무엇인지 궁금해했다. "몸은 행동의 통일체일세. 만약 몸의 일부가 행동에서 떨

어져나가면 '낯설게' 변해서 몸의 일부가 아닌 것처럼 느껴지지." 그는 뇌 병변에서 이런 현상이 잘 드러난다고 말했다. 특히 우뇌의 감각 영역(마루엽)이 손상되었을 때가 그렇다. 루리아는 푀츨 증후군을 예로 들었다. 뇌중풍이나 종양 때문에 몸의 왼편 또는 그 일부가 뇌에게 무시를 당하거나 낯설고 비현실적으로 느껴지는 증세를 말한다. 사실 나도 처음에 푀츨 증후군을 떠올렸다. 마취 중에 뇌중풍을 겪었음이 틀림없다고 생각했다. 하지만 말단부의 장애나 병변으로 인해 푀츨 증후군이 발생한 사례는 거의 없었다.

그럼에도 루리아는 신체 말단부의 문제로 인해 이 부정적인 현상들(낯설어짐, 비현실감, 무관심, 부주의)이 얼마든지 일어날 수 있다고 주장했다. "유기체는 통일적인 시스템"이라서 맨 처음의 방해 요소가 중앙에서 발생했든 말단에서 발생했든 상관없이 시스템 붕괴가 일어날 수 있다는 것이다. 하지만 의사들(외과 의사, 신경학자)은 환자들이 이런 증세를 호소할 때 "호의적인" 태도를 보이지 않을 수 있다. 또한 이런 증상을 겪는 환자들이 자신의 느낌을 잘 전달하지 못할 수도 있다. 그래서 환자는 자신의 증상을 말하지 않고, 의사는 환자의 말을 듣지 않는 상황이 발생할 수 있는 것이다. 따라서 이 경험의 특징을 온전히 이끌어내서 남들에게 보여주려면 독특한 환자가 필요한 건지도 모른다. 원래 직업이 의사이거나 신경심리학자인 환자 말이다.

루리아의 편지는 내게 아주 중요한 격려와 지지를 제공해주었다. 그 뒤로 그가 내게 보내준 수많은 편지들도 마찬가지였다. 병원에 있을 때 이미 이 문제를 조사해보기로 결심한 나는 이 편지를 보고 더욱 결의를 다졌다. 병원에서 나는 혼란과 두려움에 시달리는 환자로서 내가 처한 곤경을 어떻게든 이해하고 받아들이려고 애썼다. 이제는 의사이자 연구자가 될 수 있었다. 나는 많은 병원에서 신경과 의사로 일했으며, 지극히 다양한 장애와 질병을 지닌 환자 수백 명을 맡고 있었다. 나는 이 환자들을 무엇보다 세심하게 조사할 것이다. 환자와의 대화를 기반으로 한 임상적 조사, 그리고 전기생리학적 기법들을 바탕으로 한 검진과 생리학적 조사를 실시하는 것이다. 손상된(또는 다른 이유로 비활성화된) 신경과 근육의 전기전위, 그리고 척수와 뇌의 이른바 '유발전위', 특히 뇌의 '종착역'으로서 신경활동의 조직을 통해 객관적인 '신체이미지'가 만들어지는 체지각 피질에 대한 연구를 하는 것이다.

내가 직접 부상을 당해서 경험을 하지 않았다면, 아마 이런 조사를 시작하지 않았을 것이다. 사고 전에 나는 상당히 다른 방향에 관심을 갖고 있었다. 그것은 편두통, 파킨슨병, 뇌염후 증후군, 투렛 증후군 같은 것들이었다. 내가 신체이미지의 이상을 직접 깊이 경험하지 않았다면, 그것에 관심을 갖지 않았을지도 모른다. 하지만 직접 그것을 경험하면서 나 자신을 완전히 잘못 이해하는 일을 겪었기 때문에 나는 이 문제의 핵심을 파헤치는 일에 열정적으로 달려들고 싶었다. 임상연구와 생리학적 연구를 통해 실제로 어떤 현상들이 발생하는지 확인하고, 가능하다면 그 현상들을 근본적으로 이해하고 싶었다. 루리아가 말했듯이, 이것이야말로 "완전히 새로운 분야"가 아닌가.

나의 경험은 나를 이 분야로 유도하는 역할을 했을 뿐만 아니라, 내가 이 일에 달려들 수 있는 매우 특별한 자격 요건이 되어주었다. 나의 주치의나 (루리아의 표현처럼) 일반적인 '수의사적' 직업인들과 달리, 나는 이제 내 환자들의 경험에 완전히 마음을 열고 상상력을 발휘해서 그들의 경험 속으로 들어가 그 두려움에 접근해서 '호의'를 보여줄 수 있었다. 난 전에 없이 환자들의 말에 귀를 기울일 작정이었다. 나 자신도 아주 잘 알고 있는 그 영역 속을 여행하면서 분명하지 않은 목소리로 더듬거리는 그들의 말에 귀를 기울일 작정이었다.

그때만 해도 나는 나보다 먼저 이 분야에 손을 댄 사람이 있는지 알지 못했다. 몇 년이나 흐른 뒤에야 나는 비로소 나의 선배들을 발견했다. 나는 이런 이상한 상황을 〈런던 리뷰 오브 북스〉(vol. 4, no. 11, 1982년)에 기고한 글에서 설명했다.

나는 사고를 당한 지 3년이 넘도록 나와 비슷한 경험을 묘사한 자료가 있는지 알지 못했다. 그런데 갑자기 세 가지 자료를 연달아 찾아냈다. 남북전쟁 때의 경험을 적은 위어 미첼의 기록, 제1차 세계대전 중에 집필된 바빈스키의 기록(단행본), 그리고 제2차 세계대전 때 200명의 병사들을 다룬 경험을 바탕으로 한 레온테브와 자포로제츠의 자료였다…. 이들 모두 대단히 유명하고 그들이 발표한 글 또한 대단히 중요했는데도, 나는 그들의 글을 읽어본 사람은커녕 그런 글에 대해 들어본 사람조차 전혀 만난 적이 없다. 이 기묘한 망각은 이 기록의 저자들 자신에게까지 영향을 미쳤다. 위어 미첼은 자신이 겪은 "부정적인 환상"을 잊어버렸고, 바빈스키는 자신이 겪은 "생리병리학적 증후군"*을 잊어버렸으며, 루리아는 레온테브의 글을 잊어버렸다. 레온

---

* 여기서 바빈스키는 '제3의 영역'을 이야기한다. 고전적인 (신경해부학적) 의미의 히스테리 영역도, '유기적' 영역도 아니라는 뜻이다. 제3의 영역이란 척수와 말단부 기능의 억제현상이 점점 번져나가는 것과 쇼크로 인해 생겨난, 심한 외상후 생리적 장애를 말한다. 나의 '생리적 증세'도 이 제3의 영역에 속했던 것 같다.

테브가 루리아에게서 용기를 얻어 글을 썼고, 그 글을 루리아에게 헌정했는데도 말이다.

위어 미첼의 자료는 특히 흥미롭다. 남북전쟁 때 젊은 신경학자로서 팔다리를 절단한 환자들을 돌본 미첼은 《조지 데들로의 사례》라는 제목의 '임상적 픽션'을 펴냈다. 팔다리를 모두 잘라낸 의사의 이야기를 놀라운 상상력으로 그려낸 작품이었다. 그가 상상으로 만들어낸 의사 겸 환자 조지 데들로는 다음과 같이 쓴다.

나는 가끔 내가 예전에 비해 나 자신, 나의 존재 자체를 덜 의식한다는 사실을 깨닫고 경악했다. 워낙 처음 느끼는 일이라서 상당히 당혹스러웠다…. 내가 얼마나 터무니없는 사람처럼 보일지 잘 알고 있었기 때문에 나는 내가 느끼는 것들을 남에게 말하지 않고 나의 느낌을 분석하려고 더욱 열심히 노력했다…. 최선을 다해 묘사하자면, 그것은 자신의 개체성에 대한 감각의 결핍이었다.

데들로는 오늘날 우리가 신체이미지와 신체자아라고 부르는 이 감각의 심각하고 구체적인 결함을 "사지를 보조하는 중요한 신경절들의… 끝없는 침묵" 탓으로 돌렸다. 위어 미첼이 자신의 경험을 '임상적 픽션'으로 먼저 발표한 뒤에야 비로소 그 환상에 대한 저 유명한 의학적 묘사를 시도했다는 사실이 흥미롭다. 어쩌면 그는 자기 동료들은 공상이라고 내쳐버릴 문제를 상상력이 풍부한 일반 독자들은 생각해줄지도 모른다고 느꼈는지도 모른다.

지난 세월 동안 나는 약 400명의 환자를 연구하면서 문진과 진찰을 보충하기 위해 기회가 있을 때마다 환자들을 동영상으로 촬영하고, 전기생리학적인 연구도 실시했다. 많은 환자들 중에 전형적인 사례를 하나 꼽는다면, 왼쪽 다리가 힘을 잃고 마비된 노부인이 있었다. 나는 처음에 노부인이 뇌중풍 발작을 일으킨 줄 알았다. 하지만 나중에 알고 보니 엉덩이뼈의 복합골절 때문에 수술을 했을 뿐만 아니라 오랫동안 깁스를 한 채 몸을 움직이지 못했다. 그리고 수술 뒤 3년이 지났는데도 여전히 다리를 움직이지 못했고, 다리의 감각이 돌아오지도 않았다. 해부학적으로 신경이 손상된 것은 아니었다. 신경과 신경 사이의 신호전달 속도도 정상이었다. 그런데도 근육은 완전히 이완되어 있었으며, 완벽한 '전기적 침묵' 상태였다. 기능이나 자세에 따른 신경감응이 없었다는 뜻이다. 노부인 자신은 왼쪽 다리기 '실종'되었다고 생각했나. 왼쪽 다리에 해당하는 감각피질 부위의 유발전위 검사 결과는 백지였다. 다리에서 올라오는 객관적인 신경정보가 없다는 뜻이었으며, 신체이미지에 객관적인 공백이 생긴 상태였다. (의도적인 움직임은 전혀 불가능했지만, 음악에 맞춰서 발이 움직이는 식으로 가끔 다리가 저절로 움직일 때가 있었다. 이는 음악치료가 가능할지도 모른다는 것을 의미했다. 평범한 물리치료는 아무 소용이 없었다. 보행보조기 같은 지지대를 이용해서 우리는 노부인이 점차 춤을 출 수 있게 이끌었고, 결국은 다리의 기능을 거의 완벽하게 회복시켰다. 3년 동안이나 죽은 듯이 움직이지 않았는데도 말이다.)

나는 말단부에 심각한 신경학적 장애가 있는 환자들을 50명 가까이 연구했다. 손과 발의 감각(때로는 움직임)에 심각한 장애가 있는 환자들로, 대개 당뇨병이 원인이었다. 그들은 모두 자신의 손과 발이 실종되었거나, 아니면 팔과 다리에 붙어 있는 낯선 물체라고 생각했다. 이들에 대한 유발전위 검사 결과에서도 감각피질 중 손발에 해당하는 부위에서 처리되는 감각 정보의 심각한 장애 또는 부재, 객관적으로 증명할 수 있는 손발 이미지의 상실이 드러났다.

내가 연구한 환자들 중 200명은 척수 부위에 부상을 입었거나, 병을 앓았거나, 마취 경험이 있었다. 그들 중 많은 사람들이 무엇이든 자유로이 말해도 된다는 말을 듣고(신경과에서 일반적으로 자주 들을 수 있는 말은 아니다) 자진해서 자신들의 기괴한 상태를 설명했다. 헨리 헤드가 설명한 환자(《신경학 연구》, p. 529, 다음의 내용 참조)처럼 목이 부러진 몇몇 환자들은 자신의 몸이 "머리와 어깨만으로" 구성되어 있다고 느꼈다. 유발전위 검사에서도 그들의 신체이미지가 엄청나게 훼손됐음이 쉽게 확인되었다.

나는 팔다리 중 한 개 또는 여러 개가 잘린 환자들 수십 명을 진찰해보았다. 그들은 긍정적인 환상이나 부정적인 환상, 또는 두 환상 모두를 겪고 있었다. 그들에게서도 신체이미지의 장애 또는 결함이 나타났으며, 개중에는 기괴하고 무시무시한 증세들도 있었다. 그리고 정보를 받아들여 구현하는 피질의 장애와 이런 증세들 사이에는 객관적인 상호관계가 있었다.

이렇게 몇 년 동안 많은 환자들을 관찰하고 조사한 결과, 나는 나의 의문 중 한 가지에 대한 결정적인 해답을 찾아낼 수 있었다. 신체이미지와 신체자아의 심각한 장애는 말단부의 부상, 질병, 장애의 결과로 발생하는가? 내가 찾아낸 답은 확실한 '예'였다. 루리아가 생각했던 것처럼, 그런 장애는 사실 상당히 흔했다. 말단부의 감각이나 행동이 일정한 한계

이상 방해를 받는다면, 그런 장애는 그냥 흔한 정도가 아니라 거의 불가피했다. 어쩌면 보편적이라고 해도 될 정도였다.

게다가 이런 장애는 나의 또 다른 의문, 즉 그런 장애가 그렇게 흔하다면 왜 더 많은 사람들이 이야기하지 않았을까 하는 의문에 대한 답도 암시해주었다. 내가 환자들에게 신경학적인 원리 같은 것에 구애받지 말고 하고 싶은 이야기를 마음껏 해보라고 하자, 환자들은 신경학 문헌에서는 결코, 또는 거의 발견할 수 없는 강렬한 감정과 존재론적인 생각들을 내게 거듭 털어놓았다. 신체이미지에 심각한 장애가 있는 모든 환자들은 신체자아에도 똑같이 심각한 장애를 지니고 있었다. 그런 환자들이 모두 깊은 존재론적 경험을 한다는 사실이 점점 분명해졌다. 그들은 문제의 부위가 낯설어지고 근본적으로 비현실적인 존재가 되는 경험을 통해 자신의 존재가 해체되거나 소멸되는 듯한 감정을 느끼고, 똑같이 근본적인 불안과 공포를 느꼈다. 그러다가 운 좋게 몸이 회복되면, 똑같이 근본적인 '재현실화'와 기쁨을 느꼈다. 중세의 용어를 빌리자면, 이런 경험은 모두 experimentum suitatis(자신과의 실험)이었다. 명확하기 짝이 없고, 유기적이고, 신경학적 기반을 지닌 정체감 또는 '자아'의 근본적인 변화를 겪는 것이다. 경험적인 학문인 신경학은 이처럼 현실 또는 정체감이 급격히 변하는 현상을 조사할 준비가 얼마나 잘되어 있을까? 이런 경험들의 침투를 어디까지 허용할 수 있을까?

고전신경학은 감각 기능, 운동 기능, 지적인 기능 등의 개념을 바탕으로 삼는다. 영국에서 가장 유명한 신경학 옹호자는 헨리 헤드 경(1861~1940)이었다. 헤드의 수많은 관심사 중에는 감각의 본질에 관한 지속적인 관심도 있었는데, 이 분야에서 그는 대담한 개척자였다. 그의 초창기 관찰 결과들 중 일부는 자신을 상대로 한 실험에서 나왔다. 그는 자기 팔의 감각신경 하나를 끊어버렸을 때의 영향을 아주 상세히 설명한다. 감각에 관한 연구 결과 그가 찾아낸 궁극의 개념은 바로 뇌 안의 스키마(schema, 기억 속에 저장된 지식을 일컫는 용어로 피아제에 의해 사용되었다―옮긴이), 즉 신체이미지였다. 이 신체이미지를 통해 몸이 자신의 움직임을 '알고' 통제할 수 있다는 것이다. 20여 년에 걸친 그의 관찰 결과는 위대한 저서 《신경학 연구》(1920)에 집대성되어 있다. 하지만 먼저 헤드가 심각한 감각장애를 설명한 부분부터 보기로 하자.

환자는 타인이 움직여 놓은 자신의 양다리의 위치를 전혀 알아차리지 못했다. 발목, 무릎, 엉덩이를 광범위하게 움직여도 환자 본인은 알아차리지 못했다. 그가 눈을 감고 있을 때 그의 양다리를 쭉 편 상태에서 아무 방향으로나 움직이거나 무릎을 40도로 구부려도 그는 여전히 양다리가 침대 위에 쭉 편 상태로 놓여 있다고 생각했다. 그때 그에게 눈을 떠보라고 하면, 그가 놀란 표정을 짓는 것으로 보아 정말로 잘못 생각하고 있었음을 충분히 알 수 있었다.

이건 훌륭한 설명이다. 이 글을 읽다 보면 내가 술루 간호사에게 내 다리를 움직여달라고 했을 때의 일이 정확히 떠오른다. 절대적으로 옳은 설명이다. 하지만 이것만으로 충분한가?
  내게도 헤드의 환자와 정확히 똑같은 증상을 보이는 환자가 있었다. 종양이 척수의 여러 감각신경에 전이되었고, 척추골이 몇 개 무너져내린 환자였다. 하지만 그녀의 경험은 한층 더 기이하고 놀랍고 충격적이었다. "내 허벅지가 사라졌어요!" 그녀가 말했다. "그냥 순식간에." 헤드가 사용했던 용어들, 즉 고전신경학의 용어들로 기능의 심각한 상실을 묘사하는 것은 얼마든지 가능하지만 이렇게 신체의 일부가 '사라지는' 현상은 설명할 수 없다. 이것은 단순한 기능의 상실이 아니기 때문이다. 이런 현상이 기능의 상실에 이어서 나타날 수는 있어도, 이 현상은 그 자체로 훨씬 더 중요하다.

헤드가 오로지 기능의 시험에만 집중하는 한, 뭔가 필수적이고 범상치 않은 것이 그의 설명에서 빠져 있었다. 하지만 그가 잠시 신경학적인 용어들을 잊어버리고 환자들의 말을 그대로 옮겨놓은 부분(이런 부분은 별로 없다)에서는 무한히 놀라운 뭔가가 떠오른다. 그렇게 해서 자신의 "오른쪽 다리가 마치 코르크 다리처럼 느껴진다"고 불평하는 환자의 이야기(p. 412), 비행기 추락 사고를 당한 뒤 "자신의 몸이 머리와 어깨뿐인 것처럼 느껴진다"는 이유로 자신이 척추에 부상을 입었음을 깨달은 W. 중위의 이야기(p. 529)를 우리가 읽을 수 있게 되었다. 헤드가 자신의 환자들에게 개인적인 관심을 전혀 드러내지 않았다고 말할 수는 없다. 65년 전 헤드의 밑에서 인턴을 했던 내 아버지의 말씀에 따르면, 그는 "호기심과 연민으로 가득한" 사람이었으며, 환자들이 말해주는 기묘한 경험들에 푹 빠져 있었다고 한다. 하지만 '신경학자'로서 그는 그런 경험담들을 빼버렸다. 그런 이야기들은 그의 글 속에 아주 드물게, 우연히 실리게 되었을 뿐이다. 헤드는 그런 이야기들을 핵심 주제로 강조하거나 중요하게 생각한 적이 없었다. 고전신경학계 역시 전반적으로 마찬가지인 듯하다. 기능에 관한 엄밀한 학문을 확립하려고 애쓰는 과정에서, 기능의 영역을 넘어서는 관찰 결과들은 모두 제외시킬 수밖에 없었을 것이다. 하지만 신경학이 스스로를 잊어버린다면, 그런 관찰 결과들을 받아들여 환자들의 경험을 충실하고 투명하게 다룰 수 있을지 모른다. 하지만 신경학은 경험적인 엄밀함을 재천명하는 순간, 다시 빛을 잃어버린다.

역설적인 것은 신경학이 자신의 개념들에 지나치게 에워싸이기 전, 즉 아직 과학으로 인정받기 전의 여명기에는 모든 특이한 경험들에 대해 개방적인 태도를 취했다는 점이다. 1860년대와 1870년대의 미국 남북전쟁 때 위어 미첼은 환상지라는 개념과 '조지 데들로'가 생생하게 묘사한 존재의 해체 경험을 받아들였다. 위어 미첼은 수백 명의 환자들이 이런 증상을 보였다고 보고한다. 하지만 20세기가 밝아올 무렵에는 그런 보고들이 지극히 드물어졌다. 신경학에는 이제 존재론적인 문제를 수용할 여지가 없었던 것이다.

고전신경학은 예나 지금이나 쓸모가 많은 학문이고 '하급' 기능들을 연구하는 데는 반드시 필요한 학문이지만 새로운 학문, 새로운 접근방법이 필요하다는 사실이 점차 분명해졌다. 이는 제2차 세계대전 때 위기를 겪은 덕분이다. 1930년대에 이미 전조가 나타났던 새로운 학문인 신경심리학은 소련에서 성년을 맞았고, 특히 루리아 부자父子, 레온테브, 번스타인 등 여러 학자들의 창조물이었다. 제1차 세계대전 때는 신경학적 부상을 입은 환자들의 재활을 위해 할 수 있는 일이 별로 없었다. 시간이 흐르면 자연스레 몸이 나아질지도 모른다는 희망을 안고 물리치료를 받는 것이 전부였다. 하지만 제2차 세계대전 때 합리적인 '신경 치료법'에 대한 수요가 생겨나면서 신경심리학이 탄생했고, 여기서 기능을 초월하는 개념들이 태어났다. 뇌손상이나 기타 신경손상을 입은 환자들이 움직임에 특이한 어려움을 겪는 것이 관찰되었다. 신경심리학은 행동의 과학을 목표로 삼았으며, 핵심 개념은 기능이 아니라 '기능적인 시스템'과 '수행능력'이었다.

고전신경학은 기본적으로 정적이었다. 이 학문은 고정된 중심부와 기능들을 모델로 삼았다. 반면 신경심리학은 기본적으로 역동적이다. 신경심리학은 헤아릴 수 없이 많은 시스템들을 지속적인 상호작용이라는 맥락 속에서 관찰한다. "유기체는 통일적인 시스템"이라고 루리아는 썼다. 이것이 바로 신경심리학의 신조다. 여기에서 떠오른 것은 웅장하고, 스스로를 규제할 수 있는 역동적인 기계의 이미지였다. 이 분야의 가장 위대한 이론가인 번스타인은 노르베르트 바이너보다 15년 먼저 사이버네틱스를 만들어낸 진정한 창시자였다.

이 위대한 기계 안에는 '프로그램' '기억의 흔적' '내적인 이미지' '틀'이 있었다. 이들은 분석이 가능하고 어느 정도까지는 조작도 가능한 행동 방법과 절차였다. 고전신경학이 다소 무기력하게 '줄어든 기능'을 보는 반면, 신경심리학은 이보다 건설적으로 나서서 피해를 입은 시스템이나 시스템 간의 상호작용을 파악하고 새로운 시스템이나 시스템들의 시스템을 개발해서 재활을 시도한다. 이는 신경계의 유연성 또는 '자유로움' 덕분에 가능한 일이다. 이런 식으로 도입된 이론적 힘과 실용적 힘은 엄청나다. 하지만 희한하게도 서구에서는 이런 사실을 깨달은 사람이 별로 없다.

내가 앞에서 잠깐 언급했던, 레온테브와 자포로제츠의 《손의 재활》은 혁명적인 책이다. 나는 지금까지 이 책을 읽어본 동료를 보지 못했다. 이 책의 영역본이 1948년에 출간되었는데도 말이다. 이 책은 나와 비슷한 증상을 겪은 군인 200명의 이야기를 담았다. 모두 손에 부상을 입어서 수술을 받은 환자들이었다. 적어도 고전신경학으로 보면, 손의 해부학적 구조와 신경에 아무런 문제가 없었는데도 모두 심각한 고뇌와 무능력에 시달렸다. 수술로 치료한 손은 아무 짝에도 쓸모가 없었고, 그 손의 주인들은 손을 '낯설게' 느꼈다. 이상한 물체나 '가짜 손'이 손목에 붙어 있는 것 같았다. 레온테브와 자포로제츠는 여기서 '내적인 사지절단'을 언급한다. 평소에는 손의 존재를 확인하고 손을 통제하는 인식 시스템이 부상과 수술을 거치며 제대로 활동하지 못한 탓에 '분리'되는 현상이라고 할 수 있다. 따라서 치료의 목적은 '떨어져 나간' 인식 시스템의 재통합이었다. 어떻게 이 목적을 이룰 수 있을까? '손을 사용하는 것'이 방법이었다. 하지만 직접적인 방법이나 의도적인 시도로는 이것을 해낼 수 없었다. (그것이 가능했다면, 애당초 분리현상이 일어나지도 않았을 것이다.) 손을 움직이라는 명령이 '무의미'했기 때문에 작동하지 않는 것이다. 필요한 것은 일종의 '꼼수'였다. 예를 들어, 환자에게 복잡한 활동을 시켜서 그 활동을 하는 도중에 자기도 모르게 손을 움직이게 만드는 것이다. 몸에서 낯설어진 부위, 즉 손은 이 꼼수에 깜빡 속아서 환자가 하고 있는 복잡한 활동의 일부가 되거나 그 활동에 참여함으로써 움직이게 된다. 이렇게 움직임이 일어나는 순간은 대개 갑작스레 찾아오는데, 그 순간 '비현실적인 느낌'이나 '낯선 느낌'이 사라지고 손이 갑자기 살아나 현실로 느껴진다. 더이상 그냥 손목에 붙어 있는 물건이 아니라 자기 몸의 일부가 되는 것이다.

이 모든 설명은 내가 겪은 일과 아주 흡사했다. 내가 환자들에게서 관찰한 현상이나 내가 이룩하고자 하는 치료 효과와도 흡사했다. 이런 신경심리학적 치료법이 기본적으로 옳다는 것은 이 방법이 효과가 있다는 사실로 증명된다. 하지만 이 개념들이 적절한지, 이 치료법이 개념들을 초월하면 작동하지 않을 수도 있는지 궁금하지 않을 수 없다.

헤드가 가끔 자신을 잊어버리고 아무런 설명 없이 일부 환자들의 경험(다리가 코르크 같다, 몸에 머리와 어깨밖에 없다)을 그대로 옮겨놓았듯이, 레온테브와 자포로제츠의 책에서도 가장 생생한 부분은 역시 실제 경험담들이다. 손이 '낯설다' '죽었다' '비현실적이다' '그냥 붙어 있다'는 경험담들 말이다. 이런 이야기들을 분석하고 공식화한 부분들은 설득력이 훨씬 떨어진다. 이 책에는 묘한 불일치가 있다. 공식들은 기계적이고 분석적이고 사이버네틱스적이며, 전적으로 '시스템'이라는 측면에서 묘사되어 있다. 반면 환자들의 경험담과 행동을 묘사한 부분에서 기반이 되는 것은 자아다. 손이 낯설게 느껴진다는 것은 곧 환자에게 낯설다는 뜻이다. 어떤 행동이 이루어진다면 그 행동을 하는 사람은 환자다. 하지만 어디에나 은연 중에 존재하는 환자들은 공식적으로는 노골적으로 부정당하고 인정받지 못한다. 그래서 책의 내용에 독특하게 이중적인 사고가 스며들었고, 신경심리학 전반에도 독특하게 이중적인 사고가 스며든 것이다.

"유기체는 통일적인 시스템이다." 그렇다면 살아 있는 자아에게 시스템은 무엇인가? 신경심리학은 '내적인 이미지' '틀' '프로그램' 등을 말하지만 환자들은 '경험' '느낌' '의지' '행동'을 말한다. 신경심리학은 역동적이지만 그래도 여전히 도식적이다. 반면 살아 있는 생물들은 시종일관 자아를 지니고 있으며 자유롭다. 생물의 움직임에 시스템도 관련되어 있음을 부인하려는 것은 아니다. 시스템이 자아 안에 스며들어 있으며, 자아가 시스템을 초월한다는 말을 하고 싶을 뿐이다.

신경심리학은 고전신경학과 마찬가지로 철저한 객관성을 목표로 삼는다. 이 학문의 커다란 힘과 발전도 바로 여기에서 나온다. 하지만 살아 있는 생물, 특히 인간은 시종일관 활동적이다. 객체가 아니라 주체인 것이다. 그런데 바로 이 주체, 살아 있는 '나'가 배제된다. 신경심리학은 훌륭한 학문이지만 '심리' 부분을 배제한다. 실제로 경험하고 행동하는, 살아 있는 '나'를 배제하는 것이다. 루리아도 이것을 강렬히 느꼈음이 틀림없다. 그의 연구 전체에 이 점이 분명히 드러나 있다. 특히 후기의 연구들이 더욱 그렇다. 그는 전에 내게 보낸 편지에 썼듯이, 책을 두 종류로 나눠서 써야 할 것 같다는 압박을 느꼈다. 그것은 《사람의 고등한 피질 기능》처럼 '시스템적인' 책과, 《세상이 무너져버린 남자》나 《기억술사의 마음》처럼 그가 신경학적 전기 또는 소설이라고 즐겨 부르던, 고통받고 행동하는 '나'를 중점적으로 다룬 책들이었다. 그의 초창기 연구는 철저히 객관적이었지만, 말년에는 객관성이나 정확성을 희생하지 않고도 주체를 점점 더 중심에 놓았다. 그는 이것이 절대로 필요한 일이며, 환자의 실제 경험 속으로 완전히 들어가서 '수의사' 같은 접근 방법을 넘어서야 한다고 생각했다.

내가 겪었던 것과 같은 경험들이 아주 흔할 뿐만 아니라, 레온테브의 표현을 빌리자면 감각장애나 '신경 중심부'의 위중도에 따라 보편적이라고까지 할 수도 있다는 것을 지금까지 살펴보았다. 또한 신경학이 객관성과 경험적 특징을 강조하느라 '나'라는 주체를 고려하지 못한다는 점도 살펴보았다. 이런 모순, 이런 곤경에서 벗어나려면 반드시 변화가 일어나야 한다. 그것도 상당히 급격한 변화가 필요하다. 이제 다음 단계로 나아갈 때가 되었다. 고전신경학은 이미 자리를 잡았고(1920년대 무렵), 앞으로도 계속 중요한 역할을 할 것이다. 신경심리학도 자리를 잡았고(1950년대 무렵), 역시 앞으로도 계속 중요한 역할을 할 것이다. 지금과 미래를 위해 우리에게 필요한 것은 자아와 정체감을 다루는 신경학이다.

이제 때가 무르익었음을 알려주는 조짐들은 헤아릴 수 없이 많다. 대뇌 신경학 분야에서 특히 지난 15년 동안 위기가 점점 커졌다. 1960년에 처음 출판된 루리아의 《사람의 고등한 피질 기능》은 뇌 좌반구의 기능적 시스템들을 포괄적으로 다루고 있지만, 우뇌는 거의 다루지 않는다. 고등한 피질 기능을 연구하는 방법이 우뇌에는 통하지 않기 때문이다. 우뇌에 관한 논문이 1편이라면, 좌뇌에 관한 논문은 1천 편이나 된다. 하지만 갖가지 장애는 좌우 반구에서 똑같이 발생한다. 게다가 퍼즐의 경우처럼 우뇌의 증상들은 엄청나게 기묘하며, 정체감의 변화라는 형태를 띠는 것이 특징이다. 이런 변화는 기능장애나 시스템장애만큼 분석하기가 쉽지 않다. 따라서 자아의 장애로 보고 접근해야 한다. 우리의 한계와 우리에게 부족한 것에 대한 인식이 점점 발전하고 있다.

1980년대의 위기는 묘하게도 200년 전에 발생했던 또 다른 위기를 연상시킨다. 우리의 경험적인 과학의 모델이 된 경험철학은 흄에 이르러 정점에 도달했다. 그런데 흄이 경험철학을 한계까지 밀어붙이는 바람에 경험철학만이 아니라 흄 자신까지도 심각한 모순에 직면하게 되었다.

나는 감히 단언한다…. (우리는) 다양한 감각들의 무더기 또는 집합에 지나지 않는다고. 이 감각들은 알아차릴 수 없을 만큼 신속하게 꼬리를 물고 이어지며 끊임없이 흐르듯 움직이고 있다.

그 결과 흄은 '개인의 정체감'이 허구라는 결론에 도달할 수밖에 없었다. 하지만 그의 결론은 그가 마음 깊이 느끼고 있는 모든 것들과 어긋났다. 그가 '키마이라'라고 부른 이 결론은 그를 '철학적 절망'으로 몰고 갔다.

이 절망이 해소된 것은 1781년에 칸트가 《순수이성비판》을 발표했을 때였다. 그리고 나 자신의 절망이 해소된 것은 내가 《순수이성비판》을 읽었을 때였다. 나는 도저히 부인할 수 없는 '자아'의 경험을 갖고 있었지만, 신경심리학적인 자아를 부인했고 자아를 수용할 여유도 없었다. 이 위기가 나를 칸트에게로 이끌었다. 여기서 나는 분석으로는 얻을 수 없는 것을 얻었다. 경험을 허용하고 조직하고 이해할 수 있게 만드는 종합적이고 선험적인 직관이라는 개념이다. 시간과 공간에 대한 이 선험적인 직관은 경험을 구축하고, 그 경험을 하는 자아를 지탱할 수 있었다. 이런 공식들은 내가 나중에 '임상적인 존재론' 또는 '존재론적인 신경학'이라고 부르게 된 것의 기반을 제공해주었다. 나는 그렇게 믿는다. 임상적인 존재론이란 자아의 해체와 창조를 다루는 신경학이다.

《순수이성비판》에서 내게 열쇠가 되어준 구절은 다음과 같다.

시간은 내적인 감각에 지나지 않는다. 즉, 자신과 자신의 내면 상태에 대한 직관이다. 그것이 외양의 결정자가 될 수는 없다. 그것은 형태나 위치와는 아무 상관이 없고… 내면 상태들의… 관계와 관련되어 있다…. 모든 외적인 직관의 순수한 형태로서 공간은 외양의 선험적인 조건이라는 역할을 할 뿐이다. 시간은 (우리 영혼의) 내적인 형태의 직접적인 조건이며, 따라서 외양의 간접적인 조건이다.

칸트의 주장에 따르면, 정상적인 경험은 외양과 내면 상태를 결합시키고, 외적인 직관과 내적인 직관을 결합시키고, 공간과 시간을 결합시킨다. 하지만 내가 나 자신의 경험과 관찰 덕분에 특별히 관심을 갖고 있던 것은 심하게 결함이 있는 경험의 가능성이었다. 내면 상태나 외양이 결핍된 경험, 또는 이 두 가지가 모두 결핍된 경험 말이다. 내가 보기에 이것이야말로 경험을 급격히 무너뜨리는 요인인 것 같았는데, 나 자신의 경험과 나의 환자들이 모두 묘사했던 장애 경험의 핵심이 바로 이것이었다. 이런 경험, 즉 경험의 근본적인 붕괴는 칸트의 공식으로 설명하기 전에는 이해할 수 없었다.

칸트의 관점에서 볼 때 암점은 궁극적인 신경-존재론적 소멸('아칸티아 Akantia')이었다. 물리적으로, 생리적으로, 신경신호와 이미지와 시야가 부재했다. 하지만 형이상학적으로나 존재론적으로는 이성과 이성의 구조물인 공간과 시간이 부재했다. 떨림flutter, 즉 내가 연결이 끊어진 다리의 이미지들로 이루어진 망상을 본 것, 또는 편두통 때문에 '시간을 초월한' 이미지들이 아무런 논리도 없이 영화처럼 펼쳐지는 현상은 현실의 창조 또는 되돌리기 과정 중에서 일종의 중간 단계로 보였다. 따라서 그것들이 시간 속에서 내면성이나 명료함이 전혀 없이 단절된 외양으로 구성된 것 같았다. 이와는 대조적으로 음악은 외양과 아무런 관련이 없고, 내면성 즉 영혼의 원형 그 자체였다.

'행동'의 신비로운 본질이 밝혀진 것은 바로 이 음악 속에서였다. 내면 상태들, 서로 불가분의 관계로 맺어져서 서로 스며드는 '베르그송적인' 내면 시간의 매끄러운 흐름 속에서였다. 역설적으로 이 과정을 '절차들'로 나눌 수 없다거나 행동을 일련의 '작동들'로 나눌 수 없다고 말하는 사람이 있을지도 모르겠다. 과정이나 행동은 기본적으로 흐름이다. 뚜렷한 흐름이자 예술적인 흐름이다. 이것은 멜로디에 비유하는 수밖에 없다. 이 살아 있는 흐름과 행동의 멜로디와 발현이 없다면, 흐름을 타고 자신을 발현시키는 존재가 없다면, 행동도 걷기도 결코 있을 수 없다. 이것이 '그것은 걸으면 해결된다'에 대한 '대답'이었다.

행동의 급진적이고 '살아 있는' 본질이, 아무리 단순한 '동물적인' 동작의 경우라 해도, 일단 사라지고 나면 그 뒤에 벌어지는 현상 속에서 그에 상응하는 부분이 발견되고 존재가 확인된다. 급격한 소멸, 무無, '죽은 듯한 무감각', 암점 같은 현상들 말이다. 그러나 존재와 무는 이해하기가 유난히 어려워서 심지어 웃음이 나올 정도다. 적어도 일상적인 '의학적' 대화로는 그렇다. 그래서 내가 이 문제를 언급했을 때 주치의와 나 사이에 기묘하고 곤란한 분위기가 만들어진 것이다. 주치의는 "그런 건 우리 일이 아닙니다" 하고 말했다. 그럼 도대체 누구 일이란 말인가? 그리고 행동과 존재와 무로 이루어진 이 일은 어떤 종류의 일인가? 이것이 어떤 일인지 알아내려면 자신 안에서부터 이것을 겪는 수밖에 없다. 행동의 급격한 붕괴, 경험의 급격한 붕괴, '범주'의 급격한 붕괴, 기본적인 공간과 시간의 급격한 붕괴를 겪어야 한다는 뜻이다. 이건 간단히 말해서, '칸트적' 일이었다.

암점과 관련된 급격한 소멸과 역창조, 회복기에 일어난 공간과 시간의 급격한 재창조, 이 둘의 급격하고 초월적인 본질을 이해하려면 반드시 칸트의 공식을 이용하는 수밖에 없다. 고전신경학이나 신경심리학으로는 이해할 수 없다. 이 둘은 칸트 이전의 경험적인 학문이기 때문이다. 환자들이 겪을 수도 있는 경험들을 완전히 탐구할 생각이라면, 우리에게 필요한 과학은 초월적인 '칸트적' 과학이어야 한다.

이것이 내가 도달한 결론이다. 그리고 내가 가장 최근에 펴낸 책 《각성》의 최신판(1983년)에서 내린 결론이기도 하다. 비록 이 책에서 다룬 분야와 현상들은 크게 달랐지만, 내가 도달한 곳은 여기였다.

하지만 어떤 의미에서 몹시 역설적이고 이해하기 힘들어 보이는 이 모든 것이 사실은 세상에서 가장 간단하고 가장 뻔한 일이기도 하다. 사람이 현재 자신의 상태, 자신이 실제로 경험하고 있는 일들을 발견하고, 다시 발견하는 일 이상도 이하도 아니다. 칸트는 이렇게 썼다. "… 종합적인 선험은 특수한 성격을 지니고 있어서 바로 자신의 근거가 되는 경험을 가능하게 만든다. 이 경험 속에서는 항상 그것이 자신을 전제로 삼아야 한다." 이런 의미에서 칸트와 '칸트적' 과학을 접하는 것이 내게는 과거에 대한 향수이자 회상과 같다. 영문은 잘 모르겠지만 옛날부터 항상 느끼고 알던 것으로 회귀하는 것이었다. 이렇게 해서 마음은 마침내 평안과 집을 찾았다.

나도 엄청난 여행을 완수한 듯한 기분이 든다. 내 회복기의 마지막 날에 팔러먼트 언덕에 서서 나는 기묘한 추억들을 은연중에 느꼈다. 그들은 상상도 할 수 없는 미래를 향해 손을 뻗었고, 그와 동시에 시간은 내가 태어나서 가장 먼저 했던 생각과 가장 먼저 느꼈던 감정을 향해 거슬러 올라가는 것 같았다. 이렇게 해서 나의 여행은 앞과 뒤로 모두 이어졌지만, 이것이야말로 생각의 본질인 듯싶다. 생각이란 자신의 출발점, 시간을 초월한 마음의 고향으로 돌아가는 것이다.

우리의 모든 탐구의 끝은

우리가 출발했던 곳에 도달해서

그곳을 처음으로 알게 되는 것이다.

−엘리엇

1991년판 후기

1984년 1월 오랫동안 품고 있던 《나는 침대에서 내 다리를 주웠다》 원고를 막 완성했을 때, 나는 또 한 번 사고를 당했다. 이번에는 예전처럼 낭만적이지 않아서 (1974년의 사고처럼) 산 속의 황소에게서 도망친 것이 아니라 얼음처럼 차가운 브롱크스의 배수로로 넘어진 사고였다. 이번에는 오른쪽 네갈래근 힘줄이 찢어졌고, 오른쪽 어깨도 탈골되었다. 그리고 이번에는 산에서 오랫동안 죽음을 기다리지도 않았고, 바다와 육지를 건너 오랜 여행을 하지도 않았다. 사고를 당한 지 두 시간도 안 돼서 나는 즉시 응급수술을 받았다.

1974년에 나는 척수마취로 수술을 받고 싶다고 말했다. 이번에도 같은 요청을 했는데, 그 요청이 받아들여졌다. 척수마취가 효과를 발휘하면서 나는 다리, 즉 하반신의 감각을 모두 잃어버렸다. 다리와 엉덩이가 수술대 위의 거울로 분명히 보이는데도, 그것이 '내 것'이라는 감각이 전혀 없었다. 내 몸이 근본적으로 중간에서 '끝나버린' 것 같았고, 수술대에 누워 있는 내 몸, 그러니까 거울에 비친 '다리'와 '엉덩이'는 내 것이 아닌 것 같았다. 말하자면 내 하반신 전체가 '절단'된 것과 같아서 나의 감각이나 자아의식 속에 전혀 존재하지 않았다. 하반신이 실종된 것 같은 느낌이었다는 말은 아니다. 오히려 정반대로 뭔가가 '실종'되었다는 느낌은 전혀 없고, 지금 이 모습 그대로 틈새 하나 없이 완전하다는 느낌이 들었다. 마치 내가 처음부터 다리도 엉덩이도 하반신도 가진 적이 없는 것 같았다. 내 몸의 그 부위가 선천적으로 부재한 것 같았다.

나는 이런 현상에 겁을 먹기보다는 오히려 매료되었는데, 내가 오래전에 반대편 다리로 경험했던 낯설어짐 현상과 똑같았기 때문이다. 마취 효과가 사라지면 모든 것이 정상으로 돌아올 것이라는 기대도 한몫을 했다. 하지만 그런 기대는 묘하게 희박하고 단순히 이론적인 것으로 느껴졌다. 당시의 나와 같은 상태에서는 사람이 하반신을 되찾았을 때의 상태를 상상조차 할 수 없고, 다시 '완전'해지는 것이 어떤 일인지 기억도 나지 않기 때문이다. 몸에서 낯설어진 그 부위는 전혀 이해할 수 없는 대상이었다. 척수마취는 원래 이처럼 평상시에는 상상조차 하기 힘든 상태를 만들어낸다. 나는 이 책의 독자들에게 딱 알맞은 상태라는 생각을 떨쳐버릴 수 없었다. 독자들이 척수마취 상태에서 이 책을 읽는다면, 내 말을 정확히 알아들을 수 있을 텐데!

옛날에 낯설어졌던 내 왼쪽 다리에서 처음으로 깁스를 제거했을 때, 내 눈에는 그 다리가 "해부학 박물관의 훌륭한 밀랍 모델처럼 세련되고 생기 없게" 보였다. 그런데 지금은 수술대 위의 거울에 비친 내 두 다리가 모두 그런 모습이었다. 나는 마취로 인한 도취 상태 비슷한 것을 느끼며 수술을 관찰했다. 완전히 동떨어져서 초연하게 관찰하고 있는 듯한 기분이었다. 의사들이 수술하고 있는 것은 내 다리가 아니라, 나와는 아무 상관없는 '복제품'이었다.*

내 오른쪽 다리는 처음 사고를 당했을 때처럼 엄청난 크기의 타박상이나 부종은 없었다. 넙다리 신경까지 이르는 심한 부상의 징후도 없었다. 따라서 수술은 전체적으로 예전보다 쉽고 간단했으며, 첫 번째 바늘땀에서 마지막 바늘땀까지 두 시간이 넘지 않았다. 게다가 이번의 깁스는 걸을 수 있게 만들어진 것이었고, 바로 다음 날부터 일어서서 그 다리로 걸으라는 지시를 받았다. 이러니 예전에 수술을 받은 뒤 15일 동안 꼼짝도 못하고 휠체어나 침대에서 불안한 시간을 보냈던 것과 지금의 상황이 자꾸만 대비되었다.

다음 날 나는 정말로 일어서서 보행 보조기를 꽉 움켜쥐고 몇 걸음 걸었다. 깁스가 내 몸무게를 온전히 감당했다. 휘청거리며 여섯 걸음쯤 걸은 것만으로도 충분했다. 나는 10년 전과 같은 무서운 상황이 재발하지 않았다는 것을 알 수 있었다. 다리에 힘이 들어가지 않았지만, 나는 걷는 법을 잊어버리지 않았고 다리도 내 몸의 일부로 느껴졌으며, 낯설어짐의 흔적은 없었다. 침대로 돌아와 다리의 네갈래근에 힘을 주고 근육을 키

---

* 출산할 때 척수마취를 한 여성들의 경우는 어떤지 궁금하다는 생각을 떨쳐버릴 수 없었다. 그런 상황에서 출산한 아기도 낯설게 느껴질까. 아기가 자신의 살로 만들어진 혈육이 아니라, 다른 누군가의 살이 아닌 것으로 만들어진 살이 아닌 존재로 느껴질까. 이런 생각을 하다 보니 완전한 척수마취가 아니라 부분마취인 경막외마취로 아이를 출산하는 것이 현명한 일임을 깨닫게 되었다.

우기도 더 쉬웠으며, 다치지 않은 다리로 서서 수술받은 다리를 이리저리 휘두르며 근육을 유지하기도 쉬웠다. 힘과 자신감이 시시각각 되돌아오는 것이 느껴졌다. 물리치료사는 나를 격려하며 나의 성과에 기뻐했다. "정말 훌륭한 환자세요. 지금까지 문제가 하나도 없었잖아요." 그녀가 말했다.

"문제라니 뭘 말하는 거예요?" 내가 물었다. "힘든 환자들은 어떻죠?"

"아, 말씀드려도 안 믿으실 거예요." 물리치료사가 대답했다. "… 어떤 분들은 다리가 느껴지지 않는다고 해요. 다리가 자기 것이 아닌 것 같고, 움직일 수도 없고, 움직이는 법을 잊어버렸다고 말해요. 선생님은 안 믿으실 거예요!" 간호사는 이 말을 크게 강조하며 되풀이했다.

"안 믿기는요." 내가 말했다. "믿고 말고요." 그러고는 내가 전에 경험했던 일을 들려주었다.

전에 사고를 당했을 때 런던으로 돌아온 뒤 나는 내 차트에 '이렇다 할 사건이 없는 순조로운 회복'이라는 말이 적혀 있는 것을 발견했다. 나는 거의 상상도 할 수 없는 변화들과 결의와 질적인(거의 존재론적인) 변화를 겪었는데 말이다. 그런 변화들은 미리 예상할 수도 없었고, 한 번에 하나씩 겪어낼 수밖에 없었다. 두 번째 사고에서는 이런 일이 전혀 일어나지 않았다. 감각이 사라지지도, 다친 부위를 움직일 수 없게 되지도 않았다. 다리를 움직이는 법을 잊어버리지 않았기 때문에 다시 배울 필요도 없었다.* 두 번째 사고 때의 회복은 정말로 순조로웠다. 첫 번째 사고 때의 회복 과정을 독특한 것으로 만들어주었던 현상들이 전혀 일어나지 않았다. 이번의 수수께끼는 바로 이 점이었다. 내 다리의 감각과 내적인 이미지에 왜 아무런 변화가 없는가? 다리의 정체성이나 '의지'의 부식과 망각이 왜 일어나지 않는가? 첫 번째 회복이 힘들었던 이유는 무엇이고, 이번 회복이 순조로운 이유는 무엇인가?**

이번에 내 흥미를 끈 사건이 또 하나 있었다. 뜻하지 않게 다른 방식으로 만들어진, 다른 종류의 신체이미지 장애였는데, 이는 신체이미지의 뛰어난 유연성을 깨닫게 해주었다. 나는 네갈래근 파열과 더불어 오른쪽 어깨도 탈골되는 부상을 입었다. 그리고 어깨 부상은 깁스가 아니라 붕대를 단단히 매는 방법으로 치료했다. 그런데 나는 오른손잡이 성향이 몹시 강하고 글을 쓰려는 욕구도 강렬했기 때문에, 왼손으로 쓰는 크고

---

* 최근 나는 어떤 동료에게서 편지를 받았다. 그녀는 편지에서 단순한 발목 골절 및 탈골로 보였던 부상이 "전혀 뜻밖의" 결과를 낳았다고 말했다. 그녀는 자신이 간단히 회복해서 곧바로 예전과 똑같이 온갖 복잡한 동작과 움직임이 가능해질 것이라고 생각했다. 그런데 놀랍게도 현실은 그렇지 않았다. 몇 주 동안 깁스를 하고 있다가 제거했을 때, 예전에는 '자동으로' 이루어지던 동작들을 모두 잊어버려서 처음부터 다시 배워야 했다. 그 동작들의 '개념'이 모두 사라진 것 같았다. 그래서 그 동작들로 처음부터 다시 뇌를 '재재프로그램'해야 했다. 이것이 바로 사지를 정형외과적인 방법으로 구속해서 움직일 수 없게 되었을 때의 위험이다. 복잡한 동작을 할 수 없게 되고, 머릿속으로도 그런 동작들을 '연습'하지 않으면(사람은 물리적으로 불가능한 동작들을 상상할 수 없다) 겨우 몇 주 안에 그런 동작들을 모두 잊어버려서 신경학적으로, 아니 신경심리학적으로 불가능해지는 것이다.

** 1974년에 루리아는 내게 다리가 '왼쪽'이라는 점이 중요하냐고 물었다. 예를 들어, 오른쪽에 부상을 당하거나 수술을 받았을 때도 비슷한 증상이 나타날 것 같으냐는 뜻이었다. 당시 나는 그에게 대답을 해줄 수 없었지만, 우연히 '대조집단' 역할을 할 수 있는 사고를 당하자 그의 질문이 다시 떠올랐다. 루리아가 내게 그런 질문을 던진 것은 무심함, 부위착오증 allaesthesia, 낯설어짐 같은 핵심적인 증상들(뇌출 증후군 등)이 대개 몸의 왼편에 영향을 미치며, 뇌에서 지배적이지 않은 반구의 병변과 관련돼 있다는 사실 때문이었다. 뇌에서 지배적인 위치를 차지한 반구에 비해, 뇌를 지배하지 않는 반구의 의식수준은 매우 낮은 편이다. 루리아는 의식수준이 높으면 그런 증상들이 나타나는 것이 저지되는 건지 궁금해했다(각주 p. 187[원서 기준] 참조).

아이 같은 글씨체로 고통스러울 만큼 천천히 글을 쓸 수밖에 없다는 사실을 깨닫고는 오른팔로 글을 쓰려고 미친 듯이 시도했고, 그 과정에서 붕대가 점차 느슨해지고 말았다. 주치의는 이것을 보고 팔을 완전히 고정시키기로 하고 어깨에도 깁스를 했다. 깁스를 한 지 몇 시간 만에 어깨가 사라졌다는 기묘한 느낌이 들었다. 어깨와 내 팔 일부가 사라져버린 것 같았다. 게다가 이상하게도 내 어깨와 팔뚝이 기억나지 않았다. 그것들은 내 몸에 처음부터 없었던 것 같았다. 내가 이런 이야기를 하자 주치의는 깁스를 제거하고 다시 붕대를 매주었다. 그러고는 글을 쓸 때 반드시 왼손만 사용해야 한다고 엄격하게 명령했다. 한두 시간이 지나자 내 어깨가 '돌아왔다.'*

신체 부위를 얼마나 움직일 수 있는지, 지금 사용하고 있는지에 따라 몇 시간 만에 신체이미지가 변해서 상황에 적응할 수 있는 것 같았다. 즉 고전적인 감각모형과 운동모형을 보고 짐작할 수 있는 것처럼 신체이미지가 뇌 속에 고정되어 있는 것이 아니라는 뜻이다. 그렇다면 사지의 절단이나 비활성화나 구심로 차단이 일어났을 때 해당 신체 부위가 삭제되고, 신체이미지의 나머지 부분이 확장돼서 그 자리를 대신 차지하는 것

---

* 다른 사람들도 그렇겠지만, 나는 치과에서 가끔 턱이 갑자기 '사라져버리는' 경험을 한다. 마취제가 효과를 발휘하면서 턱이 없는 기괴한 기형인간이 된 것 같은 느낌이 드는 것이다. 그래서 치과 의사의 거울을 움켜쥐고 내 눈으로 직접 확인한다. 그런데 그럴 때 거울에 보이는 모습은 나를 안심시켜줄 때도 있고, 그렇지 않을 때도 있다. 눈에 턱이 보이는데도 그 모습이 내 것 같지 않고 비현실적으로 보이는 것이다(특히 턱 양편에 모두 마취제를 주사했을 때 이런 현상이 일어나는 경향이 있다. 그래서 치과 의사들은 한 번에 한쪽만 마취하는 편을 좋아한다).

도 가능할까?

  병원에 입원해 있는 동안 이런 생각들이 내 머리를 가득 채웠다. 그때 나는 수술을 받은 뒤 몸을 다시 움직일 수 있게 하려고 열심히 자신을 몰아붙이고 있었다. 오른손으로는 글을 쓰는 것이 금지되었으므로, 나는 왼손으로 글을 썼다. 하지만 속도가 너무 느려서 미칠 것 같았기 때문에 구술을 시도했다. 나는 출판사에 전화를 걸어 사고에 대해 이야기했다. "세상에, 올리버." 출판사 사장이 화를 내며 말했다. "각주 하나를 쓰겠다고 별짓을 다하는군요!"**

  하지만 나는 이 경험을 머릿속에서 몰아낼 수 없었다. 그래도 무의식 속에서 혼자 부글부글 끓게 저 뒤로 밀어내기는 했다. 10년 동안 내 머릿속에서는 "왜?"라는 의문이 떠나지 않았다. 하지만 나는 책에서 그 의문

** 1983년 말에 나는 〈영국 메디컬 저널〉의 '신기한 임상 이야기' 난에 실릴 이야기를 하나 보냈다. 그들은 글이 마음에 든다면서도 너무 길다는 이유로 퇴짜를 놓았다. 오른손을 움직일 수 없게 되었을 때, 나는 '신기한 임상 이야기'를 또 보냈다. 이번에는 고작 50단어 분량이었다. 그들은 이렇게 짧은 분량에 깜짝 놀라서 즉시 원고를 채택했다. 그러면서 나처럼 장황하게 글을 쓰는 사람이 어떻게 이토록 가혹하게 자신을 억제했느냐고 물었다. 내가 사고를 당해서 왼손으로 글을 써야 한다고 말해주자, 그들은 이렇게 말했다. "사고를 당하셨다니 유감이지만, 선생님의 문체를 위해서는 정말 놀라운 일이네요!"
'신기한 임상 이야기'에 처음 실린 그 글과 그 밖의 다른 글들은 당시 고통 속에서 쓴 것으로 특히 환상에 대해 다뤘다(이 글들은 《아내를 모자로 착각한 남자》에 재수록되었다). 당시 내가 구술로 작성한 한 사례는 감각신경세포병을 겪은 뒤 자기수용감각의 상실로 심각한 상태에 빠진 환자의 이야기였다. 이처럼 신체이미지가 사라지자, 그녀는 몸의 감각을 모두 잃어버리고 말았다. 또 다른 사례는 뇌졸중 발작 이후 몸 왼편의 모든 감각과 사적인 공간의 감각을 잃어버린 여성의 이야기였다. 이 두 사례도 나중에 《아내를 모자로 착각한 남자》에 〈몸을 잃은 부인〉과 〈오른편을 봐〉라는 제목으로 수록되었다.

을 결코 완전히 해결할 수 없었다. 1974년에 정확히 무슨 일이 일어났던 건지 확실히 알 수 없었다. 이런저런 설명을 읽어보기도 하고 사람들에게 질문을 던져보기도 했지만, 어느 것도 만족스럽지 않았다. 당시 넙다리 신경이 조금 손상된 건 사실이었다. 하지만 그런 부상은 기껏해야 국지적인 마비현상을 일으킬 수 있을 뿐이었다. 운동능력과 감각이 완전히 사라지고, 기억이 사라지고, 다리 전체의 개념이 사라지는 현상은 아니었다. 다시 말하지만, 이 모든 현상들은 무시무시했고 내게 상처를 남겼으며, 깊은 걱정과 숙고의 주제가 되었다. 하지만 방어적인 해리현상인 히스테리와는 달랐다. 이것이 고전적인(해부학적인) 의미의 신경장애도 아니고 고전적인(역학적인) 의미의 정신질환도 아니라면, 도대체 무엇인가?

1880년대에 위대한 신경학자 샤르코는 제자인 바빈스키와 프로이트에게 임무를 주었다. 그것은 바로 유기적(신경학적) 마비와 히스테리적 마비를 구분하는 것이었다. 프로이트는 유기적 마비(와 마취)에는 "신경해부학을 엄격하게 따르는" 패턴이 있음을 밝혀냈다. 이것은 신경, 척수의 신경다발, 그들을 담당하는 뇌의 부위들의 분포 상태를 따르는 패턴이라는 뜻이다. 이와는 대조적으로 히스테리적 마비는 이런 패턴을 따르지 않는다. 신경계의 해부학적 손상에 의한 마비가 아니라, 심리적 상처로 인해 생겨난 개념과 감정에 의한 마비이기 때문이다. 그러나 원인이 된 심리적 상처는 환자가 방어를 위해 분리해서 억압해둔 상태다. 유기적 마비는 해부학적으로 이해할 수 있지만, (내재적인) 심리적 요소는 없다. 히스테리적 마비는 심리적(또는 정신역학적)으로 이해할 수 있지만, 그 저변에 깔린 해부학적 요소는 없다. 프로이트에게 유기적 마비는 '육체적인 것'이었고, 히스테리적 마비(즉 유기적 마비를 제외한 모든 마비)는 '정신적인 것'이었다.

이 구분은 아주 명확해 보였다. 모든 신경학자와 정신과 의사가 사용할 수 있을 만큼. 히스테리적 마비가 유기적 마비의 흉내를 내는 경우가 많았기 때문에 히스테리는 흔히 '대단한 흉내쟁이'로 불렸다. 따라서 성격 규정과 규명이 필요했다. 하지만 샤르코의 의문은 결과적으로 이분법적인 것이었다. 육체적인 것과 정신적인 것을 구분해야 한다는 뜻이었던 것이다. 불행히도 이 의문은, 아마도 처음부터 의도한 것은 아니었겠지만, 또 다른 결과를 낳았다. 모든 마비와 마취, 그리고 근육의 비사용과 낯설어짐을 해부학적으로 즉시 이해할 수 없는 경우에는 자연히 '히스테리'나 '정신적인 현상'이 된다는 것이었다. 이로 인해 다른 상태들, 예를 들어 위어 미첼이 묘사했던 '부정적인 환상지'나 '반사적 마비' 같은 것들의 조사와 이해가 인정받을 수 없게 되었다. 그보다 덜 극적이지만 훨씬 흔한, 부상 후에 나타나는 사지의 마비에 대한 연구도 마찬가지였다. 이 마비현상은 부상 그 자체보다 훨씬 더 오랫동안 지속될 수 있다(이런 현상은 인간에게만 한정된 것이 아니라, 외과 의사인 W. R. 박사의 말처럼 개에게서도 똑같이 관찰된다). 이러한 또다른 결과 때문에 낯설어짐 현상, '소멸', 질병인식불능증을 진지하게 연구하는 것이 불가능해졌다. 신체이미지와 '자아'의 신경심리학적인 장애는 모조리 과학적인 지도에서 어떤 자리도 허락받지 못했다.

프로이트는 처음에는 신경학 쪽이었다가 나중에 분석 쪽으로 옮겨간 치료 방법 때문에 그런 현상을 경험한 환자들의 '사례'를 접하지 못했다. 하지만 바빈스키는 달랐다. 그는 특히 세계대전에서 그런 사례를 접할 수 있었다. 그의 저서(1917년)는 마비, 낯설어짐, 비사용, 그 밖에 말단부 부상으로 인해 나타나는 여러 증후군들, 즉 유기적이라고도 히스테리적이라고도 할 수 없는 증상들에 관한 대량의 관찰 결과를 한데 모은 책이었다. 그는 이러한 증상들이 '제3의 영역'을 구성하고 있으며, 이들을 이해하려면 완전히 다른 방식의 접근이 필요하다고 생각했다. 그는 이런 증상들이 본질적으로 생리적인 현상이라고 확신했다. 그래서 자신의 생각대로 책에 《생리병리적인 증후군》이라는 제목을 붙였다. 위어 미첼을 비롯해서 먼저 이런 현상을 연구했던 여러 사람들과 마찬가지로, 바빈스키는 '쇼크'를 가정했다. 반사적인(십중팔구 시냅스적인) 금제가 부상과 인접한 부위와 척수로 번져나가고, 나중에는 좀더 상위의 기관인 뇌에서 질병인식불능증과 비슷한 장애가 생긴다는 것이다. 질병인식불능증은 그가 우뇌에 손상을 입은 환자들에게서 처음으로 관찰하고 묘사한 증상이었다. 바빈스키가 이 글을 쓴 것은 헤드가 유연성이 있는 '신체이미지'라는 개념을 발전시키기 전이었으며, 셰링턴이 실험동물들의 피질에서 감각점과 운동점의 일일변화를 관찰한 괴상하고 확실히 비고전적인 자료를 참고로 쓸 수도 없을 때였다. 셰링턴의 자료에는 뇌가 뜻밖의 유연성을 지니고 있음이 드러나 있다. 셰링턴과 헤드의 관찰 결과처럼 바빈스키의 관찰 결과도 뇌의 영역들이 엄격하게 구분되어 있다는 생각과는 모순을 이루었다. 뇌가 엄격하게 프로그램된 기계와 같다는 생각은 19세기를 지배했는데, 바빈스키 등 세 사람의 관찰 결과는 이보다 훨씬 더 유연하고 더 역동적이며 완전히 다른 조직 원칙을 암시하는 듯했다.

하지만 그들이 직관적으로 파악해낸 이 원칙의 실질적인 주인이라고 할 수 있는 메커니즘을 밝혀내는 것은 바빈스키의 몫도, 헤드의 몫도, 셰링턴의 몫도 아니었다. 그들보다 후대의 학자들인 루리아나 레온테브의 몫도 아니었다. 나 역시 1974년에 직접 경험을 하고 그 뒤로 몇 년 동안 나를 비롯한 여러 환자들의 경험을 곰곰이 생각해 보았으나, 더이상 진전을 이룰 수 없었다. 그런 경험의 원인이 생리학적인 부분에 있다는 사실은 분명히 알 수 있었지만, 그런 경험을 고전적인 모델에 끼워 맞출 수 없다는 사실 또한 분명히 알 수 있었다. 아무래도 '정체감의 신경학'이 필요한 것 같았다. 신체의 여러 부위들(과 그들의 공간)에 대해 사람이 '자신의 것'이라고 느끼게 되거나 그 감각을 잃어버리는 과정을 설명해줄 수 있는 신경학 말이다. 감각의 통일성(특히 부상이나 질병으로 이것이 방해를 받은 뒤에 일어나는 현상들)의 신경학적 근거라고 할 수도 있었다. 우리에게 필요한 것은 몸과 마음의 엄격한 이분법, '알고리듬'과 '틀'이라는 엄격한 물리적 개념에서 벗어날 수 있는 신경학, 즉 경험의 풍요로움과 밀도, '장면'과 '음악'에 대한 감각, 개체성, 끊임없이 변하는 경험과 역사와 변화의 흐름에 짝을 이룰 수 있는 신경학이었다.

하지만 이런 신경학을 어떻게 실현할 수 있는지는 알 수 없었다. 그래서 이 책의 끝머리에서 나는 신비주의 쪽으로, 칸트의 선험의 세계로 묘하게 일탈하게 되었다. 지금은 이런 일탈을 후회하고 취소한다. 하지만 그때는 생리학의 한계 때문에 나도 어쩔 수 없었던 것 같다. 1970년대의 생리학 이론은 내 경험이나 아니면 감각과 언어의 '고등한' 영역에 속하는 모든 경험을 포용하지 못했다. 따라서 그런 쪽으로 내몰린 사람이 내가 처음도 아니고 마지막도 아닐 것이다.*

1984년에 오른쪽 다리를 다쳤을 때의 경험은 신체이미지의 유지(또는 해체)에 시간이 대단히 중요한 요소라는 확신을 내게 주었다. 1974년과는 달리 회복이 순조로웠던 것은 일부는 행운 덕분이었고(다리를 다쳤을 때 마침 병원이 근처에 있었기 때문에 즉시 수술을 받을 수 있었다), 일부는 그런 사고에서는 시간이 중요하다는 사실이 분명히 알려진 덕분이었다. 1974년에는 팔다리에 부상을 입거나 사지를 절단한 환자에게 한동안 침대에 누워 있게만 하거나 움직임을 제한하는 방법이 흔히 사용되었다. 따라서 신체이미지의 장애가 장기적으로 지속되는 경우도 상대적으로 흔했다. 1984년에는 치료 방법이 근본적으로 달라져서 다리를 절단한 환자에게 수술 즉시 임시 의족이 제공되었고, 환자가 수술대에서 그 의족으로 직접 내려오는 것이 권장되었다. 그리고 나처럼 다리를 다친 환자들은 걸을 수 있는 깁스를 하고 곧바로 걸어다니라는 권고를 받았다. 이런 방법을 쓰면 행동에 틈새가 생겨나는 것을 피하거나 위험을 최소화할 수 있음이 밝혀졌으며, 신체이미지의 위축이나 변화도 최소화할 수 있었다. 나는 깁스를 한 지 겨우 몇 시간 만에 '어깨가 사라진' 느낌이 드는 것을 보고 이런 현상이 얼마나 빨리 일어날 수 있는지 직접 경험했다. 시간이 무엇보다 중요한 요소라는 사실은 정형외과 의사들 사이에서 이미 상식이 되어 있었다. 비록 아직 실험으로 명확히 규명되지는 못했지만 말이다. 신체이미지는 최초의 정신적 구조물, 자가구조물로서 다른 모든 정신적 구조물의 틀 역할을 하기 때문에, 신체이미지에 관한 여러 의문들의 뒤(와

---

* 신경학자들은 왜 전부 결국에는 신비주의 쪽으로 가나요? 정신분석학자인 캐롤 펠드먼이 내게 물었다. 인식론과 깊숙이 연관되고, 우리의 영혼과도 연관된 질문이었다('신경학과 영혼 Neurology and the Soul', New York Review of Books, 1990년 11월 11일자 참조).

그 너머)에는 모든 감각 범주들과 그것들이 정리되는 (공간을 비롯한 여러) 준거들의 구축(과 해체, 복원)에 관한 가장 일반적인 의문들, 기억과 행동과 의식과 '정신'에 관한 가장 일반적인 의문들이 자리 잡고 있었다. 신체이미지에서 뻗어나오는 온갖 연구 주제들이 자리 잡고 있었던 것이다.

이런 의문들(적어도 그중에 가장 기본적인 것들만이라도)의 조사가 가능해진 것은 기술적 발전으로 많은 전극을 이용할 수 있게 된 덕분이었다. 수백 개의 뉴런을 대상으로 신경활동과 그 변화를 동시에 기록할 수 있고, 살아서 감각을 느끼는 대상을 자극해서 대뇌겉질의 포괄적인 감각 '지도'와 '영역들'의 위치를 그려넣을 수 있게 된 것이다. 1980년 이전에는 기술적으로 불가능했던 이런 연구는 (성인의) 뇌와 그 유연성에 대한 우리의 지식을 혁명적으로 바꿔놓고 있다. 특히 구심로 차단이나 사지절단 이후의 신체이미지 장애, 그리고 거기서 회복하는 과정에 대한 지식이 혁명적으로 발전하고 있다. 이 분야의 연구에서 두드러지는 사람은 샌프란시스코의 마이클 머제니치다.

머제니치의 연구팀은 손을 촉각으로 자극할 때와 사용할 때의 효과는 물론 감각적인 구심로 차단(손에 붕대를 감고 깁스를 하거나 감각신경이 절단되는 경우)과 손 절단이 감각피질에서 손에 해당하는 부위에 미치는 효과도 연구했다. 그 결과 그들은 손에 감각적인 정보의 입력이 차단되면 뇌의 해당 부위가 즉시 축소되거나 사라지며, 이와 함께 다른 정보들의 즉각적인 재배치가 일어난다는 사실을 밝혀냈다. 그들의 실험은 몸의 어느 부위에 대해서도 영구적으로 '할당된' 부위가 없음을 보여주었다. 예를 들어, '손' 영역으로 고정된 부위는 존재하지 않는다는 것이다. 만약 손에 구심로 차단이 일어나거나 한동안 손을 사용하지 않으면, 감각피질에서 손의 위치가 사라진다. 과거에 손이 차지하고 있던 '자리'는 몇 시간이나 며칠 만에 신체의 다른 부위들이 급속히 차지해버리기 때문에, 대뇌겉질에 '손이 없는' 새로운 신체지도가 그려진다. 비활성화되거나 구심로 차단이 이루어진 신체 부위를 관장하던 부분이 감쪽같이 사라지는 것이다. 최소한의 흔적이나 잔해도 남지 않는다.

머제니치는 대뇌겉질 지도에서 사라졌던 부위가 저절로 되살아나거나 회복되는 경우는 결코 없음을 밝혀냈다. 새로운 경험, 새로운 자극과 행동을 통해 새로운 배치가 이루어져야 한다. 따라서 기계적이고 정적인 신경학에서 가정했던 것처럼 신체이미지는 고정된 것이 아니다. 신체이미지는 역동적이고 유연하므로 항상 새로운 정보를 바탕으로 개조되어야 하며, 우연히 일어나는 여러 경험에 따라 급속히 스스로를 재구성할 수 있다.* 신체이미지는 뇌에 선험적으로 고정돼 있는 것이 아니라, 항상 경험에 스스로 적응해가는 '과정'이다.**

그렇다면 뇌에서 해당 부위가 사라져버린 손, 다리 등 신체 부위는 어떤 상태가 되는지 궁금해질 것이다. 그 신체 부위의 소유자는 뇌에서 해당 부위가 사라져버린 것에 대해 어떻게 느낄까? 어떻게 행동할까? 신경학자들은 '무시neglect' 또는 '소멸extinct'이라는 용어로 이런 상황을 묘사한다. 신체 일부가 무시되거나 개인적 '공간' 또는 '장'의 일부가 소멸된다 해도(이 현상은 언제나 무시와 함께 나타난다), 문제의 동물 또는 사람은 그것을 전혀 알아차리지 못한다. 무시당한 사지가 정말로 무시당하기 때문이다. 그래서 마치 몸과 자아의 일부가 아닌 것처럼 취급된다. 수의사들은 이런 현상을 잘 알고 있다. 헤리엇의 재미있는 책에서 난산으로 울부짖던 소에게 척수마취를 했을 때의 상황을 설명한 대목을 찾아볼 수도 있다. 마취가 효과를 발휘하자마자 소는 차분해져서 마취 때문에 마비된 뒷다리 부분을 무시해버리고는 조용히 풀을 우적거렸다. 그리고 송아지를 낳는 데는 전혀 신경을 쓰지 않았을뿐더러, 자신이 분만중이라는 사실조차 알아차리지 못하는 것 같았다. 소는 척수마취가 효과를 발휘하자마자 자기 몸의 뒷부분에 대한 완벽한 '무시'를 보여준 것이다. 신체 일부가 의식에서 빠져나갔을 때 환자들이 보이는 반응도 정확히 이와 똑같다. 뇌에서(특히 우뇌에서) 그 부위에 해당하는 영역이 사라진 것이든, 말단부에서 사라진 것이든 상관없다. 소모증 환자에게서도 이런 현상이 나타난다. 다리의 자기수용감각을 잃어버린 소모증 환자들은 다리를 구석

---

* 성인들의 뇌에서 신체의 여러 부위를 관장하는 부위들은 "사용도에 의존적"이라고 머제니치가 밝혔다. 그들은 "평생 동안 역동적으로 움직인다"는 것이다.

** 그러나 만약 이 주장이 사실이라면 '환상지'는 어떻게 된 것이냐는 의문이 떠오를 것이다. 팔다리를 절단한 뒤에도 수년 동안 잘린 팔다리의 고정된 이미지가 고집스럽게 남아 있을 수 있으므로 이들은 말하자면 현실과는 전혀 부합되지 않는 화석 이미지라고 할 수 있다. 환상지 현상이 지속되는 것은 적어도 상당한 정도까지는 (비록 병리적인 현상이기는 해도) 말단부에 지속적으로 가해지는 자극 때문일 가능성이 높다. 예를 들어 잘린 팔다리의 절단된 신경(어쩌면 이보다 더 중추신경에 가까운 곳일 수도 있다)에 가해지는 자극 같은 것 말이다. 잘린 신경 부위에 신경종이 생기는 경우에는 이 점이 특히 분명해진다. 신경종은 지독히 고통스러운 환상지 현상을 일으키는 경향이 있다. 만약 말단부의 자극이 멈추면 환상지 현상도 사라질 것이다. 나는 손가락의 환상지 현상을 겪고 있던 환자에게서 이것을 관찰했다. 당뇨로 인한 신경장애로 손가락의 감각이 사라지자 환상지 현상도 사라졌다. 역으로 말단부 신경을 자극하면 환상지를 자극하는 효과가 나는 경향이 있다. 어쩌면 팔다리를 절단한 환자들이 일부러 이 방법을 이용할 수 있을지도 모른다. 의수족을 용이하게 이용하는 데 환상지 이미지를 사용할 수 있다는 뜻이다. 환상지에 해당하는 척수의 근원을 자극하거나 마취해도 환상지가 자극을 받거나 사라질 수 있다(이것을 비롯한 다른 여러 현상들을 《아내를 모자로 착각한 남자》 중 〈환상지〉, pp. 67~70에서 다뤘다).

에 박아두거나 의자에서 흘러내리게 하는 등 독특하고 어색한 자세로 놓는 경향이 있다. 다리가 시각적으로 일부러 주의를 기울여야 할 대상이 아니므로 다리를 잃어버린 사람처럼 '무시'하는 것이다.* 이것은 내가 주의를 기울이고 있지 않을 때 직접 경험한 일이었다. 사실 이것을 통해서 나는 상황을 이해할 수 있었다. 잠이 든 상태에서 무심코 깁스를 한 내 다리를 밀어 하마터면 다리가 침대에서 떨어질 뻔한 적이 있었다. 술루 간호사가 소스라치게 놀라서 병실로 들어오고, 나도 상황을 보고는 경악과 당혹감을 느낀 뒤에야 비로소 내 다리가 의식에서 완전히 빠져나가서 내게 '무시'를 당하고 있으며, 나와는 상관없는 '물건'으로 취급당하고 있음을 깨달을 수 있었다.

머제니치의 원숭이들도 같은 경우였다. 손의 신경을 제거하거나 손에 깁스를 하거나 단단히 붕대로 감는 등 여러 방식으로 구심로를 차단하자, 원숭이들은 제 손을 무심히 대했으며, 아예 손의 존재를 알아차리지도 못하는 것 같았다.** 하지만 그들은 두려워하면서도 홀린 듯한 눈으로 손을 빤히 바라보지도 않았고, 당황한 것처럼 보이지도 않았고, 이런 비정상적인 현상 때문에 고민하는 것처럼 보이지도 않았다. 그들에게 과연 '낯설어짐'이라는 개념 같은 것이 있을까? 당혹감과 경악과 비정상적인 상황에 대한 감각, 즉 문제의 부위가 낯설어지고, 그 부위의 자리가 없어지고, 과거마저 사라졌다는 감각은 자기를 돌아보고 스스로를 참고할 수 있는 인간 의식의 본성에 따른, 순전히 인간적인 반응인가? 피질 지도의 역동적인 변화에 대한 머제니치의 연구는 원숭이들을 대상으로 한 것이고, 나는 인간이다. 내 경험에 특별히 인간적인 측면이 있었던가?

이 같은 자기참조(이스라엘 로젠필드가 도입한 용어)는 넌지시 나타날 때도 있고(동물이 본연의 모습대로 행동하면서 자신에 대해 곰곰이 숙고하지 않을 때처럼) 노골적으로 나타날 때도 있다(자아의 '개념'이 있을 때). 이처럼 노골적인 형태의 자기참조는 인간 의식의 정수이며, 경험을 변화시킨다.***

지금까지 언급된 동물들, 즉 W. R.의 개, 헤리엇의 소, 머제니치의 올빼미원숭이 중에 어느 것도 자신의 '무시' 상태를 보고할 능력이 없다. 사실 녀석들이 그 상태에 주의를 기울이게 만들 방법도 없다. 녀석들은 문제의 부위를 그냥 무시할 뿐이다.**** 사람이 팔다리를 다쳐서 무시하게 되었을 때 처음 보이는 반응은 비슷하다. 그는 다친 부위를 사용하지 않

---

*   이 책을 쓸 때 나는 자기수용감각의 상실이 '단절'과 '낯설어짐'의 충분조건이라고 생각했다. 지금은 그것이 '단절'의 충분조건은 될 수 있지만, '낯설어짐'의 충분조건은 아니라고 생각한다. 따라서 소모증 환자들은 사지를 '상실'하더라도 문제의 사지를 '낯설게' 느끼지 않는다. 내가 《아내를 모자로 착각한 남자》에서 설명했던, '몸을 잃어버린' 여성 크리스티나는 (내가 여러 번 직접 보았듯이) 사지 손이 시각적으로 보이지 않을 때는 남의 손으로 착각하곤 했지만 그 손을 '낯설게' 느낀 적은 한번도 없었다. 로젠필드의 가정처럼, 사지가 '낯설게' 인식되려면 단순히 자기수용감각의 상실만이 아니라 통각을 비롯한 여러 감각의 상실도 동반되어야 한다(로젠필드, 1991).
** 내 제자 한 명이 심한 동상에 걸려 손가락이 마디에서 잘린 듯한 기분을 느낀 적이 있다. 그는 끔찍한 곤봉처럼 생긴 주먹만 남았다는 기분이 들었다. 마취 시간이 길면 무시당한 부위가 손상될 위험이 크다. 그래서 나병 환자들의 말단 부위가 계속 재난을 당하는 것이다.
*** 로젠필드는 "자기참조라는 말은 역동적인 신체이미지에 대한 참조를 의미한다…. 우리의 '자아'는 우리가 몸을 사용하는 방식, 몸 자체에 내재된 움직임, 세월이 흐르면서 우리가 터득하게 되는 움직임 등에 의해 결정된다. 자극에 대해 참조 대상이 되는 것(자기참조)은 바로 이 역동적인 이미지이며, 그것을 바탕으로 자극이 '의미를 갖게 된다' … 모든 기억은 기억 속에 남아 있는 사람이나 물체만이 아니라 기억하고 있는 자신도 참조한다"고 썼다(로젠필드, 1991).

고, 내가 그랬던 것처럼 잊어버릴 것이다. 하지만 그가 주의를 기울인다면, 한 번이라도 주의를 기울인다면 상황이 달라진다. 사라졌던 부위가 이제 인식된다…. 하지만 완전히 '낯선 것'으로 인식된다. 무시로 인해 제기된 의문들이 애당초 대뇌겉질의 해당 부위와 관련된 것이라면, 낯설어짐으로 인해 제기된 훨씬 더 복잡한 의문들은 의식 그 자체의 구조와 관련되어 있다.

의식의 구조는 일반적으로 신경학자들이 접근하는 영역이 아니었다. 그들은 의식이 자기들 영역이 아니며, 정신과 의사들에게 의식을 맡겨두는 편이 최선이라고 생각했다. 이것은 사실 지난 세기의 엄격한 이분법이 남긴 유물이었다. 현상들을 '물리적인 것'과 '정신적인 것'으로 나누는 이분법 말이다. 이처럼 예전에는 결코 허용될 수 없었던 영역에서 바빈스키는 '제3의 영역'을 주장했다. 유기적이고 객관적인 신경학적 장애로 인해 의식의 장애가 생길 수도 있는 영역을 말한다. 바빈스키는 먼저 대

**** 개가 히스테리에 걸리거나, 사지가 '낯설어지는' 현상을 경험할 수 있을까? 원숭이는? 유인원은? 히스테리나 낯설어짐에 필요한 것은 무엇인가? 내가 받은 인상으로는 개는 그런 현상을 경험할 수 없을 것 같다. 비록 프로이트의 개는 히스테리성 임신, 즉 상상임신을 했다고 알려져 있지만 말이다(이 현상에 대해 프로이트는 "이런 일이 일어날 수 있는 곳은 오로지 정신분석가의 집뿐이야!"라는 풍자적인 발언을 했다). 원숭이 또한, 즉 머제니치가 실험에 이용했던 올빼미원숭이 또한 경험을 할 수 없을 것 같다. 하지만 유인원은 가능할 것 같다. 사지의 '낯설어짐' 현상은 확실히 경험할 수 있을 것 같고, 그보다 덜 확실하지만 히스테리 또한 경험할 가능성이 있을 것 같다. 낯설어짐과 히스테리는 모두 각각 나름대로의 방식으로 자기참조가 가능한 고등한 의식(분명한 '자아' 의식)이 존재해야만 가능하기 때문이다. 유인원에게는 이런 의식이 존재하는 듯하나 그보다 하등한 동물들은 아닌 듯하다. 따라서 유인원들은 거울에 비친 제 모습을 알아보는 반면, 원숭이와 개는 알아보지 못한다.

뇌의 특정한 증상, 즉 (거의 한결같이) 뇌 우반구의 장애들, 좌반신(과 그 '공간')에 대한 의식을 지워버리는 장애들을 연구했다. 이른바 '반신 무시' 또는 '반신 부주의'라고 불리는 장애들이다. 이처럼 몸과 그 공간이 내면에서 둘로 나뉘는 현상은 보기에도 놀라운 일이며, 지극히 극적이다.*
'반신 부주의' 증세를 겪는 환자들은 자신이 몸의 반쪽을 무시하고 있음을 인식하지 못하기 때문에, 그 무시 현상을 설명하지도, 보고하지도 못한다. 아무리 머리가 좋은 사람도 마찬가지다. 따라서 그들은 자신의 경험을 설명하지 못해 애를 먹는다.**

주의력과 고등한 의식이 이런 현상에 모든 힘을 집중할 수 있는 것은 전혀 손상되지 않은 뇌가 말단부에서 유래한 무시나 소멸현상과 맞닥뜨렸을 때뿐이다. 질병인식불능증 환자는 내면을 들여다보거나, 통찰력을 발휘하거나, 자신의 경험을 보고하지 못한다.*** 하지만 낯설어짐 현상은 환자 자신이 지닌 모든 사고력을 발휘해서 인식하고 보고할 수 있다.

---

* 이런 환자들은 반쪽짜리 우주에서 산다고 할 수 있다. 물론 본인들은 그곳이 반쪽짜리 우주임을 깨닫지 못한다(그들에게는 그 우주가 둘로 나뉘지 않은 완전한 곳이기 때문이다). 따라서 자신이 왼쪽만 쓰고 있다는 인식, 생각, 기억이 흔히 사라져버린다. 내가 〈오른편을 봐〉(《아내를 모자로 착각한 남자》에 재수록)에서 묘사한 환자의 경우처럼 말이다. 마르셀 메설람은 이렇게 썼다. "무시 현상이 심할 때는 환자가 마치 우주의 반쪽이 갑자기 모든 의미를 잃고 사라져버린 것처럼 행동하는 경우가 있다…. 몸의 반쪽을 무시하는 환자들은 좌반구에서 아무 일도 일어나지 않는 것처럼 행동할 뿐만 아니라, 그곳에서는 중요한 일을 결코 기대할 수 없는 것처럼 행동한다."
** 에덜먼은 이런 환자들이 의식의 틈이나 분열을 알아차리지 못하고, 급격하게 변화된 의식을 드러낼 것이라고 가정한다. 그리고 이처럼 새롭게 변화된 의식을 완전한 것으로 받아들일 것이라고 보고 있다.

이 덕분에 신경심리학의 그 어떤 증세와도 다른 독특한 지위가 낯설어짐에 부여된다. 이는 의식의 기본적인 구조 자체를 지적해낼 수 있는 독특한 힘이다(여기서 의식은 자신을 관찰하고 있으며, 자기 안에서 일어나는 특정한 형태의 붕괴를 관찰할 수 있다).

비록 분명히 밝히지는 않았지만, 바빈스키가 반신 부주의와 질병인식불능증이라는 대뇌 증상들을 설명한 뒤 말단부 증상들로 주의를 돌린 이유 중에 이것도 분명히 포함되어 있을 것이다. 그 덕분에 그는 자신의 책에 현상학적으로 풍요로운 내용을 담을 수 있었다. 또한 루리아와 더불어 신경심리학을 창시한 레온테브와 자포로제츠가 제2차 세계대전 때 손의 낯설어짐을 겪는 환자들의 말에 그토록 매료되어 이런 '내적인 사지절단'과 '낯설어짐'을 '인식 시스템의 해체', 즉 가장 높은 단계에서 일어난 신경심리학적인 붕괴의 탓으로 돌린 이유도 이것일 것이다. 하지만 레온테브와 자포로제츠는 객관적인 신경학에 여전히 헌신적이어서 뇌를 시스템 중의 시스템으로 보았기 때문에 환자들의 보고가 철저히 주관적이라는 사실과 정면으로 맞서지 못해서 의식의 구조에 관해 아무런 설명도

*** 비록 형식은 크게 다르지만 히스테리의 경우도 마찬가지다. 히스테리 환자는 마비현상이나 마취 등에 대해 불평하면서도 그런 현상의 원인을 의식하지 못하고, 자기 의식의 변화도 의식하지 못한다. 사실 그런 병리적 변화를 의식이 감지할 수 있다면, 히스테리가 사라질 것이다. 따라서 히스테리는 무의식에 의존한다. 비록 질병인식불능증과 관련된 무의식과는 상당히 다른 무의식이지만 말이다.

이러한 구분이 항상 명확한 것은 아니다. 따라서 질병인식불능증이나 신체 일부의 기괴한 소멸현상과 오인현상을 겪는 환자들은 (바빈스키 이전에는) 대개 정신분열증이나 히스테리 환자로 여겨졌다.

내놓을 수 없었다.

이러한 낯설어짐을 경험하는 환자들은 낯설어짐의 핵심적인 역설, 즉 낯설어진 부위가 자신의 것이 아닌 것처럼 느껴지는 현상을 상세히 설명할 수 있다. 즉 환자는 기억의 장애를 관찰할 수 있으며, 자신이 알고 있는 사실과는 반대되는 역설적인 '기억상실'을 관찰할 수 있다. 환자는 또한 개인적인 공간의 장애(실인증 환자도 이런 증상을 나타내지만 본인은 인식하지 못한다)에 대해 말할 수도 있다. 그는 심한 당혹감, 내면의 정체감과 기억과 '공간'의 완전한 붕괴를 분명하게 설명할 수 있다. 그러나 이런 느낌은 문제의 사지와 관련한 영역에만 한정돼 있을 뿐, 의식의 나머지 부분은 고스란히 남아 있다. 내가 직접 경험한 현상이 바로 이것이었다.*

이런 현상학적인 변화에는 시스템이 아니라 자아의 공식화가 필요하다. '정체감의 신경학'이 필요하고 정체감, 기억, '공간'에 대한 가설, 즉 이것들을 하나로 엮어서 불가분의 관계임을 보여주고, 이것들이 하나의

---

* "끔찍했던 것은 다리가 '잘못 놓인' 것이 아니라 있어야 할 자리를 잃어버렸다는 점이었다. 따라서 다리가 되돌아올 자리가 더 이상 존재하지 않았기 때문에 … 다리를 되찾을 가능성은 전혀 없어 보였다. 미래를 예상하는 걸로 안 된다면, 혹시 과거의 기억을 떠올리는 건 도움이 될까? 아니다! 다리가 사라지면서 다리의 '과거'도 함께 가져가버렸다! 나는 내게 그 다리가 있었다는 사실을 기억할 수 없었다. 내가 어떻게 걷고 산을 탔는지 기억할 수 없었다. 겨우 닷새 전에 걷고, 달리고, 산을 타던 사람과 완전히 단절돼버린 것 같았다. 그 사람과 나 사이에는 '명목상의' 연속성만이 존재했다. 그때와 지금 사이에는 절대적인 틈이 있었다. 그 틈, 그 허공 속으로 예전의 '나'가 사라져버렸다 … 그 틈, 그 허공, 시공을 벗어난 그 공간 속으로 내게 다리가 있었던 현실과 모든 가능성이 사라져버렸다 … 내 다리가 '아득히' 사라져버렸다. 다리가 시공을 벗어나 사라지면서 자신의 시공까지 가져가버렸다."

전체적인 과정의 일부임을 보여줄 수 있는 가설이 필요하다. 간단히 말해서 의식의 생물학적 가설이 필요하다. 하지만 1970년대에는 그런 가설이 존재하지 않았다.

그런 상태가 오랫동안 이어지다가 마침내 내가 제럴드 에덜먼의 연구를 알게 되었다. '일차적인' 의식과 '고등한' 의식의 특징을 설명하고, 그들이 십중팔구 뉴런에 기반을 두고 있을 것이라고 주장한 연구였다. 감각영역의 지도(와 범주화)에서 얻을 수 있는, 내적인 변화의 단순한 확인은 확실히 없다. 현재와 과거의 비교, 즉 현재와 기억의 비교는 존재한다. 의식은 하나의 과정이며 애당초 감각의 범주화, 기억, 학습, 자아/비자아 구분에서 생겨나는 것이 바로 의식이다. 적어도 에덜먼은 그렇게 가정했다. 인간의 경우 에덜먼이 '일차적인 의식'이라고 부르는 이것에서 고등한 의식이 발전해 나온다. 그리고 여기에 언어, 개념, 사고의 능력이 들어 있다. 이렇게 생겨난 의식은 기본적으로 개인적인 것이다. 실제로 살아 있는 몸, 그 몸의 위치, 그리고 개인적인 공간의 상정과 기본적으로 연결되어 있다. 의식의 바탕은 기억이다. 그리고 기억은 끊임없이 제 자신을 재구축하고 재분류한다. 에덜먼에게 있어 정체감, 기억, 공간은 함께 움직이는 것이었다. 이 세 가지가 함께 '일차적인 의식'을 구성하고 정의한다. 내 다리가 낯설어졌을 때 사라진 것이 바로 이 세 가지였다. 그들이 함께 무너져서 사라지는 바람에, 말하자면 심연이나 구멍 같은 것이 생겨난 것이다. 즉 기억/정체감/공간에 난 구멍이었다.

이 '구멍'이 에덜먼이 말하는 '일차적인 의식'에 난 '구멍'이었음을 이제는 알 수 있다. 고등한 의식은 자신이 휘두를 수 있는 모든 개념과 언어를 이용해서 이것을 이해하려고 몸부림쳤다. 고등한 의식은 이 심연을 응시하면서 제가 찾아낸 것에 대응하는 개념이나 단어('낯설다' '변칙적이다' '자리가 없다' '과거가 없다')를 제공해줄 수 있었지만, 그 심연 자체를 어찌할 수는 없었다. 어떤 식으로든 그 구멍을 대체할 수도 없었다. 내가 상징과 언어로 '다리'를 구축할 수는 있겠지만, 거기에는 내가 느끼는 주관적 현실이 완전히 결여되어 있었다. 고등한 의식은 일차적인 의식을 바탕으로 하고 있으며, 그것을 전송하고 반영할 수밖에 없다. 다시 말해서, '실재하지 않는 것'의 비유로 그것을 상징한다는 뜻이다. 베케트는 우리에게 일깨워준다. "무보다 더 실재하는 것은 없다."

에델먼은 이렇게 강조했다. "신경심리학적 관찰 결과들은 특정한 양식의 상실이라는 측면에서 의식에 관한 이론들과 질병이 기억과 언어와 기술에 미치는 영향을 시험할 수 있는 독특한 기회를 제공해준다"(1990, p. 25). 이런 '시험' 중에서 가장 단순한 것이 '낯설어짐'이다. 이 감각은 그 자체로서 의식의 구조를 우리에게 보여준다. 낯설어짐은 인간의 고등한 의식이 인식하는 일차적 의식의 초점 상실이다.

국지적인 장애, 그것도 말단부의 장애가 의식에 커다란 장애를 일으킬 수 있다는 사실이 지극히 놀랍게 보일지도 모른다. 하지만 그것은 우리가 지금까지 의식에 대한 적절한 '상향식' 이론을 찾아내지 못했고, 인식 과정에서 의식의 생물학적 기원을 파악하지 못했으며, 유기체 내에서 의식의 지도를 파악해내지 못했기 때문이다. 일차적인 수용 영역의 변화('국지적 지도 작성'의 장애)가 의식 변화의 충분한 원인임을 에델먼은 우리에게 보여준다. 추가로 다른 원인(이를테면 이것과 공존하는 '하향식' 신경증이나 정신병)을 끌어들일 필요는 없다.*

'낯설어짐'에 해리현상이 있는 것은 사실이다. 레온테브와 자포로제츠는 그것을 '인식 시스템의 해리'라고 불렀다. 하지만 사실은 의식의 해리, 즉 국지적으로 완전히 소멸된 일차적 의식과 전혀 손상을 입지 않은 고등한 의식 사이의 해리다. 이때 고등한 의식은 말하자면 투명한 상태라서 그 밑에서 일어난 참화를 전송할 수 있고, 반드시 전송해야 한다. 비록 제가 스스로 정한 조건 하에서 그렇게 하는 것이지만 말이다. 이런 의미에서 《나는 침대에서 내 다리를 주웠다》는 단순히 다리의 이야기가 아니라, 일차적인 의식이 무엇인지를 털어놓은 내면의 이야기다. 낯설어짐을 직접 경험한 경우가 아니라면 그 어떤 경우에도 이런 이야기가 나올 수 없다.**

물론 일차적 의식은 평소에는 눈에 띄지 않는다. 일차적 의식은 정상

---

* 신경심리학적인 증상들은 '상향식' 장애다. 낮은 차원의 신경학적 장애가 높은 차원의 심리적 장애를 야기한다는 뜻이다. 이와는 대조적으로 히스테리는 '하향식' 장애다. 가장 높은 단계, 즉 상징과 언어의 세계인 고등한 의식에서 일차적 장애가 발생하며, 낮은 차원의 장애는 무엇이든 부차적이다. '낯설어짐' 현상에서도 국지적인 지도와 일차적인 의식의 일차적인 장애가 발생하지만, 히스테리에서는 이런 일차적 장애가 없다. (물론 이차적인 장애는 있을 수 있다.) 히스테리의 경우 고등한 의식(정신분석학의 '무의식'도 포함)은 구체적이고 강렬한 영향을 받지만, 낯설어짐의 경우에는 단순히 당혹감에 휩싸일 뿐이다.

** 우리는 결코 일차적 의식을 직접적으로 알아낼 수 없다고 에델먼은 강조한다. 일차적 의식은 고등한 의식을 통해 알아내는 수밖에 없다는 것이다. 고등한 의식이 없는 동물들은 일차적 의식을 직접 경험할 수 있지만, 그것에 관해 보고할 수는 없다. 인간이 고등한 의식에 오염되지 않은 '순수한' 일차적 의식에 관한 보고를 할 수 있는 상황이 있다면, 그것은 '뇌가 분열된' 환자들이라고 에델먼은 암시한다. '뇌가 분열된' 환자란 뇌의 우반구와 좌반구 사이의 연결이 외과적으로 끊어진 사람을 말한다. 이런 환자들은 좌뇌의 언어능력과 성찰 능력의 조정을 거치지 않은 감각(몸의 좌반신 또는 시야의 왼쪽 절반으로 느낀 것)을 보고할 수 있다(각주 p. 174[원서 기준] 참조).

적인 것들이 모두 그렇듯이 자동적이며 스스로를 감춘다. 그것의 존재 자체가 역설적으로 스스로를 감추는 것이다. 일차적 의식이 주목의 대상이 되는 것은 심하게 망가졌을 때뿐이다. 이것은 모든 병리현상에 적용된다. 장애라는 부정적 현상 속에서 일차적 의식은 평소에 숨기고 있던 것들을 깜짝 놀랄 정도로 드러낸다(가끔은 무서울 때도 있다). 2,500년 전에 히포크라테스가 '병력'을 언급하면서, 이것이 베일을 걷어 평소에는 감춰져 있던 몸과 마음의 구조를 드러내는 역설적 힘을 갖고 있다고 말한 이유가 바로 이것이다.

하지만 그런 병력, 즉 신경심리학적인 상태와 관련된 의식의 변천에 관한 기록은 지극히, 거의 없다고 해도 좋을 만큼 드물다. 루리아는 내게 보낸 편지에서 낯설어짐에 관해 이야기하면서 "그런 증상은 흔하지만, 그것을 묘사한 사례는 대단히 흔치 않다"고 썼다.

그의 말은 계속 이어졌다. "자네의 관찰 결과를 발표하게. 그러면 말단부 장애에 수의학적으로 접근하는 방식이 조금 바뀔 걸세." 순전히 '수의학적인' 접근 방법으로는 그런 장애들을 도저히 이해할 수 없다고 루리아는 확신했다. 낯설어짐은 측정할 수도, 영상에 담을 수도, 관찰할 수도 없기 때문이다. 이 증상은 경험자, 즉 의식이 있는 인간 관찰자가 '보고'하는 수밖에 없다. 하지만 신경학은 대부분 수의학적인 학문이다. 신경학은 거의 전적으로 측정과 시험이 가능한 것만 다룬다. 주체의 내적인 경험, 내적인 구조, 주관성을 다루는 경우는 좀처럼 없다. 신경학은 이런 것들을 배제하고 전적으로 '객관적인' 연구를 하는 것, (물리학처럼) 공개적이고, 눈에 보이고, 증명이 가능한 것만 전적으로 다루는 것을 자랑으로 삼는다. 신경학이 정신의 상태, 즉 의식을 배제하는 것은 의식이 '주관적'이고 '개인적'이며 전통적인 방법으로 입증(또는 확인)할 수 없기 때문이다. 신경학에서 '개인적인' 용어들은 전혀 허용되지 않는다. '의식'이라는 말을 사용하더라도, 순전히 일반적인 의미의 각성, 즉 혼수상태에서 깨어나는 것만을 의미한다. '정체감의 신경학' 같은 것은 존재하지 않는다.

하지만 우리가 결코 기계나 자동인형이 아니라는 사실은 옛날부터 직관적으로 분명히 알고 있었다. 게다가 지금은 이 사실이 공식적으로도 분명해지고 있다. 우리의 모든 경험, 모든 감각은 처음부터 자기참조적이며, 우리의 기억은 컴퓨터의 기억과는 전혀 다르다. 우리의 기억은 개인적 경험을 분류해서 정돈해놓은 것이다. 이때 '공간'과 '시간'은 물리학에서 말하는 공간과 시간이 아니라 우리 자신을 참조할 때의 공간과 시간이다. 뇌에 추상적인 '공간'에 대응하는 부위는 없다. 다만 우리 자신의 '개인적인 공간'이 있을 뿐이다('반구 소멸' 현상, 즉 개인이 생각하는 세상의 모델이 둘로 나뉘는 증상에서 이 점이 분명히 드러난다). 우리 몸이 개인적인 것이며, '자아'를 첫 번째로 정의하는 요소라는 사실은 무엇보다도 명백하다. ("자아는 무엇보다도 신체자아다." 프로이트는 이렇게 썼다.) 하지만 이런 사실들 중 어떤 것도 신경학에 포함되지 못했다. 신경학은 지금도 기계적인 모델을 바탕으로 삼고 있다. 루리아와 레온테브의 '시스템' 신경심리학도 마찬가지다. 기계적인 모델의 기원은 데카르트까지 거슬러 올라간다. 그는 '몸'과 '영혼'을 구분했으며, 몸을 자동인형으로 보고 그 위에 지식과 의지를 지닌 '나'가 둥둥 떠 있다고 생각했다.

하지만 임상경험과 개인적인 경험, 즉 내가 이 책에서 밝힌 것과 같은 경험들은 이런 이분법과는 절대로 양립할 수 없다. 이는 고전적인 모델이 파탄 상태라는 것과 개인적인 심리학이 필요하다는 것을 보여준다.

우리의 신경과 뇌가 처음부터 우리 것이며, 그것이 인식하고 분류하고 기억하는 것들과 모델들, 그리고 새로이 떠오르는 개념과 의식이 모두 우리 것이고 철저히 자기참조적이라는 깨달음이 필요하다.

지금까지 아주 오랫동안 함께 해왔던 기계적이고 '고전적인' 모델에서 완전히 개인적이고 자기참조적인 뇌와 정신의 모델로 크게 도약하는 것은 이제 신경학의 몫이다. 이런 변화의 가능성을 보여주는 징후들이 많다. 만약 이런 변화가 일어난다면, 에덜먼이 즐겨 하던 말처럼 우리 시대의 가장 중대한 혁명이 될 것이다. 그것은 400년 전 갈릴레오 식 사고, 즉 물리학이 부상했을 때만큼이나 혁명적인 변화다.

참고문헌

 말단부 부상에 따른 사지의 마비, '쇼크', 낯설어짐을 최초로 명확하게 묘사한 자료는 《Relfex Paralysis》에 실린 사일러스 위어 미첼, G. R. 모어하우스, W. W. 킨의 기록이다. 이 책은 1864년 3월 10일에 공중위생국이 회람(6호)으로 발행했다(1941년에 예일대학교 의과대학의 역사도서관에서 J. F. 풀턴의 서문과 함께 재출간되었다).

 J. 바빈스키는 (J. 프로망과 함께) 히스테리("피티아티즘")와 세계대전에서 관찰한 말단부 부상의 중추부 공명현상('생리적 병리현상')에 관한 논문 형식의 글 두 편을 발표했다. 두 사람은 나중에 이 글들을 하나로 묶어서 《Hysterie-Pithiatism et Troubles Nerveux d'Ordre Reflexe: Syndrome Physiopathique》(파리: Masson, 1917)로 펴냈다. 이 책의 번역본(J. D. 롤스턴 번역)은 다음 해에 런던에서 런던대학 출판부가 출간했다.

 헨리 헤드가 뇌에서 '신체이미지'가 형성되는 과정을 묘사한, 견줄 데 없는 자료는 그의 위대한 저작인 《Studies in Neurology》(옥스퍼드: Oxford University Press, 1920), 2권, 특히 pp. 605~608, 669, 722~726, 754에 실려 있다.

 A. N. 레온테브와 A. V. 자포로제츠는 '내적인 사지절단'과 낯설어짐(손 부상과 수술의 결과로 생긴 것)에 관한 연구 결과를 《Rehabilitation of Hand Function》으로 발표했다(원전인 러시아어판은 1948년, 바실 헤이가 번역하고 W. 리치 러셀이 편집한 영어판은 1960년에 옥스퍼드와 뉴욕의 Pergamon Press에서 각각 출판되었다). 나는 이 책이 현상학적인 설명과 급성으로 이루어

지는 신경심리학적 형성을 다룬 보물 같은 책이라고 생각한다.

제럴드 M. 에덜먼이 가장 최근에 발표한 책은 《The Remembered Present: A Biological Theory of Consciousness》(뉴욕: Basic Books, 1990)이다. 이 책은 감각, 기억, 학습, 언어, 의식의 실재를 모두 포용하는 통일된 신경생물학 이론을 제공해준다. 윌리엄 제임스도 이런 이론을 꿈꿨으나 20세기의 마지막 10년인 지금에서야 비로소 가능해졌다.

이스라엘 로젠필드는 신경학에 대한 대단히 독창적이고 급진적인 비판과 신경학적인 증상들을 바라보는 새로운 방법들을 제공해주었다. 그가 가장 최근에 내놓은 책은 《My Selves, and I》(뉴욕: Knopf, 1991)이다. 이 책의 한 부(〈The Counterfeit Leg and the Bankruptcy of Classical Neurology〉)에서 그는 내가 《나는 침대에서 내 다리를 주웠다》에서 묘사한 현상에 상당한 주의를 기울이고 있다.

서지학적으로 정확성을 기하기 위해, 내가 내 '다리'와 관련된 경험을 전에 두 번 글로 쓴 적이 있음을 밝혀야 할 것 같다. 먼저 〈The Leg〉(London Review of Books, 1982년 6월 17~30일 자, pp. 3~5)에 조금 자세히 썼고, 1975년 12월에 〈하퍼스 매거진〉에 실린 〈The Nature of Consciousness〉에서는 아주 간단히 다뤘다. 그리고 최근에는 《아내를 모자로 착각한 남자》(런던: Picador, 1986)에서 신체이미지를 다뤘다. 특히 〈몸을 잃은 부인〉〈손〉〈환상지〉〈오른편을 봐〉에서 이 주제를 자세히 다뤘다. 〈침대에서 떨어진 남자〉도 물론 여기에 포함된다. 1990년 11월 22일자 〈New York Review of Books〉에 실린 〈Neurology and the Soul〉도 마찬가지다.

감사의 말

내가 '구제불능의' 환자였을 때 나를 열심히 보살펴준 의사, 물리치료사, 간호사 등 여러 사람들에게 깊이 감사한다. 또한 내 다친 다리를 대상으로 나중에 전기적 연구를 시행해준 헨리 플렉 박사에게도 감사한다. 그 밖에 편집자들에게도 감사의 뜻을 밝히고 싶다. 메리 케이 윌머스, 케이트 에드거, 짐 실버먼, 그리고 특히 콜린 헤이크래프트. 내가 원래 이 책을 위해 쓴 원고가 30만 단어 분량이었기 때문에, 편집자들에게는 이 책이 특별히 힘든 작업이었다. 17년이 흐른 지금 1974년의 경험이 제기한 수수께끼들을 돌아보며, 이제는 '해결'할 수 있을 것 같다는 기분을 느낄 수 있게 된 것이 내게는 특별한 기쁨이었다. 내가 1991년의 후기에서 제기한 문제들에 대해 나와 자극적인 토론을 하며 자신의 생각을 내게 거리낌 없이 나눠준 이스라엘 로젠필드에게 큰 신세를 졌다. 또한 이 책의 제목을 제안해준 조너선 밀러에게도 특별한 신세를 졌다.

나는 침대에서 내 다리를 주웠다

1판 1쇄 펴냄 2014년 12월 30일
1판 4쇄 펴냄 2024년 1월 2일

지은이 올리버 색스
옮긴이 김승욱
펴낸이 안지미

펴낸곳 (주)알마
출판등록 2006년 6월 22일 제2013-000266호
주소 04056 서울시 마포구 신촌로4길 5-13, 3층
전화 02.324.3800 판매 02.324.7863 편집
전송 02.324.1144

전자우편 alma@almabook.by-works.com
페이스북 /almabooks
트위터 @alma_books
인스타그램 @alma_books

ISBN 978-89-94963-46-4 03400

이 책의 내용을 이용하려면 반드시 저작권자와 알마출판사의 동의를 받아야 합니다.

알마출판사는 다양한 장르간 협업을 통해 실험적이고 아름다운 책을 펴냅니다.
삶과 세계의 통로, 책book으로 구석구석nook을 잇겠습니다.